◎董 耀 编著　XIANDAI

KANGFU JISHU YU PINGDING

现代
康复技术与评定

上海交通大学出版社
SHANGHAI JIAO TONG UNIVERSITY PRESS

内容提要

本书重点介绍了上肢损伤、脊柱损伤、下肢损伤等骨科常见疾病的病因、病机、临床表现、辅助检查、治疗和康复措施等内容。本书不仅可作为骨科康复医师实操时的指导用书，还可作为骨科康复专业学生学习时的辅助资料。

图书在版编目（CIP）数据

现代康复技术与评定 / 董耀编著. --上海：上海交通大学出版社，2023.10
ISBN 978-7-313-29000-7

Ⅰ.①现… Ⅱ.①董… Ⅲ.①康复医学②康复评定
Ⅳ.①R49

中国国家版本馆CIP数据核字（2023）第120589号

现代康复技术与评定
XIANDAI KANGFU JISHU YU PINGDING

编　　著：董　耀
出版发行：上海交通大学出版社　　　　地　　址：上海市番禺路951号
邮政编码：200030　　　　　　　　　电　　话：021-64071208
印　　制：广东虎彩云印刷有限公司
开　　本：889mm×1194mm 1/32　　　经　　销：全国新华书店
字　　数：228千字　　　　　　　　　印　　张：8.5
版　　次：2023年10月第1版　　　　　插　　页：1
书　　号：ISBN 978-7-313-29000-7　　印　　次：2023年10月第1次印刷
定　　价：198.00元

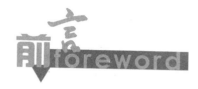

前言 foreword

　　骨科康复是骨科疾病治疗的重要部分,也是骨科患者功能恢复的有效手段,在医学领域占据着越来越重要的地位。我国骨科康复专业发展相对较晚,但随着近年来社会经济的发展和医学的进步,新的康复评定方法和技术不断涌现,促进了康复医学的发展。为了适应学科发展的新形势,使骨科康复医师了解骨科康复方面的新进展,掌握正确的康复方法,提高患者的康复效果,本人在总结临床经验的基础上,融合国内外康复医学领域的新成果,精心编写了《现代康复技术与评定》一书。

　　本书主要依据临床实际,首先介绍了骨科康复的基础知识,包括骨科康复评定、骨科康复技术和骨科康复工程,然后重点介绍了上肢损伤、脊柱损伤、下肢损伤等骨科常见疾病的病因、病机、临床表现、辅助检查、治疗和康复措施等内容。本书在编写过程中将骨科康复的新知识、新技术与临床实践相结合,便于骨科康复医师跟上现代康复发展的步伐;书中加入了大量图片,便于骨科医师更加直观地了解和掌握骨科康复知识。本书内容丰富、资料新颖,具有较强的实用性和可操作性,有助于骨科康复医师指导骨科患者进行康复训练以提高康复效果,也便于骨科患者进行自我和居家训练以促进功能恢复。本书不仅可作为骨科康复医师实操时的指导用书,还可作为骨科康复专业学生学习时的辅助资料。

由于本人编写时间有限、编写经验不足,本书难免存在遗漏和不妥之处,恳请各位专家和广大读者批评指正,以便再版时补充完善。

董耀

青岛市中医医院(市海慈医院)

2023 年 2 月

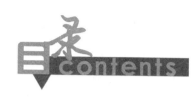

第一章

骨科康复评定

第一节　运动功能评定

一、关节活动度评定

关节活动度(range of motion,ROM)是指关节活动时可达到的最大弧度。关节活动度检查是肢体运动功能检查中最常用的项目之一。其具体检查方法及评定标准有多种,各有不同,常用的方法有通用量角器法和方盘量角器法。

(一)手法肌力测定(manual muscle testing,MMT)

此法于 1916 年由 Lovett 提出,以后有所改进。检查时要求受试者在特定的体位下,完成标准动作。测试者同时通过触摸肌腹、观察肌肉的运动情况及克服阻力的能力,来决定肌力的大小。更细的评级如 medical research council 分级(MRC 分级)及各级肌力占正常肌力的百分比值(Kendall 分级),见表 1-1。

表 1-1　肌力分级标准

测试结果	Lovett 分级	MRC 分级	Kendall 分级
能抗重力及正常阻力运动至测试姿位或维持此姿位	正常(normal,N)	5	100
正常⁻(normal⁻,N⁻)	5	95	

续表

测试结果	Lovett 分级	MRC 分级	Kendall 分级
能抗重力及正常阻力运动至测试姿位或维持此姿位,但仅能抗中等阻力	良⁺(good⁺,G⁺)	4	90
	良(good,G)	4	80
能抗重力及正常阻力运动至测试姿位或维持此姿位,但仅能抗小阻力	良⁻(good⁻,G⁻)	4	70
	好⁺(fair⁺,F⁺)	3	60
能抗肢体重力运动至测试姿位或维持此姿位	好(fair,F)	3	50
抗肢体重力运动至接近测试姿位,消除重力时运动至测试姿位	好⁻(fair⁻,F⁻)	3	40
在消除重力姿位做中等幅度运动	差⁺(poor⁺,P⁺)	2	30
在消除重力姿位做小幅度运动	差(poor,P)	2	20
无关节活动,可扪到肌收缩	差⁻(poor⁻,P⁻)	2	10
微(trace,T)		1	5
无可测知的肌收缩	零(zero,Z)	0	0

(二)等长肌力检查(isometric muscle testing,IMMT)

即在标准姿位下用特制测力器测定一块或一组肌肉的等长收缩所能产生的最大张力。肌肉收缩产生张力但不产生关节的明显屈伸运动,称为肌肉的等长收缩。

1.握力

用握力计测定,测试时上肢在体侧下垂,握力计表面向外,将把手握至适当宽度,测 2~3 次,取最大的数值,正常值一般为体重的 50%。

2.捏力

用拇指与其他手指相对,捏压捏力机的指板,其值约为握力的 30%。

2

3.背拉力

测试时两膝伸直,将拉力计把手调节到膝盖高度,然后做伸腰动作上提把手。正常值男性为体重的1.5～2倍,女性为体重的1～1.5倍。

4.腹、背肌等长耐力检查

(1)俯卧位:两手抱头后,脐以上上身在桌缘外,固定两下肢,伸直脊柱使上体凌空或水平位,如能维持此姿势的时间超过60秒,腰背肌肌力为正常。

(2)仰卧位:两下肢伸直并拢,抬高45°,如能维持此姿势的时间超过60秒,腹肌肌力为正常。

(三)等张肌力检查(isotonic muscle testing,ITMT)

肌肉等张收缩是指肌肉克服阻力做功收缩,牵动相应关节作全幅度运动时,所克服的阻力值不变。测出完成一次关节全幅运动所能对抗的最大阻力值称为该被测者此关节屈或伸的 1RM(repeatic maximum)量;测出完成 10 次规范的关节全幅运动所能对抗的最大阻力值称为 10RM 量。

(四)等速肌力检查(isokinetic muscle testing,IKMT)

肌肉收缩做功除对抗某种可变阻力外,所牵动的关节作等角速度圆弧运动,这就是肌肉等速收缩。肌肉等速收缩所产生的肌力称为等速肌力。等速肌力对抗的阻力是可变的,关节有圆弧运动,所以它不同于等张和等长肌力。用特殊的等速测试系统测出有关的数据的方法称为等速肌力检查。由于此方法引用了微机,可记录与描图,并打印,加上自动控制,有效避免了测试与计算中的偏移,具有较好的可重复性。等速肌力检查可分别在向心与离心收缩状态下得到以下一些重要技术数据,有峰力矩、峰力矩体重比、指定角度时的力矩、拮抗肌力矩比、关节活动度、爆发力、总做功、平均功率和耐力比等。由于等速肌力测试仪器价格昂贵,故目前尚未通用。一种新颖、更方便使用的电子试力机已问世,预计会很快得到广泛应用。

肌力测试时应注意事项:不论测最大肌力还是测耐力,在肌力检查前检查者都必须做好适当的动员,避免受试者主观上努力程度有变化,影响测出值的可靠性。严格对照测试的规范操作要求,以提高测出值的可比性。不宜在疲劳、饱餐或受测者易被干扰的环境内进行肌力测试。肌力测试中肌肉最大用力可引起心血管系统特异反应,年老体弱与心血管系统疾病患者慎用。

二、平衡与协调功能评定

(一)平衡功能评定

平衡功能是指人体在坐位或立位时保持身体稳定的一种能力。正常的平衡功能需要有健全的骨骼系统、协调的肌力及正常的姿势反射系统,包括小脑、前庭系统、本体感受能力、肌张力、视觉和大脑皮质综合能力。影响平衡能力的深感觉障碍主要指关节本体感觉能力的下降。关节本体感觉能力如何取决于以下 3 方面的能力:位置觉即关节位置的静态感知能力;运动觉即关节运动的动态感知能力;肌肉收缩反射和肌张力的调节能力。尤其是前两者反映本体感觉的传入活动能力,它主要通过韧带、关节囊、肌腱、肌肉、皮肤内的力学感受器提供关节位置和运动的信息,传入中枢神经系统,形成关节的本体感觉。后者间接反映本体感觉传入后的反射效应。其中任何一种调节能力出现问题,均可能致本体感觉能力的下降,最终导致平衡功能的障碍。还有视觉的反馈及前庭系统的感受,传入到小脑并最后经大脑的整合。

平衡功能分静态平衡功能和动态平衡功能。坐、立位平衡分为 3 级,即 1 级静态平衡、2 级自动动态平衡、3 级他动动态平衡。静态平衡功能评定包括能否完成有靠斜坐、有靠直坐、低靠直坐、无靠直坐、扶墙站立、双腿站立和单腿站立。静态平衡能力的测定也可用Fugl-Meyer 量表。动态平衡功能又分为自动动态平衡和他动动态平衡。自动动态平衡测试方法有以下几种。

(1)测出单腿站立位时另一足尖可触及的范围,范围越大,动态平衡能力越大。

(2)测出坐位或站位时双手触及的范围,范围越大,动态平衡能力越大。他动动态平衡测试方法,如测出坐位或站位时抵抗来自外界各个方向的推力。如果同一被测者能抵抗的推力增大,说明他的动态平衡能力有了进步。

动态平衡能力的测试方法还有以下几种:①嘱被测试者沿一直线行走,视其踩线或远离直线的情况确定其动态平衡能力。②沿一直线每隔 1 m 插上一面小旗,嘱被测者顺次绕过小旗 6~8 面,数共计碰倒小旗的次数。

平衡功能测定仪的临床应用,为平衡功能测定提供了更多科学的量化资料。原理是当被测对象坐在或站在测试平板上,尽力保持平衡时,利用板下压敏电阻的灵敏反应的输出,通过计算机计算,将信息变化转化为数字显示。观察的指标有重心在左右前后的摆动幅度、摆动的频率,从不稳到稳定的时间、重心移动轨迹占据的总面积等。

(二)协调功能评定

协调功能是人体自我调节,完成平滑、准确且有控制的随意动作的一种能力。即使是很简单的动作也需要许多肌肉的参与,它们在动作的不同阶段担任主动肌、协同肌、拮抗肌或固定肌。协调功能主要协调各组肌群的收缩与放松。动作过程是否准确流畅决定于神经系统在不同时间内对各组肌肉运动单位的动员数量、运动时间和运动强度的控制作用,从而完成这些肌肉在速度、幅度和力量等方面的综合协调。协调作用的障碍称为共济失调。共济失调有3 种,即前庭性、感觉性及小脑性共济失调。共济失调常见于小脑半球或其与对侧额叶皮质间联系的损害(病变偶然在额叶内),但在其他部位的病变中也可能产生。急性的迷路功能障碍使机体对环境空间的调节暂时的紊乱,产生前庭性共济失调,同时伴发眩晕。深感觉障碍则破坏运动的反馈机制,使患者不能意识到动作中肢体的空间位置,也丧失重要的反射冲动,产生感觉性的共济失调。这种情况可见于周围神经、脊髓后索及顶叶皮质的病变。某些枕叶病变可使患者对目的物距离的判断产生错误。感觉性共济失调的患者常在睁眼时减轻而闭目时加剧。小脑性共济失调的特点是有共济失调的体征,但与视觉无关,不受睁眼与闭眼的影响,不伴有感觉障碍、位置与震动觉障碍。此外,不自主动作、肌张力增高和轻度瘫痪都影响动作的正常进行,检查前需先排除。

共济运动可以通过患者的日常活动来观察,例如穿衣、系扣、取物、进食等。共济失调患者在空间和时间上对肌收缩的控制障碍主要表现为辨距不良,即动作的幅度不是太大(辨距过度),便是太小(辨距不足);动作分解,即各肌群在时间上不能很好地配合,圆滑流利的动作变成许多孤立的收缩阶段。肌收缩和松弛的不及时在做来回重复性动作时最为明显,临床上称之为轮替动作失常。这些障碍也可在语言和书写中发现。小脑性共济失调患者的言语迟缓、含糊,但又会突然爆出几个字音,称为爆音性讷吃。书写常有字体过大、笔画不匀的现象。对于共济运动,临床上有些特殊检查方法,供选择应用。

1.指鼻试验

使患者伸出示指,并反复伸直、屈曲肘关节以指自己鼻尖。正常者能正确完成,并注意观察其活动,有否动作迟缓或手指震颤。

2.对指试验

使患者伸出两手示指,由远及近使指尖相碰。先睁眼、后闭眼做。正常者对指准确,而共济失调时,对指不准且左右摇摆。

3.鼻-指-鼻试验

患者睁眼,先将示指尖触及自己的鼻尖,然后再触及检查者伸出的指尖,如此反复进行:检查者不断改变其手指的位置,要求患者跟踪指准。

4.跟-膝-胫试验

患者仰卧,将一侧的下肢抬起,将足跟摆在另一侧的膝盖上,最后沿着胫骨直线下移。小脑性共济失调患者在举腿和触膝时呈现辨距不良,下移时更常摇晃不稳;感觉性共济失调患者很难寻到膝盖,下移时也不能和膝盖保持接触。

5.快速反复动作试验

可请患者快速、反复地完成:①前臂的内旋和外旋,例如用手的掌侧和背侧交替接触床面或桌面;②手在床面或桌面上拍击;③伸指和握拳;④足趾叩击地板,或其他来回重复动作。小脑性共济失调患者表现速度缓慢和节律不匀,在持续片刻后尤为明显。

三、上运动神经元损伤的运动功能评定

上运动神经元损伤指上运动神经元的形态和功能损害,包括因大脑皮质、内囊、小脑、脑干与脊髓部位的损伤、病变所致的运动功能障碍。上运动神经元损伤后的功能障碍与下运动神经元损伤后的运动功能障碍有明显的、本质的区别,见表1-2。

表1-2 两种不同性质瘫痪的区别

项目	上运动神经元性损伤	下运动神经元性及周围神经损伤
原发病	中枢(脑)部位	脊髓、前角细胞或周围神经
瘫痪性质	硬瘫	软瘫
肌张力	增强	减弱或消失
肌萎缩	不明显	明显
腱反射	增强或亢进	减弱或消失
病理反射	有	无
异常运动模式	有	无

常见上运动神经元损伤出现运动功能障碍的有以下几种。

(一)脑血管意外后偏瘫

(1)脑血管意外后偏瘫的特点 脑血管意外后的偏瘫除感觉障碍和面瘫外,主要表现为上运动神经元性的一侧肢体运动功能障碍,其原因主要是运动系统失去高位中枢的调控,使受调节的下运动神经元支配的运动出现紊乱,即出现一侧肢体肌群不能协调,肌张力异常,运动功能障碍。

脑血管意外后累及大脑皮质或内囊,表现为锥体束征阳性,如霍夫曼征(Hoffmann 征)、巴宾斯基征(Babinski 征)、夏多克征(Chaddock 征)、奥本哈姆征(Oppenheim 征)可为阳性。脑血管意外后出现的肌张力异常比较特殊:脑血管急性病损的休克期可以出

现肌张力降低,在做被动动作时可感到阻力减低,甚至被动关节活动度也可增加(关节囊松弛),称之为"软瘫期"。但是,在急性病损1～2周后,即会出现肌张力的增高(特别是在抗重力肌上)。肌张力增高可分为痉挛性和强直性两类。痉挛性的张力增高一般见于锥体系病变,脊髓反射受到易化,快速地牵伸在缩短状态中的肌肉时立即引致其收缩,牵伸到一定幅度时,阻力又突然消失,即所谓"折刀现象"。如果障碍累及一侧肢体,可以清楚地看到姿态反射易化的作用使抗重力肌肉的张力选择性地增高。大多出现上肢维持肩部内收,肘、腕、指屈曲,拇指内收的状态,为上肢屈肌痉挛模式;下肢维持髋部直伸、内收,膝部直伸,踝部跖屈、内翻的姿态,为下肢伸肌痉挛模式。

(2)常用的肌张力(痉挛)评价分级方法(表 1-3)。

表 1-3　修改的 Ashworth 肌张力(痉挛)评定分级

分级	表现
0	无肌张力的增加
I	肌张力轻度增加:受累部分被动屈伸时,在 ROM 之末时呈现最小的阻力或出现突然卡住的释放
I⁺	肌张力轻度增加:在 ROM 后 50%范围内出现突然卡住,然后在 ROM 的后 50%范围内均呈现最小的阻力
II	肌张力较明显地增加:通过 ROM 的大部分时,肌张力均较明显地增加,但受累的部分仍能较容易地被移动
III	肌张力严重增高:被动运动困难
IV	僵直:受累部分被动屈伸时呈现僵直状态而不能动

(3)常用的偏瘫运动功能评价方法包括 Brunnstrom(布朗)偏瘫运动功能评价法、Fugl-Meyer 法、Bobath 法等,其中以 Brunnstrom 的方法最简便实用(表 1-4)。

脑卒中偏瘫时的上运动神经元损害的运动功能评定,主要考虑上运动神经元的调控功能的评定(如有无联合反应、共同运动、痉挛、异常姿势反射、交互抑制障碍和其程度及实用功能能力),而不是单纯的评定肌肉力量大小。由于脑血管意外后的疗程较长,患者以后会同时出现失用性肌肉萎缩和关节活动度下降,故在偏瘫患者的恢复后期和后遗症期仍需注意对其进行肌力与关节活动度的评价和康复训练,以便提高康复的成效。

表 1-4 Brunnstrom 偏瘫运动功能 6 级评定

阶段	上肢	手	下肢	功能评级
1	无任何运动	无任何运动	无任何运动	I
2	仅出现协(共)同运动模式	仅有极细微屈曲	仅有极少的随意运动	II
3	可随意发起协(共)同运动	可作钩状抓捏,但不能伸指	在坐和站位上,有髋、膝、踝协同性屈曲	III
4	出现脱离协(共)同运动的活动:肩 0°肘屈 90°前前臂旋前旋后;肘伸直肩可屈 90°;手背可触及腰骶部	能侧捏及松开拇指,手指有伴随意的小范围伸展活动	坐位屈膝 90°以上,可使足后滑到椅子下方,在足跟不离地的情况下能使踝背屈	IV
5	出现相对独立的分离运动活动:肘伸直肩外展 90°;肘伸直肩前屈 30°~90°时前臂旋前和后旋;肘伸直前臂取中立位,上肢上举过头	可作球状和圆状抓握,手指同时伸展,但不能单独伸展	健腿站,病腿可先屈膝后伸髋,在伸膝下作踝背屈(重心落在健腿上)	V
6	运动协调近于正常,手指指鼻无明显辨距不良,但速度比健侧慢(<5 秒)	所有抓握均能完成,但速度和准确性比健侧差	在站立位可使髋外展到超出抬起该侧骨盆所能达到的范围;坐位下伸直膝可内、外旋下肢,能同时完成足的内、外翻	VI

(二)脑瘫后运动功能障碍

脑性瘫痪简称脑瘫,是胎儿及婴儿的中枢神经损伤后所致的功能复合型障碍综合征。其主要表现为上运动神经元性运动功能障碍。通常采用对照同年龄段正常幼儿的运动功能进行评定。

比较同年龄段正常幼儿的运动功能,将所有适合测试的各个项目的得分数加起来,得出总分,以各项目均为 3 分的总和为 100%,可将运动障碍分为 4 级。

Ⅰ级:没有运动限制,90%~100%。

Ⅱ级:轻到中度运动受限,70%~90%。

Ⅲ级:中到重度运动受限,50%~70%。

Ⅳ级:不能完成有实际意义的活动或动作,<50%。

(三)小脑性运动功能障碍

小脑病变主要影响正常人体的平衡和动作的协调。

(四)脑干与部分脊髓损伤后的运动功能障碍

脑干部分的锥体外系损伤会影响到运动功能障碍。锥体外系损伤后的特殊张力变化表现为强直性肌张力增高。在这种情况中,调节肌紧张度的脊髓反射受到易化,而调节肌长度的反射包括 γ 纤维系统受到抑制。被动动作时所遇到的阻力一般比痉挛性肌张力增高者为小,但和肌肉当时的长度即收缩形态并无关系,在伸肌和屈肌间也没区别。无论动作的速度、幅度、方向如何,都遇到同样的阻力。这种张力增高称为铅管样强直。如果因伴发震颤而产生交替性的松、紧变化,也称为齿轮样强直。

部分脊髓损伤时,如皮质脊髓束到颈膨大(C_5~T_2 段)处受损时,则支配上下肢的运动纤维受到影响。如有横断性损害在颈膨大处,则有上肢为下运动神经元性瘫痪而下肢为上运动神经元性瘫痪,其他节段脊髓损伤也可能有类似情况。

(五)上运动神经元脑神经病变

(1)中枢性面神经麻痹:上方眼眶以下的面肌瘫痪常伴有偏瘫及舌肌的瘫痪,常无唾液减少、听觉过敏和味觉障碍的症状。

(2)假性延髓麻痹:主要表现为吞咽、迷走、副和舌下神经的障碍,即语言、发音、进食困难;情绪淡漠或强苦笑;伴有病理反射,包括吸吮反射和掌颌反射。

(六)颅脑外伤后或术后运动功能障碍

视颅脑内损伤的部位不同而出现运动功能障碍不同。有的雷同于脑卒中后,有的雷同于脑内或脑干损伤后。

第二节 步态分析

一、概述

步行是指通过双脚的交互动作移行机体的人类特征性活动。步态是人类步行的行为特征。正常步态有赖于中枢神经系统、周围神经系统及运动系统的协调运作,四肢、躯干、神经调节系统或某些全身性的疾病都能影响步态。

步态分析是研究步行规律的检查方法,旨在通过生物力学和运动学手段,揭示步态异常的关键环节和影响因素,从而指导康复评估和治疗,也有助于临床诊断、疗效评估、机制研究。

(一)步态分析的目的

患者就诊时,临床诊断已经明确。因此,步态分析的目的并不是协助临床诊断,而是为制订康复治疗计划和评定康复疗效提供客观依据。通过步态分析,可确定如下问题:异常步态障碍的诊断,异常步态的程度,比较不同辅助工具、矫形器、下肢矫形手术的作用及对步态的影响。

(二)步态分析的适应证和禁忌证

1.适应证

因疾病和外伤导致的行走障碍或步态异常。包括如下。

(1)中枢神经系统损伤:如脑卒中、脑外伤后偏瘫、脑瘫、脑萎缩、帕金森病等。

(2)骨关节疾病与外伤:截肢、髋关节或膝关节置换术后、下肢不等长等。

(3)下肢肌力损伤:脊髓灰质炎、股神经损伤、腓总神经损伤等。

(4)其他:疼痛。

2.禁忌证

严重心肺疾病、下肢骨折未愈合、检查不配合者不宜进行步态分析。

二、步态的基本组成

(一)步行周期

步行周期指正常行走时,从一腿迈步足跟着地起,到该侧足跟再次着地为止,被称为一个步行周期。每一个步行周期分为支撑相和摆动相两个阶段。支撑相为足底与地面接触的时期,摆动相为支撑腿离开地面向前摆动的阶段(图 1-1)。

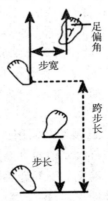

图 1-1 步长、跨步长、步宽、足偏角

1.支撑相

指下肢接触地面和承受重力的时间,占步行周期的 60%。支撑相大部分时间是单足支撑,每一个步行周期中,包含两个单支撑相,分别为左下肢和右下肢单支撑相,各占 40% 步行周期时间。每个步行周期中,包含两个双支撑相,即一侧足跟着地至对侧足趾离地前有一个双腿与地面接触的时期,各占 10%。双支撑相长短与步行速度有关,随着步行速度的加快,双支撑相时间缩短,跑步时,双支撑相消失并被前后两步之间的一个足底与地面不接触的"腾空相"取代。双支撑相的时间与步行速度成反比。步行障碍时往往首先表现为双支撑相时间延长,以增加步行稳定性。

(1)支撑相早期:指进入支撑相开始阶段的时间,肢体吸收冲击力,体重放在脚上,包括首次触地和承重反应,占步行周期的10%～12%。①首次触地:是指足跟接触地面的瞬间,使下肢前向运动减速,落实足进入支撑相的位置。正常人行走时的首次着地方式为足跟着地(heel contact,HC)。②承重反应:是指首次触地之后重心由足跟向全足移动的过程,为双支撑相。③地面反作用力(ground reaction force,GRF):首次触地时的GRF一般相当于体重和加速度的总和,正常步速时为体重120%～140%。步速越快,GRF越高。

(2)支撑相中期:指支撑足全部着地,躯干位于该侧支撑腿正上方,对侧足处于摆动阶段的时期。正常步速时为步行周期的38%～40%。主要功能是保持膝关节稳定,控制胫骨前向惯性运动,为下肢向前推进作准备。

(3)支撑相末期:指支撑腿足跟离地时到对侧下肢足跟着地的时期(40%～50%步行周期)。

(4)摆动相前期:指从对侧下肢足跟着地到支撑腿足趾离地之前的一段时间(50%～60%步行周期),为第二个双支撑期。

2.摆动相

指支撑腿离开地面向前摆动的阶段,占步行周期的40%。

(1)摆动相早期:指足离开地面早期的活动,从支撑腿离地至该腿膝关节达到最大屈曲时(60%～70%步行周期)。主要的动作为足底离开地面(称为足廓清)和屈髋带动屈膝,加速肢体向前摆动。

(2)摆动相中期:指足在迈步中期的活动,从膝关节最大屈曲摆动到小腿与地面垂直时(70%～85%步行周期)。此期足廓清仍为主要任务。

(3)摆动相末期:指迈步即将结束,足落地之前的活动,与地面垂直的小腿向前摆动至该侧足跟再次着地之前(85%～100%步行周期)。主要动作是下肢前向运动减速,准备足着地的姿势。

(二)时空参数

1.步频与步速

(1)步频:单位时间内行走的步数(步/分)。步频=60(s)÷步长平均时间(s)。正常人平均自然步频为95～125步/分。

(2)步速:单位时间内行走的距离(m/s),步速=步幅÷步行周期。正常人平均自然步速约为1.2 m/s。

2.步长与跨步长

(1)步长:行走时左右足跟或足尖先后着地时两点间的纵向直线距离(cm)。正常人为50~80 cm。病理步态如偏瘫步态的不对称性表现在健侧步长缩短,而患侧步长相对延长。

(2)跨步长:指一足着地至同一足再次着地的距离,相当于左、右两个步长相加,为100~160 cm。

(3)步长时间:指一足着地至对侧足着地的平均时间。

(4)平均步幅时间:相当于支撑相和摆动相之和。

3.步宽与足偏角(图1-1)

(1)步宽:也称为支撑基础,指左、右两足间的横向距离,通常以足跟中点为测量点。步宽越窄,步行的稳定性越差。

(2)足偏角:指贯穿一侧足底的中心线与前进方向所成的夹角。

(三)步行中的肌肉活动

肌肉活动是步行动力的基础因素。肌肉活动具有步行速度及环境依赖性。步态异常与肌肉活动异常之间通常有密切关系(表1-5)。对步态异常的鉴别,动态肌电图起着关键的作用。

表1-5 正常步行周期中主要肌肉的作用

肌肉	步行周期
腓肠肌和比目鱼肌	支撑相中期至蹬离,首次触地
臀大肌	摆动相末期,首次触地至支撑相中期
腘绳肌	摆动相中期,首次触地至承重反应结束
髂腰肌和股内收肌	足离地至摆动相早期
股四头肌	摆动相末期,首次触地至支撑相中期
	足离地至摆动相早期
胫前肌	首次触地至承重反应结束
	足离地至再次首次触地

三、分析方法

尽管步态分析实验室检查(测力台、表面肌电图和运动学检查)能够对异常步态进行精确的分析,但由于设备昂贵、数据难以解读等问题,限制了其在临床上的普及和应用。因此临床检查步态是否正常仍为目前临床中最常用的方法。

(一)临床分析法

此法属于定性分析性质,不能定量,主观成分较多,难以准确比较。但由于此法不需要仪器器械,简便易行,一般能鉴别步态正常与否,并初步确定异常性质,因此临床分析法仍为目前临床中检查步态是否正常最常用的方法。步态分析前必须仔细询问现病史、既往史、手术史、康复治疗措施等基本情况。并进行体格检查,特别是神经系统和骨骼肌运动系统检查。此外,还应检查与行走有关的身体各部位的肌力、关节活动度、肌张力及本体感觉等。

进行检查时,嘱患者采用自然步态,即最省力的步行状态来回步行数次,检查者从前面、后面和侧面反复观察,需要注意全身姿势和步态,包括步行节律、稳定性、对称性、重心偏移、手臂摆动、诸关节姿态与角度、患者神态与表情、辅助装置(矫形器、助行器)的作用(表1-6)。

表 1-6　临床步态观察要点

步态内容	观察要点		
步行周期	时相是否合理	左右是否对称	行进是否稳定和流畅
步行节律	节奏是否匀称	速率是否合理	时相是否流畅
疼痛	是否干扰步行	部位、性质、程度与步行障碍的关系	发作时间与步行障碍的关系
肩、臂	塌陷或抬高	前后退缩	肩活动过度或不足
躯干	前屈或侧屈	扭转	摆动过度或不足
骨盆	前、后倾斜	左、右抬高	旋转或扭转
膝关节	摆动相是否可屈曲	支撑相是否可伸直	关节是否稳定

步态内容	观察要点		
踝关节	摆动相是否可背曲和跖屈	是否足下垂、足内翻或足外翻	关节是否稳定
足	是否为足跟着地	是否为足趾离地	是否稳定
足接触面	足是否全部着地	两足间距是否合理	是否稳定

(二)定量分析法

定量分析借助于专用设备对步态进行运动学和动力学的分析。步态的定量分析能够为制订治疗计划和评定治疗效果、检查医疗治疗提供客观数据。所用设备可以非常简单,如卷尺、秒表、量角器等测量工具,也可以为较复杂的,如动态心电图、录像或高速摄影等设备;还可用专门设备如足测力板或测力台等,甚至用步行分析仪来进行此项工作。

四、常见病理性步态

造成异常步态的原因很多,可由神经系统疾病、周围神经损伤或骨、关节病变所引起。临床常见异常步态如下。

(一)中枢神经疾病

1.偏瘫步态

脑卒中、脑外伤均可引起偏瘫步态。偏瘫患者常见股四头肌痉挛导致膝关节屈曲困难,小腿三头肌痉挛导致足下垂,胫后肌痉挛导致足内翻。其典型特征为患侧膝关节因僵硬而于摆动相时活动范围减小,患侧足下垂内翻,为了将瘫痪侧下肢向前迈步,摆动相患侧代偿性骨盆上提,髋关节外展、外旋,使患侧下肢经外侧划一个半圆弧,而将患侧下肢回旋向前迈出,故又称为划圈步态。

2.剪刀步态

中枢神经系统受损影响肌张力尤其是下肢肌张力时可以出现各种痉挛步态,是痉挛型脑性瘫痪的典型步态。由于髋内收肌张力过高,双膝内侧常呈并拢状,行走时双足尖(相对或分开)点地,交叉前行,呈剪刀状。

3.截瘫步态

脊髓损伤所致截瘫患者,因损伤阶段不同其步行能力有很大差别。如脊髓损伤部位稍高且损害程度较重但能挂双拐行走时,双下肢可因肌张力高而始终保持伸直,行走时出现剪刀步,在足底着地时伴有踝阵挛,呈痉挛性截瘫步态。如脊髓损伤部位较低,有可能独立步行,但由于小腿三头肌和胫前肌瘫痪,患者摆动相有显著的足下垂,只有增加屈髋跨步来克服地面廓清障碍,称之为跨槛步态。

4.共济失调步态

小脑或其传导通路受损可导致运动的协调性和精确性受到破坏。步态多变化,因而重复性差。典型特征为患者行走时不能走直线,呈曲线或"Z"形前进,两上肢外展以保持身体平衡。因步行摇晃不稳,状如醉汉,故又称醉汉步态。

5.帕金森步态

由于帕金森病患者以普遍性肌肉张力异常增高为特征,常表现为步行启动困难、下肢摆动幅度减小、髋膝关节轻度屈曲、重心前移,为了保持平衡,患者小步幅快速向前行走,不能随意骤停或转向,呈现出前冲或慌张步态。

(二)周围神经损伤(特定肌群丧失神经支配)所致异常步态

1.臀大肌步态

臀大肌是主要的髋关节伸肌和躯干稳定肌。在足触地时控制重力中心向前。臀大肌肌力下降时,关节后伸无力,患侧足跟着地后常用力将躯干后仰,为使重力线落在髋关节轴的后方而将髋关节锁定于伸展位,躯干在整个支撑相保持后倾,同时肩关节后撤,从而形成挺胸凸腹的臀大肌步态。臀大肌步态表现出躯干前后摆动显著增加,类似鹅行走的姿态,又称为鹅步。

2.臀中肌步态

正常情况下,臀中肌在摆动相过程中起到稳定、支持骨盆的作用。臀中肌麻痹多由脊髓灰质炎引起,一侧臀中肌麻痹时,不能固定骨盆,也无力提起、外展和旋转大腿,髋关节侧方稳定受到影响,表现为行走中患腿站立相时,躯干向患侧侧弯,以避免健侧骨盆下降过多,从而维持平衡。两侧臀中肌受损时,其步态特殊,步行时上身左右交替摇摆,状如鸭子,故又称鸭步。

3.股四头肌步态

股四头肌为跨双关节肌。股四头肌麻痹者,行走中患侧腿支撑相伸膝的稳定性将受到影响,表现为足跟着地后,臀大肌为代偿股四头肌的功能而使髋关节伸展,并将受累膝关节锁定在过伸展位。如同时有髋关节伸肌无力,则患者常常在足跟着地期和支撑相俯身用手按压大腿,使膝伸直。长期处于此状态将极大地增加膝关节韧带和关节囊负荷,导致损伤和疼痛。

4.跨阈步态

胫前肌麻痹者,因足下垂、摆动相,足不能背屈,以过度屈髋、屈膝提起患腿完成摆动。

5.腓肠肌/比目鱼肌无力步态

表现为踝关节背屈控制障碍,支撑相末期延长和下肢推进力降低,导致非受累侧骨盆前向运动延迟,步长缩短,同时患侧膝关节屈曲力矩增加,导致膝关节屈曲和膝塌陷步态。

(三)常见骨、关节病变所致的病理步态

1.短腿步态

患肢缩短达 2.5 cm 以上者,该侧着地时同侧骨盆下降导致同侧肩倾斜下降,对侧腿摆动时,髋膝关节过度屈曲,踝关节过度背屈,出现斜肩步。如果缩短超过 4 cm,则步态特点改变为缩短侧下肢以足尖着地行走。

2.踮脚步态

各种原因引起一侧下肢负重疼痛者,行走时患侧站立相缩短,健侧摆动相提前并加快,以减少患肢负重,防止疼痛,呈踮脚步态。

第三节　神经肌肉电生理评定

一、肌电图检查

肌电图（EMG）又称针电极肌电图，是指以同心圆针插入肌肉中收集针电极附近一组肌纤维的动作电位，包括在插入过程中、肌肉处于静息状态下和肌肉做不同程度随意收缩时的电位活动。肌电图是记录肌肉静止和收缩时的电活动以诊断肌肉疾病的电生理学方法。肌电图可用于鉴别神经源性和肌源性肌肉萎缩，了解神经损伤的程度、部位和再生的情况，帮助制订正确的神经肌肉康复治疗计划，作为康复训练中的肌肉作用、力量和疲劳的指导。

（一）概述

1.肌电图原理

肌电图是将电极接触肌肉时记录到的肌肉的生物电活动。运动神经元包括α神经元和γ神经元，α神经元支配梭外肌，γ神经元支配梭内肌。α神经元的末梢在肌肉中分成许多小的分支，每一小支支配一根骨骼肌的纤维，一个α神经元支配肌纤维的数目由5～2 000根不等。由一个α运动神经元及其所支配的全部肌纤维组成的功能单位，称为运动单位。

当某一α运动神经元兴奋时，兴奋传导到神经末梢，引起它所支配的肌纤维兴奋，产生动作电位，骨骼肌细胞的电位变化是肌电图的发生源。测量到一个肌纤维的电位变化是单相的，但是在同一个运动单位内测量的电位变化往往是多相或时程延长。这是因为运动神经末梢各分支的长短不同，兴奋到达所支配的各肌纤维的时间不同，因而各肌纤维开始兴奋的时间不同，这就造成了运动电位合成电位的多相或时程延长。

2.肌电图检查目的

肌电图可反映运动系统不同环节的损害，包括上运动神经元

（皮质和脊髓）、下运动神经元（前角细胞和脊髓轴索）、神经肌肉接头和肌肉。

肌电图可看作是临床体格检查的延伸，通过肌电图可以了解到以下几点。

（1）肌肉病变是神经源性还是肌源性损害。

（2）神经源性损害的部位（前角、根、丛、干、末梢）。

（3）病变是活动性还是静息性。

（4）神经的再生能力。

（5）提供肌强直及分类的诊断和鉴别诊断依据。

3.记录

肌电图的波形变异很大，从一块肌肉可以记录到不同形状、不同时限的运动单位电位。这些差异不只是由于每个运动单位本身的结构、空间排列和兴奋时程不同引起的，也取决于电极与受检运动单位的彼此位置关系。运动单位电位的基本波形如图 1-2 所示，并以此图说明肌电图的基本参数。

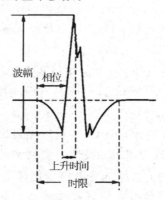

图 1-2 运动单位点电位波形

（1）相：波形偏离基线再回到基线为一相。运动单位电位多为四相或三相，大于四相称为多相电位。正常情况下，多相电位少于 12%。

（2）峰：每次电位转向称为峰。不论是否过基线，只要转向幅度超过 20 μV 为一峰。

（3）极性：习惯上以基线为零，基线以下为正，以上为负。

（4）电位时限：自一个电位的第一个相偏离基线开始，到电位波形最后一个相回到基线所经历的时间称为时限。单个运动单位电位时限一般在 5～15 毫秒，超过正常值±20％以上属异常（图 1-3）。

（5）波幅：一般取峰-峰之间的电位差为波幅。可通过对最高的正向和负向波幅间的距离来进行测定。正常情况下，在轻收缩时记录的运动单位电位中最高的幅度一般不超过 5.0 mV（图 1-4）。

（6）频率：每秒钟单个电位发生的次数或电位群的发放次数。

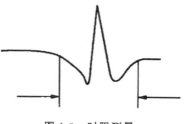

图 1-3　时限测量

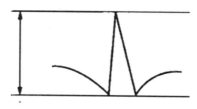

图 1-4　波幅测量

（二）正常肌电图

1.针电极插入及肌肉放松时的肌电图

（1）插入电位：是指针电极插入肌肉时，因针的机械刺激及损伤作用，而引起肌纤维活动，出现一阵短暂的电位发放。在示波屏显示爆发性成组出现的重复发放的高频棘波，持续时间为几百毫秒，针电极一旦停止移动，插入电位也迅速消失（图 1-5）。

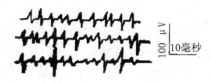

图 1-5　插入电位

(2)终板电活动:终板电活动有两种:终板噪声和终板负电位。是针电极插在终板区引起。患者诉进针处疼痛。终板噪声为不规则的电压波动,听到海啸样杂音。而终板负电位呈单相、双相或三相,起始波总为负相,须与纤颤电位相鉴别(图 1-6)。

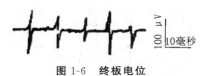

图 1-6　终板电位

(3)电静息:肌肉完全放松时,不出现肌电位,示波屏上呈一直线。

2.运动单位电位

在电静息状态,当受检者做轻微肌肉收缩,在基线上会出现单相、双相或三相,少数为四相的电位,波幅在 0.1～0.2 mV,时限在 5～15 毫秒,频率在 5～20 Hz,此电位是一个运动神经元所支配的多根肌纤维同步兴奋的电活动,称为运动单位电位,在肌电图中又称为单纯相(图 1-7)。

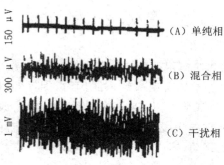

图 1-7　肌肉不同程度用力收缩时的肌电图

3.干扰电位

随受检者用力程度逐渐增加、肌肉收缩力逐渐增加、参与活动的运动单位的数目也增加,肌电图上不再是一个个孤立的运动单位电位,而是显示募集众多的运动单位的密集电位。当肌肉收缩达到各电位互相重叠,称为干扰电位。肌肉收缩时因用力程度不同,参加收缩的运动单位数目和放电频率也随之不同,故可出现不同形状的波形。

(1)混合相:中等度用力,动员较多的运动单位参加收缩,致使有些区域电位密集,不能分辨出单个电位,有些区域仍可见单个运动单位电位。

(2)干扰相:肌肉最大用力收缩时,动员更多的运动单位参加工作,并且放电频率增高,致使运动单位电位彼此重叠而无法分出单个电位。

(三)异常肌电图

1.插入电位异常变化

(1)插入电位减弱或消失:见于失用性肌萎缩、重症进行性肌萎缩。

(2)插入电位时间延长:针电极挪动停止后电位并不立即消失。插入电位延长者常见于神经源性疾病,这是肌肉去神经支配后肌膜兴奋性异常增高的结果,在周围神经损伤中最常见。多发性肌炎、皮肌炎中也可见到,但肌肉纤维化后,则插入电位消失。

(3)肌强直电位:是插入电位延长的一种特殊形式,针电极插入后,肌肉产生不自主的持续收缩,其电位频率和波幅随时间延长而逐渐增加,达到一定程度后又降低,示波屏显示一组节律性放电现象,扬声器上可闻及俯冲轰炸机样的特殊音响。见于肌强直疾病、少数神经源性疾病和肌源性疾病(图1-8)。

2.电静息异常变化

正常肌肉放松时,肌电图应记录为电静息,当神经、肌肉异常时,可出现纤颤电位、正峰电位、异常的束颤电位等。

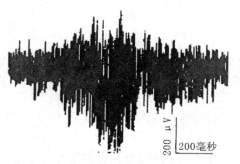

图 1-8　肌强直电位

（1）纤颤电位：波形可呈单相、双相、三相，以双相多见，以起始相为正、主相为副是其特征，时限大多＜3.0毫秒，电压＜300 μV，在扬声器上可出现尖调叩击声，音响特殊，可以凭听觉识别。如在肌肉的非终板区找到两个以上的纤颤电位为最有诊断价值的客观指标，常见于失神经支配肌。切忌对偶见的、孤立的局部纤颤电位作出神经源性的诊断（图 1-9）。

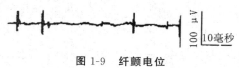

图 1-9　纤颤电位

（2）正相电位（称正锐波）：是从肌肉损伤部位记录到的肌纤维活动电位，形似锯齿，起始为正相波，可伴有一个时限较宽、波幅较低的负相波。时限变化较大，平均 5.0 毫秒左右，电压 20～200 μV，频率通常间隔较规律，扬声器上可听到粗钝的"砰砰"声（图 1-10）。

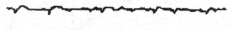

图 1-10　正相电位

（3）束颤电位：是一自发的运动单位电位，与轻收缩时运动单位电位的区别：①自发的，时限宽，电压高；②频率慢，节律性差，发放不规则（图 1-11）。常见于前角细胞病变，必须与纤颤、正相电位同时存在才有意义。

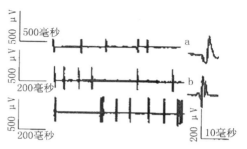

图 1-11　束颤电位

3.运动单位电位异常变化

运动单位电位时限的平均值偏离正常值的 20% 则可考虑时限缩短或延长,运动单位电位电压的差别很大,当电压超过 5.0 mV 时,有明显的诊断价值,称为"巨大电位"(图 1-12)。

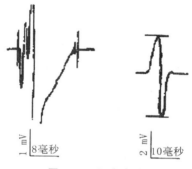

图 1-12　巨大电位

(1)时限延长、电压增高:见于脊髓前角细胞病变及陈旧性周围神经损伤、卡压、小儿产伤等。

(2)时限缩短、电压降低:见于肌源性疾病。

(3)多相电位数量增多(>12%):多相电位波形特点对诊断价值较大,按多相电位波形特点分类如下。①短棘波多相电位:此波时限短,呈毛刷状,时限<3.0 毫秒,波幅不等,为 300～500 μV。在神经再生早期称新生电位,见于肌源性疾病时可将其称之为肌病电位(图 1-13)。②群多相电位:此波时限较长,可达20～30 毫秒,多见

25

于陈旧性神经损伤、脊髓前角细胞疾病。

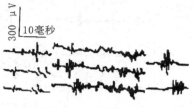

图 1-13 短棘波多相电位

4.干扰电位异常变化

用力收缩时波形异常表现为运动单位电位数量和放电频率的改变,依损害的性质和程度不同有下列表现。

(1)完全无运动单位电位:肌肉最大用力时,不出现任何运动单位电位,表示运动功能完全丧失,见于严重的神经肌肉疾病、神经失用及癔症性瘫痪。神经失用及癔症性瘫痪刺激可诱发运动单位,而在肌肉放松时,可无纤颤波、无正锐波。

(2)运动单位电位数量减少:肌肉最大用力时出现单纯相或混合相是神经源性病变的典型表现。因为运动单位脱失,单个运动单位的放电频率增加可部分代偿运动单位数目减少。

(3)病理干扰相:肌肉最大用力时,肌纤维数目减少,而运动单位数正常,虽出现完全干扰电位,但时限缩短、波幅降低。多见于肌源性,如皮肌炎、肌营养不良、失用性肌萎缩(图 1-14)。

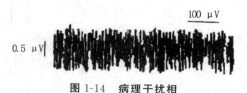

图 1-14 病理干扰相

二、神经传导速度检查

(一)概述

1.定义

神经传导速度检测是应用脉冲电流刺激运动或感觉神经,记录激发电位,计算冲动在某一段神经的传导速度。神经传导速度检查是评定下运动神经元病变及神经功能状态较为可靠的方法,包括感觉、运动神经传导检查和反射检查。能了解神经功能的正常、异常或缺失,并能区分脱髓鞘性病变与轴索性病变。神经传导检查研究运动神经和感觉神经传导的功能,反映检查研究神经传入传出通道(即反射弧)的功能。

2.神经传导的基本原理

(1)神经兴奋性和传导性:神经的兴奋性表现为神经冲动。神经冲动能从一个部位传播到整个神经,即为神经的传导性。

(2)神经冲动按一定的方向传导:感觉神经将冲动传向中枢,即向心传导;而运动神经纤维则将兴奋冲动传向远端肌肉,即离心传导。但所有神经均能双向传导。

(3)刺激的特征:一个有效刺激(引起神经冲动使肌肉收缩)必须包含刺激强度、时限、频率 3 个因素。①刺激强度:引起神经冲动必须有一定的刺激强度,称为阈值强度,即为阈值刺激。当刺激强度使所有的神经纤维发生兴奋后,即使再增加刺激强度,肌肉收缩不再增加,称为最大刺激强度。刺激电流强度随测定神经部位、病变程度而异,一般需取超强刺激才能引起肌肉最大收缩。②刺激电流时限:常选用0.1～0.5毫秒,神经损伤时,对短时限电流兴奋性降低,可将电流时限加到 1.0 毫秒。③刺激电流频率:频率常选用1 Hz,脉宽常选用 $100\sim200$ 毫秒,患者对高频电刺激会有不适和疼痛感。所以刺激频率不应过高,以避免刺激落入前一个刺激的绝对不应期内,导致神经不发生兴奋。

(二)检查方法

1.运动神经传导速度(MNCV)的测定

运动神经传导速度检测是用电刺激运动神经使支配肌产生动作电位,记录电位的潜伏期、波幅、形态、时限,计算运动神经传导速度。

(1)测定方法:一般采用两点刺激法,在神经干通路上选择 2 个以上的点,在各点分别施以超强刺激,并从该神经支配的远端肌肉上记录各刺激点的诱发电位。

（2）计算方法：由不同点施以刺激到出现诱发电位的时间称为潜伏期（latence，LAT），2个刺激点的LAT之差称为传导时间，再从人体测两点间距离，代入下列公式，即为传导速度。

运动神经传导速度（m/s）＝

$$\frac{近端、远端刺激点间的距离（mm）}{近端刺激点诱发电位 LAT-远端刺激点诱发电位 LAT（ms）}$$

以尺神经为例：记录电极为小指展肌，在尺神经腕部刺激，复合肌肉动作电位（CMAP）潜伏期为2.8毫秒，肘部刺激，CMAP潜伏期为6.9毫秒，测出两点刺激距离为220 mm，则尺神经由腕-肘的MNCV为220/（6.9－2.8）＝53.7 m/s（图1-15）。

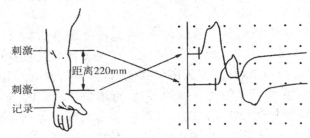

图1-15　运动神经传导检测示意图

2.感觉神经传导速度（SNAP）的测定

感觉神经传导因没有神经肌肉节头和肌肉参与，所以记录的是神经电位而不是运动单位电位，故又称神经电图。

（1）测定方法：①顺向法：在神经远端刺激，顺感觉神经传导方向在神经干近端记录激发电位。②逆向法：在神经近端刺激神经干，逆感觉神经传导方向在神经干远端记录神经激发电位。感觉电位一般很小，故要求仪器有高增益、低噪声性能，并采用叠加平均技术。

（2）计算方法：感觉神经传导速度（m/s）＝近端刺激与远端记录点间的距离（mm）/诱发电位的LAT（ms）。

以尺神经为例：小指刺激，腕部尺神经记录的SNAP潜伏期为

2.0 毫秒,量得刺激与记录间距离为115 mm,则尺神经小指-腕的 MNCV 为 115/2.0＝57.5 m/s(图 1-16)。

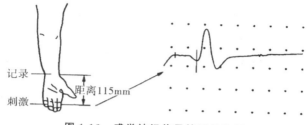

记录

刺激

距离115mm

图 1-16　**感觉神经传导检测示意图**

3.神经反射检测

(1)F 波:F 波是同一运动神经元的回返兴奋,引起靶肌肉产生的一个迟发电位。用特定刺激作用于外周神经时,产生的冲动沿神经干呈双向传导:向远端传导引起肌肉兴奋,在该肌记录的电位称 M 波;向近端传导则沿神经轴索传至脊髓前脚运动细胞,使该细胞兴奋后又发出冲动沿同一神经传至支配肌,产生 20～50 毫秒的迟发电位,称为 F 波(图 1-17)。

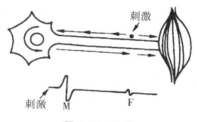

刺激

刺激　M　　F

图 1-17　F 波

方法为用刺激强度为 30～50 mV,频率为 0.5～1 Hz,qi10～20 刺激的平均值,记录 F 波和 M 波的潜伏期、波幅、频率、时限和形态,并测量刺激点至脊髓的距离。

传导速度计算为测量出 F 波与 M 波潜伏期,即能计算出该神经近端的传导速度,其计算公式如下。

$$F 波传导速度 = \frac{刺激点至 C7(或 L1)棘突的距离 \times 2(mm)}{F 波潜伏期 - M 波潜伏期 - 1(ms)}$$

在公式中 C_7 为第 7 颈椎，L_1 为第 1 腰椎。检测上肢 F 波传导时，测量距离以 C_7 棘突为止点，检测下肢 F 波传导时，测量距离以 L_1 棘突为止点。公式中的减 1 则是减去冲动在脊髓前角细胞的时间延搁。

（2）H 波及其反射测定：H 波及其反射是一种单突触节段反射，用运动阈以下、感觉阈以上的刺激作用于混合神经干时，产生的神经冲动经传入神经至后根，又进入脊髓至前角，经突触传递而兴奋运动神经元，再从前根传至外周神经，在该神经支配肌上引出一激发电位，记录的波形称为 H 波。①H 波和 M 波的关系：因引出 H 波的阈强度低于引出 M 波的阈强度，故 H 波出现在 M 波前为其典型特征。此时的 H 反射波幅达最大值。当电流进一步加大时，H 波的幅度逐渐减小而 M 波反而持续增大，当 M 波达到最大时，H 波却很小乃至消失。②测定方法：用单电极电刺激，刺激脉冲一般为 0.5～1.0 毫秒，频率为 0.2 Hz，开始用低强度引出 H 波，然后逐渐增加刺激强度，每次刺激间隔为 3 秒。H 波的波幅将随刺激强度增加而上升，在刺激强度接近 M 波阈值强度时，波幅达最大；一旦 M 波出现后，再继续加大刺激强度时，F 波即会出现（图 1-18）。③传导速度计算：H 波反射的潜伏期与 F 波相似，但 H 波反射的阈刺激强度小于M 波的阈刺激强度，而 F 波的阈刺激强度大于 M 波的阈刺激强度。H 波反射的传导速度计算方式同 F 波。

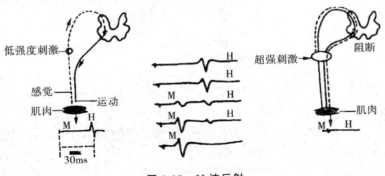

图 1-18　H 波反射

（3）检测注意事项：①检测前必须向患者说明需要一定量的电流刺激，以免引起不必要的紧张，不利于检查的正常进行。②严重的冠心病患者不能进行检测，以免诱发心绞痛、心肌梗死等。③由于各种疾病引起的水肿会影响神经传导速度（NCV）测定的准确性，应加注意。④由于温度每改变 1 ℃，传导速度随即改变 1.2～2.4 m/s，所以室内温度需要保持恒定，皮肤温度不应低于 30 ℃。⑤面神经测定前嘱患者面部勿抹油。⑥重复刺激测定前需停服新斯的明类药物。

三、诱发电位

广义的诱发电位指一切刺激所激发的电位。但一般讲的诱发电位仅指在头颅记录到的皮质电位和在脊髓记录到的脊髓电位，以及刺激皮质运动区或脊髓在相应肌肉表面记录的电位。诱发电位又分感觉诱发电位和运动诱发电位。

（一）感觉诱发电位

1.躯体感觉诱发电位

其是刺激躯体神经，在中枢记录的神经电位，包括头皮和脊髓诱发电位，通过对电位的分析，了解躯体神经通路的功能状态。

2.脑干听觉诱发电位

其是通过声音的刺激，引出听神经短暂的潜伏期电位，再对波形、阈值、潜伏期、反应特性等分析，了解听神经、脑干及皮质相应区的功能。

3.视觉诱发电位

其是利用光的刺激，将枕叶皮质记录到的电位进行分析，判断视神经通路的功能状态是否正常。

（二）运动诱发电位

运动诱发电位指应用电或电磁刺激皮质运动区或脊髓，产生的兴奋通过下行传导通路使脊髓前角细胞或周围神经运动纤维兴奋，在相应肌肉表面记录到的运动单位电位。

（1）电刺激因刺激强度要求太大，可致疼痛，故临床较少应用。

（2）需在电磁屏蔽室进行，用电磁刺激相应的脑区，记录电极可放于小指外展肌、肱二头肌、踇展肌记录诱发电位,主要反应运动神经传导功能状态。

四、表面肌电图

(一)概述

表面肌电图(sEMG)也称动态肌电图或运动肌电图。相对于针电极肌电图而言,其检测电极为表面电极,它将电极置于皮肤表面,不须刺入皮肤,使用方便、安全、无创,可用于测试较大范围内的肌电图信号。另外,它不仅可在静止状态测定肌肉活动,而且也可在运动过程中持续观察肌肉活动的变化;不仅是对运动功能有意义的诊断方法,而且也是一种较好的生物反馈治疗技术。

1.表面肌电图信号产生的模式

表面肌电图的起源是运动单位动作电位,活动电位由给定的肌肉收缩过程中每一被激活的运动电位所发放。在任何一个给定的募集模式,众多的运动单位以非同步的模式被激活,这种非同步激活模式提供了流畅运动的可能性(图1-19)。这些运动单位活动的总和构成了肌电信号的强度。

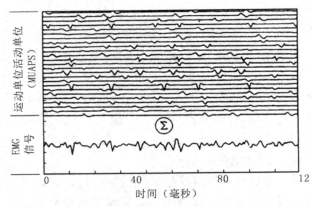

图1-19 表面肌电图信号产生模式示意图

因此,表面肌电图信号实质上是多个运动单位电位的代数和,其波幅典型的在1~5 000 μV,频率范围为10~400 Hz。信号最终也是受中枢神经系统所控制。肌电图与肌肉收缩之间有着十分密切的关系。一般情况下,当肌肉轻度收缩时,肌电信号相对较弱,且频率也低,而肌肉强力收缩时,肌电信号则较强,且频率也高。

2.表面肌电图与针电极肌电图的区别

表面肌电图将电极置于皮肤表面,肌电信号来自多个运动单位,可很好地反映运动过程中肌肉生理、生化等多方面的改变,但缺点是仅能有效地应用于浅表肌肉。针电极肌电图将电极插入肌肉,可很好地研究深层肌肉的运动学和神经生理学活动,且很少被串扰(临近肌肉组织将能量传递到所记录的肌肉组织的现象)所影响,但其所能测试的范围远比表面电极小得多。此外在重复检查时,由于针电极在重复插入肌肉组织过程中很难保持一定的定位,因此重测信度较表面肌电图为低。

(二)表面肌电图在康复医学中的应用

表面肌电图的应用范围十分广泛,所有涉及肌肉功能方面的领域几乎都有所应用。在康复医学领域,表面肌电图可广泛地用于评定、治疗和研究。主要应用在以下几个方面:①间接评定肌力;②量化评定肌肉疲劳程度;③评定肌张力,判断被动运动时的放松程度;④测定步行过程中的肌肉活动,为步态分析提供有价值的信息;⑤评定平衡功能,帮助加强平衡训练。

第四节　日常生活活动能力评定

一、概述

(一)定义

日常生活活动(activities of daily living,ADL)最早由 Dearier 于 1945 年提出。ADL 是指人为了维持日常生活活动而需要的一系列最基本的活动,包括进食、穿衣、洗澡、大小便控制、行走等基本的动作和技巧,即衣、食、住、行、个人卫生等活动。ADL 能力也就是个体在家庭、社区中独立生活的能力。广义的 ADL 能力是指个体在家庭、工作机构及社区里独立生活、独立工作及参与社区活动的能力。当个体丧失 ADL 能力时,会对自我形象产生创伤性的影响,而且还会影响与患者有关联的人群。

(二)分类

1.基础性日常生活活动(basic ADL,BADL)

BADL 是指人维持最基本的生存、生活所必需的每天反复进行的活动,包括自理活动和功能性移动两类活动。自理活动包括进食、梳妆、洗漱、洗澡、如厕、穿衣等,功能性移动包括翻身、从床上坐起、由坐到站、行走、驱动轮椅、上下楼梯等。它反映较粗大的运动功能,适用于较重的残疾病者,常在医疗机构应用。

2.工具性日常生活活动(instrumental ADL,IADL)

IADL 指人在社区中独立生活所必需的关键性的较高级的活动,包括使用电话、购物、做饭、家务处理、洗衣、服药、理财、骑车或驾车、处理突发事件及在社区内的休闲活动等。这些活动常需要使用一些工具才能完成,它反映较精细的运动功能,适用于较轻的残疾病者,多用于生活在社区中的伤残者和老年人。

(三)评定目的

(1)确定 ADL 独立程度。

(2)确定哪些 ADL 需要帮助,需要何种帮助及帮助的量。

(3)为制订康复目标和康复治疗方案提供依据。

(4)为制订环境改造方案提供依据。

(5)观察疗效,评定医疗质量。

(6)作为投资—效益分析的有效手段。

二、常用评定方法

ADL 评定多采用经过标准化设计、具有统一内容、统一评定标准的量表进行评定。依据量表中的评定项目对患者进行评价不会出现遗漏现象。评定过程中观察患者实际的 ADL 动作完成情况并记录下来。评定所使用的环境可以是患者实际生活环境,也可以是医院里的 ADL 评定室,该室模拟家庭环境,配备有必要的家具、厨具、卫生设备、家用电器及通讯设备等。根据量表评分标准对每项活动情况予以评分并计算总分,以此衡量患者的 ADL 水平。常用 ADL 评定量表有 Barthel 指数、KatZ 指数、修订的Kenny自理评价、PULSES 及 FIM 等。本节重点介绍 Barthel 指数和功能独立性测量。

（一）Barthel 指数评定

Barthel 指数（Barthel index，BI），于 1955 年 Mahoney 和 Barthel 开始应用,并于 1965 年首次发表。Barthel 指数评定简单,可信度高,灵敏度也高,不仅可以用来评价治疗前后的功能状况,而且可以预测治疗效果、住院时间及预后,所以是康复医疗机构中应用最广泛的一种 ADL 评定方法,见表 1-7。

表 1-7 Barthel 指数评定等级

项目	评分标准
1.进食	0＝较大和完全依赖
	5＝需部分帮助（夹菜、盛饭）
	10＝全面自理
2.洗澡	0＝依赖
	5＝自理
3.梳妆洗漱	0＝依赖
	5＝自理,能独立洗脸、梳头、刷牙、剃须
4.穿衣	0＝依赖
	5＝需一半帮助
	10＝自理,能系、开纽扣、关、开拉链和穿鞋等
5.控制大便	0＝昏迷或失禁
	5＝偶尔失禁（每周＜1 次）
	10＝能控制

项目	评分标准
6.控制小便	0＝失禁或昏迷或需由他人导尿
	5＝偶尔失禁（＜1 次/24 小时，＞1 次/周）
	10＝能控制
7.如厕	0＝依赖
	5＝需部分帮助
	10＝自理
8.床椅转移	0＝完全依赖别人
	5＝需大量帮助（2 人），能坐
	10＝需小量帮助（1 人）或监督
	15＝自理
9.行走	0＝不能走
	5＝在轮椅上独立行动
	10＝需 1 人帮助（体力或语言督导）
	15＝独自步行（可用辅助器）
10.上下楼梯	0＝不能
	5＝需帮助
	10＝自理

　　Barthel 指数包括 10 项内容，根据是否需要帮助及其帮助程度分为 0、5、10、15 分 4 个功能等级，总分为 100 分。得分越高，独立性越强，依赖性越小。若达到 100 分，这并不意味着患者能完全独立生活，他也许不能烹饪、料理家务和与他人接触，但他不需要照顾，可以自理。60 分以上提示被检查者虽有轻残疾，但生活基本可以自理；60～41 分者为中度残疾，生活需要帮助；40～20 分者为重度残疾，生活需要很大帮助；20 分以下者为完全残疾，生活完全需要他人帮助。Barthel指数 40 分以上者康复治疗的效益最大。

（二）功能独立性测量

功能独立性测量（functional independence measure,FIM）首先由美国纽约州功能评估研究中心研究人员提出并开始使用,后来逐渐受到重视和研究。目前已在世界许多国家广泛应用。FIM 在反映残疾水平或需要帮助的量的方式上比 Barthel 指数更详细、精确、敏感,是分析判断康复疗效的一个有力指标。它不但评价由于运动功能损伤而致的 ADL 能力障碍,而且也评价认知功能障碍对于日常生活的影响,所以 FIM 应用范围广,可用于各种疾病或创伤者的日常生活能力的评定（表 1-8、表 1-9）。

FIM 包括 6 个方面,共 18 项,其中包括 13 项运动性 ADL 和5 项认知性 ADL。根据患者进行日常生活活动时独立或依赖的程度,将结果分为 7 个等级,每一项最高分为 7 分,最低分为 1 分,合计最高分为 126 分,最低分 18 分,得分。FIM 的功能独立分级,126 分:完全独立;108～125 分:基本独立;90～107 分:极轻度依赖或有条件的独立;72～89 分:轻度依赖;54～71 分:中度依赖;36～53 分:重度依赖;19～35 分:极重度依赖;18 分:完全依赖。

（三）功能活动问卷法

功能活动问卷法（functional activities questionnaire,FAQ）是Pfeiffer 于 1982 年提出,1984 年进行了修订。原用于研究老年人的独立性和轻症老年性痴呆,现也用于评定患者社会功能水平。FAQ是典型的工具性 ADL,在现有的工具性 ADL 量表中其效度最高。

表 1-8 FIM 评定内容

项目	内容
Ⅰ.自理活动	1.进食;2.洗漱修饰;3.洗澡;4.穿衣;5.穿裤（裙);6.如厕
Ⅱ.括约肌控制	7.排尿管理;8.排便管理
Ⅲ.转移	9.床-椅间转移;10.转移至厕所;11.转移至浴盆或淋浴室
Ⅳ.行进	12.步行/轮椅;13.上下楼梯
Ⅴ.交流	14.理解;15.表达
Ⅵ.社会认知	16.社会交往;17.解决问题;18.记忆

表 1-9　FIM 评分标准

能力		得分	评分标准
独立	完全独立	7	不需要使用辅助具,在合理的时间内完成;活动安全
	有条件的独立	6	活动能独立完成,但活动中需要使用辅助具;或者需要比正常长的时间;或需要考虑安全保证问题
有条件的依赖	监护或准备	5	活动时需要帮助者,帮助者与患者没有身体接触;帮助者给予的帮助为监护、提示或督促,或者帮助者仅需帮患者做准备工作或传递必要的用品,帮助穿戴矫形器等
	最小量接触性身体的帮助	4	给患者的帮助限于轻触,患者在活动中所付出的努力≥75%
	中等量帮助	3	患者所需要的帮助要多于轻触,但在完成活动的过程中,本人自动用力仍在 50%～74%
完全依赖	最大量帮助	2	患者主动用力完成活动的 25%～49%
	完全帮助	1	患者主动用力<25%,或完全由别人帮助

第二章

骨科康复技术

第一节　肌　力　训　练

肌力是肌肉在收缩或紧张时所表现出来的能力,肌肉主要通过肌力对外界做功。肌力训练是增强肌肉肌力的主要方法,临床上常根据患者肌力评定结果选择合适的肌力训练方法,如传递神经冲动训练、助力训练、主动训练、抗阻训练。另外也常根据肌肉收缩的形式,将肌力训练的方法分为等长训练、等张训练及等速训练。

一、基本概念

(一)等长训练

等长训练是指肌肉收缩时,肌纤维的长度没有改变,也不产生关节活动,但肌肉能产生相当大的张力,因此能增加力量。可用于肌肉和骨关节损伤后的训练初期、肌力 2~5 级的患者。

(二)等张训练

等张训练是指肌肉训练过程中肌纤维张力基本保持不变,而肌纤维的长度发生改变,从而产生关节活动,人类大部分日常肢体活动都属于等张收缩。等张训练又根据肌肉训练过程中肌肉纤维长度改变的不同分为两类:等张向心性收缩和等张离心性收缩。

(三)等速训练

等速训练指利用专门设备,根据运动过程中肌力大小的变化调节外加阻力,使整个关节运动依预先设定的速度进行运动。显著特点是运动速度相对稳定,不会产生加速运动,在关节活动范围内的每一点都能向肌肉提供合适的阻力。

二、基本方法

按照肌肉募集的程度大小,肌力训练的方法可分为传递神经冲动训练、助力训练、主动训练、抗阻训练。按照肌肉收缩的方式,将肌肉训练方法又可分为等长训练、等张训练及等速训练。

(一)传递神经冲动训练

适用于肌力0~1级患者。具体方法:训练时让患者首先集中注意力做主观努力,试图引起瘫痪肌肉的主动收缩,同时可以进行语言诱导和做瘫痪肌肉正常情况下收缩时所诱发出运动的被动运动。

(二)助力训练

适用于肌力1~3级时,即肌力较弱尚不能独自主动完成运动时,应开始进行此类运动,以逐步增强肌力。在训练时要随着肌力的恢复不断地改变辅助的方法和辅助量。具体训练方法如下。

1.徒手辅助运动

利用治疗师的手法帮助患者进行主动运动。

2.滑面上辅助运动

在光滑的板面上利用撒滑石粉或小滑车等方法减少肢体与滑板之间的摩擦力。

3.利用滑车重锤的主动运动

利用滑车、重锤减轻肢体的自身重量帮助患者进行运动,此方法适用于拮抗肌可拉起重锤的患者,且只适用于髋、肩、膝等大关节,不能用于手指、手、肘和踝。

4.浮力辅助主动运动

利用水对肢体的浮力或加上漂浮物减轻肢体重力的影响,进行辅助主动运动。

(三)主动训练

适用于肌力达3级以上的患者。训练中应取正确的体位和姿势,将肢体置于抗重力位,防止代偿运动。

(四)抗阻训练

适用于肌力 4 级或 5 级,能克服重力和阻力的患者,训练方法如下。

1.徒手抗阻运动

加阻力时不可过急,宜缓慢,使运动中的肌肉收缩时间延长,一次动作 2～3 秒完成,开始时在轻微阻力下主动运动 10 次,然后加大阻力,使肌肉全力收缩活动 10 次,可做向心性等张运动,也可做离心性等张运动及等长运动。

2.加重物抗阻运动

直接用手拿重物或把重的东西系在身体某部位进行练习。如膝伸展动作时,把哑铃固定在足部进行练习。

3.重锤与滑车抗阻运动

此方法用重锤做阻力,用滑车改变牵引的方向,牵引方向与肢体成 90°直角。肌肉收缩到极限后应停 2～3 秒,无论是向心性或离心性收缩,每个动作都要慢慢进行。

4.弹力带抗阻力运动

用弹力带的弹性做阻力。

5.水中抗阻运动

可在肢体末端拴上浮子,再向下方运动克服浮子的阻力。

(五)等长训练

主要适用于肌力 2～5 级的患者,具体训练方法如下。

1.徒手等长训练

受训肢体不承担负荷而保持肌肉长度不变的等长收缩活动。

2.肢体固定时等长训练

即肢体被固定时的等长训练。如股四头肌在伸展位石膏固定的情况下进行等长收缩练习。

(六)等张训练

主要适用于肌力 3～5 级的患者进行。该法常是直接或通过滑轮举起重物的练习,如举哑铃或沙袋、拉力器等练习。训练时可采用渐进性抗阻练习法,即先测出待训练肌肉连续 10 次等张收缩所能承受的最大负荷,称为 10RM,然后让患者进行 3 组 10 次运动,各组间休息 1 分钟,第 1、2、3 组训练所用阻力负荷依次为 1/2、3/4 及 1 个 10RM。每周复测 10RM 值,并相应调整负荷量。

(七)等速运动

主要适用于 3 级以下肌力,可先在 CPM 模式设置下进行助力运动或离心运动,有利于肌肉的早期训练。

三、治疗原理

(一)按照不同训练目的

按照不同训练目的分为增强肌力训练和增强肌肉耐力训练两种。人体肌肉纤维分为两大类型Ⅰ型肌纤维(又称为慢肌纤维)和Ⅱ型肌纤维(又称为快肌纤维),Ⅰ型肌纤维主要依靠有氧代谢供能,其收缩较慢,产生的张力较低,但持续时间长,不易疲劳,是作低强度运动及休息时维持姿势的主要动力。Ⅱ型纤维,主要是Ⅱb型纤维(又称快收缩酵解型纤维),依靠 ATP 分解及糖无氧酵解供能,其收缩快,产生张力高,易疲劳,是做高强度运动时的主要动力。当训练目的为增强肌力时,应加大负荷量以募集更多的肌纤维收缩,加快运动速度及缩短训练时间;而以增强耐力为目的时,则负荷量应相对减小,重复次数应增加,训练的时间应延长。

(二)遵循超量恢复规律

遵循超量恢复规律是指肌肉或肌群经过适当的练习后产生适度的疲劳,在休息过程中,肌肉先经过疲劳恢复阶段,然后达到超量恢复阶段,在疲劳恢复阶段,练习过程中消耗的肌肉能源物质、收缩蛋白与酶蛋白恢复到运动前水平,在超量恢复阶段这些物质继续上升并超过运动前水平,以后又再降到运动前水平。如下一次练习在前一次超量恢复阶段进行那么就可以以前一次超量恢复阶段的生理生化水平为起点恢复,使超量恢复巩固和叠加起来,实现肌肉形态及功能的逐步发展。按照肌肉练习的超量恢复规律,在练习时应该遵循下面两条原则。

1.疲劳度原则

肌肉训练时要引起一定肌群的适度疲劳但不应过度疲劳。

2.频度原则

肌肉训练要掌握适宜的训练频度,尽量使后一次练习在前一次练习后的超量恢复阶段内进行。

四、适应证

主要适用于中枢、周围神经损伤及肌源性疾病后肌肉力量减低,同时适合失用性、疼痛源性肌肉萎缩,另外对于躯干肌肉力量不协调、关节周围主动肌和拮抗肌不平衡、腹肌和盆底肌肌力减低的患者也适合进行选择性肌肉力量训练。

五、注意事项与禁忌证

(一)肌力训练时的注意事项

(1)掌握正确规范的训练方法,这主要包括选择正确的运动量、训练节奏、在合适的时候施加恰当的阻力及给予合适的固定。

(2)训练过程中遵循无痛训练的原则,疼痛发生应被视作出现或加重损伤的信号。

(3)对患者进行讲解和鼓励,在练习前应使患者充分了解肌肉练习的意义和作用,消除其可能存在的疑虑,经常给予语言的鼓励,并显示练习的效果,以提高其信心和长期坚持练习的积极性。

(4)注意心血管反应,有高血压、冠心病或其他心血管疾病患者应禁忌在等长抗阻运动时过分用力或憋气。

(5)在肌力的强化训练中应避免代偿运动的出现。

(6)认真做好正确详细的训练记录,包括患者训练时对运动负荷的适应能力、训练的运动量是否适合、训练中患者的状况、在训练前后随时测试肌力的进展情况,并根据患者的状况随时调整训练的强度、时间等。

(二)禁忌证

(1)全身有严重感染和发热不宜进行。

(2)患有严重的心脏疾病,如快速性心律失常、心力衰竭等情况。

（3）皮肌炎、肌炎及发作期患者及严重肌病患者不宜进行高强度或抗阻训练。

（4）肌力训练会加剧局部疼痛的患者不宜进行肌力训练。

（5）局部有活动性出血，不宜进行局部肌肉训练，以免加重出血形成血肿。

（6）骨折后只行石膏外固定、骨折断端尚未形成牢固骨痂时不宜进行肌肉长度有改变的训练。

第二节　平衡与协调训练

一、平衡训练

（一）基本知识

平衡是指人体所处的一种稳定状态，以及无论处在何种位置，当运动或受到外力作用时，能自动的调整并维持姿势的能力。平衡能力指当人体重心垂线偏离稳定的支持面时，能立即通过主动的或反射性的活动使重心垂线返回到稳定的支持面内能力。平衡训练是应用徒手或器械进行维持和恢复平衡能力的锻炼方法。

1.平衡训练的原则

（1）患者主动参与，注意力集中，环境要安静。

（2）注意保护患者安全，避免发生意外损伤。

（3）先从静态平衡训练开始（Ⅰ级平衡），逐步过渡到自动动态平衡（Ⅱ级平衡），再过渡到他动动态平衡（Ⅲ级平衡）。

（4）先从坐位平衡训练开始，逐步过渡到立位平衡训练。

（5）先从睁眼训练开始，逐步过渡到闭眼下训练。

（6）逐步缩小支撑面积，增加头颈、躯干、四肢不同方向及对角线方向的运动，提高训练难度。

（7）辅助呼吸训练，增强核心肌群稳定。

2.平衡训练分类

平衡训练分静态平衡训练（Ⅰ级平衡）、动态平衡训练（Ⅱ级平衡、Ⅲ级平衡）；体位上有坐位平衡训练、手膝位平衡训练、立位平衡训练；方式上有徒手平衡训练、器械平衡训练。

（二）基本方法

1.坐位平衡训练

患者取坐位，保持放松状态，双手放身体两侧。

（1）徒手坐位平衡训练：①Ⅰ级平衡训练是患者坐在稳定的支撑平面上，不受外力和身体移动的前提下保持住独立坐姿的训练。开始时治疗师需给予辅助保持坐位平衡，逐步独立坐位保持，配合呼吸训练增加核心肌群稳定。②Ⅱ级平衡训练是患者独立坐姿的状态下，可以进行身体重心前、后、左、右移动及躯干旋转的运动，并保持坐位平衡的训练。双上肢可以分别不同方向够物，双下肢分别不同程度的抬起等训练。③Ⅲ级平衡训练是患者保持独立坐姿，双手抱于胸前，由治疗师施加不同方向的外力破坏患者坐位平衡，激发姿势反射的训练。

（2）器械坐位平衡训练：包括 Thera-Band 训练垫、训练球、动静态平衡仪。可以在不同软硬程度的垫上，先硬垫后软垫原则逐步进行Ⅰ～Ⅲ级坐位平衡训练。

2.立位平衡训练

（1）徒手立位平衡训练：①Ⅰ级平衡训练是患者站在稳定的支撑平面上，不受外力和身体移动的前提下保持住独立站姿的训练。开始时治疗师需给予辅助保持立位平衡，双足分开增加支撑面积，可以使用下肢辅具给予固定，逐步缩小足间距，减少支撑面积，增加难度，达到独立站位，配合呼吸训练增加核心肌群稳定。②Ⅱ级平衡训练是患者独立站姿的状态下，可以进行身体重心前、后、左、右移动及躯干旋转的运动，并保持站立位平衡的训练。开始时治疗师可以给予辅助固定骨盆，逐步过渡到独立完成。双上肢可以分别不同方向够物，增加难度。③Ⅲ级平衡训练是患者在独立站姿下抵抗外力保持身体平衡的训练。往往借助平衡板、平衡垫、动态平衡仪进行训练。

（2）器械立位平衡训练：包括平衡板、Thera-Band 训练垫、动静态平衡仪。借助器械可以循序渐进、量化的进阶训练，增加趣味性。

3.手膝位平衡训练

主要是训练躯干平衡稳定性，患者手膝四点跪位保持，在治疗师帮助下逐步抬起一侧上肢或下肢，交替进行，平衡稳定性提高后再借助平衡垫训练。

（三）治疗原理

姿势平衡是身体的重心位移可以控制在支撑底面积的范围中，这是一套极为复杂且精细的机制。个体平衡维持需要感觉系统、姿势控制系统、中枢神经系统协调与整合。这 3 个系统必须要协调整合身体各方面的信息，通过大脑作出正确的动作指令，再实际指挥动作控制，已完成平衡动作。随着身体动作和位置的改变，感觉系统必须觉察出变化，通过姿势控制系统适应新的姿势挑战，再通过中枢系统整合作出预期动作与适应动作，以最合适的力量输出，使身体达到力学上的平衡。在感觉系统中主要依赖前庭觉、视觉、本体感觉的协调，这 3 种感觉在大脑皮质做一个整合，再加上小脑、基底神经核的中间协调，产生正确的肌肉动作来维持平衡。以上所提的任何一个系统出现问题，必须靠其他系统提供代偿，当无法代偿时出现平衡障碍。

（四）适应证

用于中枢神经系统疾病、外周神经系统疾病、肌肉骨骼疾病、前庭系统疾病、老年人等引起的平衡功能障碍的患者。

（五）注意事项与禁忌证

1.注意事项

（1）先进行平衡功能的评定，根据平衡障碍的水平进行对应训练。

（2）遵循循序渐进的原则，由易到难。

（3）训练开始时先进行动作讲解与示范，让患者充分理解。

（4）消除患者恐惧心理，开始时给予一定保护。

（5）施加外力时不能超过患者所能调节的能力。

2.禁忌证

（1）认知功能障碍，无法理解与配合。

（2）无法消除恐惧心理，不能配合。

（3）有严重感染、高热。

（4）有严重心脏病。

（5）中枢性疾病伴有严重痉挛。

二、协调训练

（一）基本知识

协调是身体整合肌肉、神经系统来产生平滑、准确、有控制的运动能力。协调功能障碍又称为共济失调：是小脑、本体感觉及前庭功能障碍导致运动笨拙和不协调，累及四肢、躯干及咽喉肌可引起姿势、步态和语言障碍。协调训练是恢复平稳、准确、高效运动能力的方法。即利用残存部分的感觉系统，以及利用视觉、听觉和触觉来促进随意运动控制能力的训练方法。

1.协调训练的基本原则

（1）在安静环境中进行，患者注意力集中，保持放松的安全体位。

（2）动作的训练由简单到复杂：先单侧后双侧，可以双上肢交替、双下肢交替、上下肢同时等。

（3）训练的体位顺序：卧位、坐位、站位、步行中。

（4）重复性训练：每个动作都需要重复 5～10 次练习，再用同等时间休息。

（5）针对性训练：对具体的协调障碍进行针对性的训练，先从轻的一侧开始。

（6）先睁眼后闭眼训练。

（7）综合性训练：除了协调训练，还要进行相关训练，如改善肌力和平衡的训练等。

2.协调训练分类

协调训练分单块肌肉训练、多块肌肉协调动作训练;部位上有上肢协调训练、下肢协调训练、整体协调性训练。

(二)基本方法

1.单块肌肉训练

患者先仰卧位,注意力集中到所训练的肌肉上,治疗师给患者做被动运动,同时让患者想象这一运动过程,体会肌肉运动的感觉,同时喊"用力、再用力一点!"让患者逐步学会使用这块肌肉收缩与运动控制,直到肌肉能够抗重力收缩。在训练过程中强调视觉配合,本体感觉输入,并可利用肌电生物反馈仪配合训练,逐步过渡到坐位训练,每天 2 次。

2.多块肌肉协调动作训练

利用神经发育促进疗法、作业疗法、平衡训练法等在卧位、坐位、站立位逐步进阶进行协调训练。

(1)上肢协调训练:①轮替动作包括如下几项。双上肢交替上举。双上肢交替摸肩上举:左、右侧上肢交替屈肘、摸同侧肩,然后上举。双上肢交替前伸:上肢要前伸至水平位,并逐渐加快速度。交替屈肘:双上肢起始位为解剖位,然后左、右侧交替屈肘,手拍同侧肩部。逐渐加快速度。前臂旋前、旋后:肩关节前屈 90°,肘伸直,左右侧同时进行前臂旋前、旋后的练习。或一侧练习一定时间,再换另一侧练习。腕屈伸:双侧同时进行腕屈伸练习,或一侧练习一定时间,再换另一侧练习。双手交替掌心拍掌背:双手放于胸前,左手掌心拍右手掌背,然后右手掌心拍左手掌背,如此交替进行,逐渐加快速度。②定位性动作包括如下几项。指鼻练习:左、右侧交替以示指指鼻,或一侧以示指指鼻,反复练习一定时间,再换另一侧练习。对指练习:双手相应的手指互相触碰,由拇指到小指交替进行;或左手的拇指分别与其余四个手指进行对指,练习一定时间,再换右手,或双手同时练习。以上练习同样要逐渐加快速度。指敲桌面:双手同时以 5 个手指交替敲击桌面,或一侧练习一定时间,再换另一侧练习。其他:画画、下跳棋等。

(2)下肢协调训练。①交替屈髋:仰卧于床上,膝关节伸直,左右侧交替屈髋至90°,逐渐加快速度。②交替伸膝:坐于床边,小腿自然下垂,左右侧交替伸膝。③坐位交替踏步:坐位时左右侧交替踏步,并逐渐加快速度。④拍地练习:足跟触地,脚尖抬起作拍地动作,可以双脚同时或分别做。

(3)整体协调性训练。①原地踏步转圈:踏步的同时双上肢交替摆臂,逐渐加快速度。②交叉步行:走直线交叉步行。③躯体侧弯:站位侧弯。④原地高抬腿跑:高抬腿跑的同时双上肢交替摆臂,逐渐加快速度。⑤其他:跳绳、踢毽子等。

(三)治疗原理

协调运动的产生是肌肉骨骼系统、神经系统(小脑、基底神经节、脊髓后索)共同完成的。神经协调是神经的兴奋与抑制的相互配合、协同,肌肉协调是收缩肌与拮抗肌之间用力的程度、比例和时间顺序。

协调训练是让患者在意识控制下,训练其在神经系统中形成预编程序,自动的、多块肌肉协调运动的记忆印迹,从而使患者能够随意再现多块肌肉协调、主动运动形式的能力。通过控制和协调能力训练,形成感觉印象和运动程序,存储于大脑中,进而产生动作。通过重复的动作学习,学会并存贮这种过程。

(四)适应证

小脑、基底神经核、脊髓后索病变导致的疾病,如该部位梗死、出血、肿瘤等,脑外伤、多发性硬化、帕金森病、舞蹈症、徐动症、张力不全、宽基底步态等。

(五)注意事项与禁忌证

1.注意事项

(1)先进行协调功能的评定,根据协调障碍的水平进行对应训练。

(2)训练开始时先进行动作讲解与示范,让患者充分理解给予配合。

(3)消除患者恐惧心理,特别注意给予保护以防跌倒。

(4)施加外力时不能引起肌肉兴奋扩散。

(5)不能引起患者疲劳,治疗时间 15 分钟为宜。

(6)协调功能训练不是孤立进行的,要同时进行相应的肌力训练、平衡功能训练等。

2.禁忌证

同平衡训练。

第三节 关节活动训练

一、基本知识

关节活动训练是维持和改善关节活动度而进行的训练。训练可以根据患者的情况进行被动的或主动的运动方式,同时可以利用各种训练器材和矫形器进行辅助。

关节活动训练的原则如下。

(1)在功能评定的基础上,决定训练的形式,如被动训练、主动-辅助训练和主动训练等。

(2)患者处于舒适体位,同时确保患者处于正常的身体列线;必要时除去影响活动的衣服、夹板等固定物。

(3)治疗师选择能较好发挥治疗作用的位置。

(4)扶握将被治疗关节附近的肢体部位,以控制运动。

(5)对过度活动的关节、近期骨折的部位或麻痹的肢体等结构完整性较差的部位予以支持。

(6)施力不应超过有明显疼痛范围的极限。

(7)关节活动度训练可在:①解剖平面(额面、矢状面、冠状面);②肌肉可拉长的范围;③组合模式(数个平面运动的合并);④功能模式等情况下进行。

(8)在进行训练中和完成后,应注意观察患者总体状况,注意生命体征、活动部分的皮温和颜色改变,以及关节活动度和疼痛等变化。

二、基本方法

(一)被动训练

患者完全不用力,全靠外力来完成运动或动作。外力主要来自康复治疗师、患者健肢或各种康复训练器械。

(1)患者舒适、放松体位,肢体充分放松。

(2)按病情确定运动顺序。由近端到远端(如肩到肘,髋到膝)的顺序有利于瘫痪肌的恢复,由远端到近端(如手到肘,足到膝)的顺序有利于促进肢体血液和淋巴回流。

(3)固定肢体近端,托住肢体远端,避免替代运动。

(4)动作缓慢、柔和、平稳、有节律,避免冲击性运动和暴力。

(5)操作在无痛范围内进行,活动范围逐渐增加,以免损伤。

(6)用于增大关节活动范围的被动运动可出现酸痛或轻微的疼痛,但可耐受;不应引起肌肉明显的反射性痉挛或训练后持续疼痛。

(7)从单关节开始,逐渐过渡到多关节;不仅有单方向的,而且应有多方向的被动活动。

(8)患者感觉功能不正常时,应在有经验的康复治疗师指导下完成被动运动。

(9)每一动作重复 10~30 次,2~3 次/天。

(二)主动-辅助训练

在外力的辅助下,患者主动收缩肌肉来完成的运动或动作。助力可由治疗师、患者健肢、器械、引力或水的浮力提供。这种运动常是由被动运动向主动运动过渡的形式。其目的是逐步增强肌力,建立协调动作模式。

(1)由治疗师或患者健侧肢体通过徒手或通过棍棒、绳索和滑轮等装置帮助患肢主动运动,兼有主动运动和被动运动的特点。

(2)训练时,助力可提供平滑的运动;助力常加于运动的开始和终末,并随病情好转逐渐减少。

（3）训练中应以患者主动用力为主,并作最大努力;任何时间均只给予完成动作的最小助力,以免助力替代主动用力。

（4）关节的各方向依次进行运动。

（5）每一动作重复 10～30 次,2～3 次/天。

（三）主动关节活动度训练

适用于肌力在 3 级的患者,主要通过患者主动用力收缩完成的训练。既不需要助力,也不需要克服外来阻力。其目的是改善与恢复肌肉功能、关节功能和神经协调功能等。

（1）根据患者情况选择进行单关节或多关节、单方向或多方向的运动;根据病情选择体位,如卧位、坐位、跪位、站位和悬挂位等。

（2）在康复医师或治疗师指导下由患者自行完成所需的关节活动;必要时,治疗师的手可置于患者需要辅助或指导的部位。

（3）主动运动时动作宜平稳缓慢,尽可能达到最大幅度,用力到引起轻度疼痛为最大限度。

（4）关节的各方向依次进行运动。

（5）每一动作重复 10～30 次,2～3 次/天。

（四）连续被动运动

连续被动运动(CPM)是利用专用器械使关节进行持续较长时间的缓慢被动运动的一种训练方法,训练前可根据患者情况预先设定关节活动范围、运动速度及持续被动运动时间等指标,使关节在一定活动范围内进行缓慢被动运动,以防止关节粘连和挛缩。

1.仪器设备

对不同关节进行连续被动运动训练,可选用各关节专用的连续被动运动训练器械。训练器械是由活动关节的托架和控制运动的机械组成,包括针对下肢、上肢甚至手指等外周关节的专门训练设备。

2.程序

（1）开始训练的时间:可在术后即刻进行,即便手术部位敷料较厚时,也应在术后 3 天内开始。

（2）将要训练的肢体放置在训练器械的托架上,固定。

（3）开机，选择活动范围、运动速度和训练时间。

（4）关节活动范围：通常在术后即刻常用20°～30°的短弧范围内训练；关节活动范围可根据患者的耐受程度每天渐增，直至最大关节活动范围。

（5）确定运动速度：开始时运动速度为每1～2分钟一个运动周期。

（6）训练时间：根据不同的程序，使用的训练时间不同，每次训练1～2小时，也可连续训练更长时间，根据患者的耐受程度选定，1～3次/天。

（7）训练中密切观察患者的反应及CPM训练器械的运转情况。

（8）训练结束后，关机，去除固定，将肢体从训练器械的托架上放下。

3.注意事项

（1）术后伤口内如有引流管时，要注意运动时不要影响引流管。

（2）手术切口如与肢体长轴垂直时，早期不宜采用CPM训练，以免影响伤口愈合。

（3）训练中如同时使用抗凝治疗，应适当减少训练时间，以免出现局部血肿。

（4）训练程序的设定应根据外科手术方式、患者反应及身体情况加以调整。

三、治疗原理

被动关节活动训练的原理是通过瘫痪肢体本体感觉输入，刺激屈伸反射，放松痉挛肌肉、促发主动运动；同时牵拉挛缩或粘连的肌腱和韧带，有利于维持或恢复关节活动范围。主动关节活动训练及主动-辅助关节活动训练是通过肌肉主动收缩或辅助肌肉收缩来改善或恢复患者肌肉功能、关节功能及神经协调功能。

四、适应证

被动关节活动训练适用于由于骨折、神经或软组织损伤后的关节活动度下降，是缺乏主动运动能力阶段的一种训练方式，CPM就是利用器械完成被动运动的关节活动训练方法。CPM 的主要适应证为：四肢骨折，特别是关节内或干骺端骨折切开复位内固定术后；人工关节置换术后，韧带重建术后；创伤性关节炎、类风湿关节炎滑膜切除术后，化脓性关节炎引流术后；关节挛缩、粘连松解术后，关节镜术后等。主动-辅助训练适应对象：由被动运动向主动运动过渡的患者。主动训练适应对象：肌肉主动收缩良好，但因各种原因导致的关节粘连或肌张力增高而使关节活动度受限的患者。

五、注意事项与禁忌证

需注意在关节活动训练的过程中，监测患者整体情况，注意生命体征、活动部分的皮温和颜色改变，以及关节活动度、疼痛或运动质量的改变。

关节活动训练的禁忌证：各种原因所致关节不稳、骨折未愈又未行内固定术者、骨关节肿瘤、全身情况差、病情不稳定者。

第四节　关节松动技术

一、基本知识

关节松动技术是现代康复技术中的基本技能之一，是治疗师在患者关节活动允许范围内完成的一种手法操作技术，临床上用来治疗关节因为力学因素导致的功能障碍如疼痛、活动受限或僵硬等，具有针对性强、见效快、患者痛苦小、容易接受等特点。

关节松动操作的基本运动：关节松动术常用关节的生理运动和附属运动作为手法操作的基本运动类型。生理运动是指关节在生理范围内完成的活动。如关节的屈/伸、内收/外展、旋转等。生理运动可由患者主动完成，也可由治疗师被动完成，在关节松动技术操作中，生理运动就是一种被动运动。附属运动是指关节在允许范围内完成的活动。附属运动是维持关节正常活动不可缺少的一种运动,一般不能通过关节的主动活动来完成,而需要他人或健侧肢体帮助才能完成。例如,滑动、滚动、分离(包括垂直分离和水平分离)或牵引等,均属于关节的附属运动。

治疗平面:手法治疗中的一个假想平面,该平面平行于关节面,并垂直于关节的轴心。治疗时,凡属于分离或牵拉的手法实施力的方向或是平行于治疗平面,或是垂直于治疗平面。凡属于滑动的手法,实施力的方向一定平行于治疗平面,而滚动手法,实施力的方向沿着治疗平面变化。

二、基本技术

(一)手法等级

与传统医学中的手法治疗相比,关节松动技术的最大特点是对操作者施加的手法进行分级。这种分级具有一定的客观性,不仅可以用于记录治疗结果,也可以用于临床研究。

分级标准:根据关节的可动范围和治疗者应用手法的幅度,将其分为4级。

Ⅰ级:治疗者在患者关节活动的起始端,小范围、节律性地来回松动关节。

Ⅱ级:治疗者在患者关节活动允许范围内,大幅度、节律性地来回松动关节,但不接触关节活动的起始和终末端。

Ⅲ级:治疗者在患者关节活动允许的范围内大幅度、节律性地来回松动关节,每次均接触到关节活动的终末端,并能感觉到关节周围软组织的紧张。

Ⅳ级:治疗者在患者关节活动的终末端,小范围,节律性地来回松动关节,每次均接触到关节活动的终末端,并能感觉到关节周围软组织的紧张。

手法应用选择:4级手法中,Ⅰ、Ⅱ级用于治疗因疼痛引起的关节活动受限;Ⅲ级手法用于治疗关节疼痛并伴有僵硬;Ⅳ级手法用于治疗关节因周围软组织粘连、挛缩引起的关节活动受限。

手法分级可用于关节的附属运动和生理运动。当用于附属运动时，Ⅰ～Ⅳ级手法皆可选用。而生理运动治疗时，关节活动范围要达到正常的60%才可以应用，因此，多用Ⅲ～Ⅳ级，极少用Ⅰ级手法。

（二）操作程序

1.患者体位

患者应处于一种舒适、放松、无疼痛的体位，通常为卧位或坐位，尽量暴露治疗的关节并使其放松，以达到最大范围的松动。

治疗者的位置：治疗者应靠近治疗的关节，一手固定关节的一端，一手松动另一端。

2.治疗前评估

手法操作前，对拟治疗的关节进行评估，分清具体的关节，找出存在的问题。根据问题的主次，选择有针对性的手法。

3.手法应用

（1）手法操作的运动方向：操作时手法运用的方向可以平行于治疗平面，也可以垂直于治疗平面。治疗平面是指垂直于治疗平面，关节滑动和长轴牵引平行于治疗平面。

（2）手法操作的程度：无论是附属运动还是生理运动，手法操作均应达到关节活动受限处。不同的松动速度产生的效果不同，小范围、快速度可抑制疼痛，大范围、慢速度可缓解疼痛。

（3）治疗反应，手法治疗可引起疼痛，轻微的疼痛为正常的治疗反应，若治疗后24小时疼痛仍不减轻，甚至加重，说明治疗强度过大或持续时间过长，应减低治疗强度或缩短治疗时间。

三、治疗原理与作用

（一）生理效应

关节松动技术的生理效应主要是通过力学和神经作用而达到。关节松动可以促进关节液的流动，增加关节软骨和软骨盘的无血管区的营养。当关节肿胀或疼痛不能进行全范围活动时，关节松动可以缓解疼痛，防止因活动减少引起的关节退变，这些是关节松动的力学作用。关节松动的神经作用表现在松动可以抑制脊髓和脑干致痛物质的释放,提高痛阈。

(二)保持组织的伸展性

关节松动技术,特别是Ⅲ、Ⅳ级手法,由于直接牵拉了关节周围的软组织,因此,可以保持或增加其伸展性,改善关节的活动范围。

(三)增加本体反馈

目前认为,关节可以提供下列感觉信息:关节的静止位置和运动速度及其变化,关节运动的方向、肌肉张力及其变化。

四、适应证

关节松动技术主要适用于任何因力学因素（非神经性）引起的关节功能障碍,包括关节疼痛、肌肉紧张及痉挛;可逆性关节活动降低;进行性关节活动受限;功能性关节制动。

五、注意事项与禁忌证

(一)注意事项

在进行关节松动技术治疗前,必须先进行全面细致的检查和评估,根据评估结果选择正确的手法,注意患者的体位,治疗过程中评估患者对治疗的反应,根据关节的反应程度决定下一步治疗手法,遵循循序渐进原则,逐步增加患者的关节活动度。

(二)禁忌证

关节活动已经过度、外伤或疾病引起的关节肿胀（渗出增加）、关节的炎症、恶性疾病,以及未愈合的骨折。

第五节　牵引与牵张技术

一、牵引技术

(一)基本概念

牵引是应用力学中作用力与反作用力的原理,通过徒手、器械或电动牵引装置,对身体某一部位或关节施加牵拉力,调整颈腰椎的曲度,使关节面发生一定分离,周围软组织得到适当的牵伸,从而达到复位、固定、减轻神经根压迫、纠正椎小关节紊乱的物理治疗方法。目前牵引技术有直线牵引和曲度牵引之分。

(二)基本方法

1.直线牵引

(1)颈椎牵引。

体位:一般采用坐位牵引,牵引带分别托住下颌和后枕部。

角度:根据颈椎病变部位及颈椎曲度选择,可以采取中立位、前屈位或后伸位,其中中立位和前屈位比较常用。使用时应根据颈椎病的类型(神经根型、椎动脉型)及其病变的节段决定牵引的前屈角度。上位颈椎疾病采用中立位,下位颈椎疾病多采用前屈位牵引,角度 10°～30°,椎动脉型和较轻的脊髓型颈椎病采用中立位牵引。

时间:颈椎牵引的时间以 15～20 分钟为宜,时间太短达不到牵引的力学效果,时间过长容易产生头痛、头麻、下颌关节疼痛、心悸、胸闷、恶心等不良反应。一般牵引重量愈大,牵引时间应越短。带有间歇牵引的牵引设备,牵引时间可稍长些,一般不超过 40 分钟。治疗每天 1～2 次,10～14 次为 1 个疗程。

重量:一般以体重的 8%～10% 开始牵引。根据患者体质及颈部肌肉发达情况逐步增加牵引重量,通常每 3～5 天增加 1 kg。如症状有改善,可维持此重量,如果没有改善,可适当增加,最大可达体重 10%～15%。

(2)腰椎牵引。

慢速牵引:根据牵引力作用时间可分为持续牵引和间歇牵引。①患者仰卧位,上身通过肩部固定带固定,腰椎牵引带捆绑于腰部,下肢伸直位或双膝屈曲位。②牵引的初始重量一般不低于自身体重的 60%,可以用体重的 60%～80%,如 30～40 kg 的重量,起效后再逐渐增加,通常每3～5 天增加 2～4 kg,增至患者耐受重量。③每次牵引 20～30 分钟,每天 1 次,10～14 次为 1 个疗程。

快速牵引:又称多方位牵引、三维多功能牵引。该牵引力在 0～

3 000 N 内是一个变量,变量的大小依据被牵引者腰部肌肉韧带等组织的拮抗力。无论性别、身体虚弱均可达到要求的牵引距离,避免了牵引过度和牵引不足的现象。①患者俯卧于牵引床上,上身和腰臀部分别固定于胸腹板和腰臀板上,然后将身体上部和下部的固定绑带收紧,按输入的牵引、屈曲和左右旋转角度参数调整牵引床。②当调整完毕后,操作者站立于患侧,双拇指叠压于患部棘突或椎旁压痛点上,右脚脚踏牵引床控制开关,待患者呼气时瞬间踩踏脚下的控制开关,操作者拇指同时用力下压,完成一次组合牵引。③依据患者的反应,再行 1～3 次的重复,即完成一次牵引过程。④牵引后,腰围固定带固定腰臀部。快速牵引一般 1 周重复一次,总次数不超过 3 次。

2.曲度牵引

曲度牵引仪牵引是指利用颈腰椎三维曲度牵引仪,模拟人体的脊椎带有类似的"S"形的弧度,通过感应气囊对人体施加一定压力,选择性地作用于人体颈椎、腰椎部分,从而达到治疗目的的一种方法。

(三)治疗原理

(1)通过牵引可使突出物形态改变,使突出物与受挤压神经根相互之间的关系得到分离、改善。

(2)可使椎体与椎体之间的间隙扩大,减少和消除突出物对神经根的刺激,使患者的症状减少或消失。

(3)使紊乱的椎体后关节恢复到正常解剖结构,维护椎体与椎体间的平衡。

(4)通过全躯干直线牵引可使堆积变粗的脊髓、神经根回复到原有形态,皱褶的黄韧带得以平复,从而使挤压与被挤压间有一定活动空间,从而达到症状缓解或消除。

(四)适应证

脊柱牵引适用于颈椎病(神经根型、颈型、症状较轻的椎动脉型和交感神经型)、寰枢椎半脱位无手术指征者、斜方肌筋膜炎急性发作期、椎间盘突出、脊柱小关节紊乱、颈背痛、腰背痛、腰腿痛等;脊柱直线牵引更适合颈腰椎曲度过屈的患者,曲度牵引适合于颈腰椎曲度变直或反屈的患者。四肢牵引适用于四肢关节挛缩、四肢关节骨折且不能或不适宜手术复位的患者。

(五)注意事项与禁忌证

1.注意事项

(1)牵引中应根据患者的反应及时调整体位、重量及时间,开始时可以是小重量、短时间,逐渐增加重量和延长时间。

(2)慢速牵引中,如果经过2～3次牵引,症状没有改善或反而加重,应停止牵引治疗,重新评定患者或改换其他的治疗方法。

(3)慢速牵引结束后,松开骨盆带时不宜太快,以免腹部压力突然降低引起患者不适;松开骨盆带后应让患者仰卧休息数分钟后,再站起来。

(4)快速牵引后患者卧床休息3～5天,可仰卧也可侧卧。

(5)快速牵引一次后1周若病情无改善,原则上不再行第二次牵引。可选择其他治疗方法。

(6)坐位牵引结束时,缓慢解除牵引力后取下牵引带,患者静坐片刻后再站起。

(7)若牵引中患者出现头晕、心慌、出冷汗或症状加重,应即刻终止牵引,并进行相应处理。

(8)腰围固定可增加腰椎的稳定性,牵引后使用腰围固定,在一定程度上限制腰椎的活动度,有利于病情的好转,但不宜超过20天,以免造成腰部失用性肌萎缩,引起腰椎不稳。

(9)恢复期的患者每天可进行正确的腰部肌肉训练,增加腰部肌力,加强腰椎的稳定性。

2.禁忌证

年迈体弱或全身状态不佳、有脊髓受压症状的颈椎病、椎体骨质有破坏(怀疑有结核、肿瘤等骨质破坏)、严重骨质疏松、脊椎骨折脱位、重度腰椎间盘突出(破裂型)、严重椎管狭窄、急性化脓性脊柱炎、孕妇、腰脊柱畸形、严重高血压、心脏病及有出血倾向的患者。另外,对于后纵韧带骨化和突出椎间盘的骨化及髓核摘除术后的患者都应慎用。

二、牵张技术

(一)基本知识

牵张技术是使关节周围挛缩的软组织松弛的一种牵拉矫正方法,常常利用治疗师的手法、训练器具或患者自身的重量、体位等方法进行牵张。临床上可分为被动牵张、主动抑制、自我牵张等。目的:持续牵张关节周围组织,缓解关节肌肉痉挛,扩大、维持关节活动范围。

(二)基本方法

1.外力牵张

选择不同的作用力,根据关节挛缩的原因和程度、伸展的难易程度、患者体力、挛缩部位及器具类型等决定外力。在外力作用下牵张单个或多个关节的周围组织,使挛缩的组织得到伸展。

(1)利用患者自身重力的方法:髋关节屈曲受限的患者,在双膝跪位下,可利用自身体重进行矫正,被动加大髋关节的屈曲活动范围。若此训练在浴池中或热敷后进行效果更佳。对于膝关节屈曲受限的患者,也可利用此体位,再加上身体的重量来训练。

对于偏瘫患者的足下垂,可以让患者站在踝关节矫正板上,利用自身的体重进行被动牵张,矫正度数及楔板高度的选择可根据患者的具体情况而定,若关节受限程度较大,初期可用较小高度的楔板,在逐渐增加高度进行矫正。

(2)利用重物重量的方法:可以将沙袋、哑铃直接或间接地放在患者的肢体上进行牵张。治疗师可根据患者的治疗状况,逐渐加大或减少重物的重量或延长牵拉的时间来牵张关节。

(3)利用体位的方法:可利用仰卧位时对髋部产生的自然下垂的压力、健侧下肢保持屈曲位时产生的牵拉力等改善关节周围肌肉的挛缩,或将健侧下肢悬吊并使之处于屈曲位,然后在患侧下肢膝关节上方挂一重物以加强对髋部向下伸展的牵拉力,矫正髋关节的屈曲挛缩。

（4）治疗师徒手治疗：手法训练可以增大关节的活动范围。常用的方法为：被动运动、辅助及主动运动和抗阻运动等。治疗师应正确掌握牵张的力度，一旦掌握熟练的手法操作后，就能收到良好的效果，特别是对于骨折和手术后固定的患者应进行早期训练，在应用主动运动的同时可结合关节的被动牵张手法。常见的手法操作举例如下。①被动牵张跟腱：治疗师一手握住足跟，另一只手固定踝关节上方，利用治疗师的前臂屈曲动作牵拉跟腱。②双下肢屈膝肌群的牵张法：患者长坐位，双上肢向前伸展。治疗师位于患者身后，指示患者向前方弯腰，进行躯干和髋关节的屈曲动作，尽量用手指去触摸脚尖。训练时，应保持双膝伸展位，不可屈膝。③被动牵张腘绳肌：患者仰卧，屈髋、伸膝上举患侧下肢，治疗师一只手握住踝关节，另一只手压在足底上，治疗师可利用自身的体重向患者头部方向牵拉，完成髋关节的屈曲动作在牵拉过程中应注意保持膝关节的伸展位。④被动牵张股四头肌：患者俯卧位，治疗师一手固定患者的骨盆部位，另一只手将患侧下肢屈曲，当达到关节的末端活动范围时，用力牵拉肢体并停留数秒。⑤被动牵张髋关节内收肌：患者仰卧位，治疗师一只手放在膝关节下方，另一只手抓握踝关节上方，将下肢沿额状面方向移动，当达到关节活动末端时，用力牵拉肢体并停留数秒。⑥被动牵拉髋关节屈肌：患者俯卧位，治疗师将下肢屈曲，一只手固定在骨盆部位，另一只手固定在膝关节处，用前臂支持小腿部位，并缓慢用力向患者头部方向进行牵拉。

（5）利用器械的方法：对于膝关节屈曲受限的患者，可利用平行杠进行下蹲，再用自身体重下压来扩大膝关节的屈曲活动范围。在下蹲过程中注意使患者保持足跟着地。治疗师也可利用肋木让患者保持稳定的体位，然后再下蹲进行改善膝关节受限的训练。

（6）利用拮抗肌收缩的方法：利用短缩肌的拮抗肌随意收缩来对抗肌肉短缩，而增大关节活动范围，主要适用于疼痛或僵直而发生肌肉短缩时。

2.自我牵张

患者学习掌握自我牵张训练方法，应坚持每天 1 次，合并有痉挛及容易引起关节挛缩时应每天数次。

（1）髋膝关节屈曲动作的自我牵张方法：患者长坐位，将左手放在小腿上，将右手放在膝关节下方，用力将下肢拉起，尽量屈曲靠近自己的胸部。

（2）髋膝关节外展外旋动作的自我牵张方法：患者将右脚掌顶在左腿膝部，右手放在右侧膝关节部位，轻轻向下振动。

（3）踝关节背曲动作的自我牵张方法：患者将左手掌根部放在前脚掌的下方并用力朝着膝关节方向拉动。

（4）腘绳肌的自我牵张方法：患者仰卧位，右手抓住右侧大腿的裤子，用力向上把腿拉起，用左手抓住踝关节部位，将右手掌放在膝关节前方，左手用力将小腿朝自己头部方向拉动，同时用右手保持膝关节的伸展位。

（三）治疗原理

（1）缓慢持续牵张时，位于肌肉-肌腱结合处的肌肉张力感受器高尔基腱器兴奋，激发抑制反应，使肌肉张力减低，放松肌肉，长度变长；从而恢复肌肉的柔韧性。

（2）快速牵拉肌肉时，肌肉的长度感受器肌梭兴奋，刺激传入神经纤维，增加肌肉张力，这一过程为单突触牵张反射。

（四）适应证

1.用于能引起关节挛缩僵硬的伤病

例如骨折固定术后、关节脱位复位后、关节炎患者（特别是类风湿关节炎）。

2.肢体瘫痪

如脊髓损伤后的四肢瘫、截瘫等。

（五）注意事项与禁忌证

1.注意事项

（1）牵张练习前，应先进行低强度的训练或热疗，以使组织适应。

（2）先活动关节，再牵张肌肉。

（3）对双关节，先牵张一个关节，再同时牵张两个关节。

（4）不超过关节的正常活动范围。

（5）避免强力牵张长期制动的肌肉与结缔组织，避免牵张水肿组织，避免过度牵张无力肌肉，如牵张后关节与肌肉痛超过 24 小时，则牵张力量过大。

（6）牵张动作应缓慢、轻柔、循序渐进，避免暴力或冲击力。

2.禁忌证

（1）肌肉、肌腱、韧带有撕裂。

（2）骨折未愈合。

（3）肌肉、肌腱、韧带、关节囊或皮肤手术后初期。

（4）心血管病患者不稳定期，如心肌缺血、心肌梗死。

（5）深静脉血栓。

（6）关节旁的异位骨化。

第三章

骨科康复工程

第一节 假 肢

假肢是用于截肢者为弥补肢体缺损,代偿已失肢体部分功能而制造、装配的人工肢体。同时,它也可用于矫治某些疾病。近年来,随着工程学、生物力学、材料学等学科的发展,已形成独立的假肢学科。

假肢学科是一门包括多方面知识的综合性学科,它与医学、工程学、生物力学、高分子化学、电子学、材料学等方面有着密切的联系。

一、概述

假肢不同于一般的器械,它是穿戴在人体上的辅助装具,需要严格适应肢体残缺者的生理、病理和医学原理的要求。假肢一般都须通过残肢来控制,所以截肢的部位、残肢的条件、肌力的锻炼、装配假肢后的功能训练等都需要假肢工作者和医务工作者的紧密配合才能完成。同时,人体又是一个很复杂的机体,每个患者在假肢和伤残后,都有自己的特殊身体情况,因此,假肢是要因人而异的。

(一)假肢学发展史

假肢有着悠久的历史。1858年意大利出土了一条公元300年左右的膝上假肢。这条假肢主要是由木材制成,用皮革、青铜和铁加固。第一只假手出现于公元前218～201年罗马与迦太基战争中,一个将军失去一只手,他装了一支铁手,能继续战斗。历史告诉我们,战争在推动着截肢技术,假肢学及截肢者康复事业的发展。第一次世界大战后,成千上万的截肢者促使假肢制造成为一个行业。第二次世界大战后,由于众多的截肢者对假肢功能进一步提高的要求,现代科学技术的发展,社会对残疾人事业的关注,使假肢制造从一门古老的传统手艺逐步发展成为一门与许多工程学科及医学技术相结合的学科,成为截肢者康复工作中不可缺乏的重要组成部分。

(二)理想的残肢

(1)残肢有适当的长度,以保证有足够的杠杆力控制假肢。

(2)皮肤耐压、耐磨;切口瘢痕呈线状,与骨骼无粘连;皮肤感觉正常。

(3)皮下软组织适当。过去截肢多采用肌肉环形切断,任其自由缩回,待肌肉萎缩后残肢呈圆锥状。现代假肢技术强调残肢与接受腔全面接触,为此人们主张用肌肉瓣覆盖骨末端,以增加承重功能。

(4)局部无压痛。如果有,多为神经瘤或骨刺引起,应予切除。

(5)肢体关节无畸形,有良好的功能和肌力。

(6)残肢定型。一般截肢后,由于出血,淋巴、静脉回流障碍常引起残肢肿胀,随着肿胀消失,肌肉萎缩使残肢体积变小。经过一段时间残肢体积停止变小,谓之残肢定型。临床上常以间隔两周,残肢同水平部位周长值相同时,作为残肢定型的标志,也作为订制永久性假肢的标志。残肢自然定型需半年以上。使用一些促进残肢定型的方法后可将残肢定型时间缩短为2~3个月。

(三)心理学治疗

截肢对截肢者精神上的打击往往超过身体上的打击。性格内向的截肢者多表现得孤独、忧郁、自卑、寡言,甚至轻生;外向的截肢者多表现出烦躁不安。

心理学治疗目的是使截肢者精神处于稳定、松弛状态,使其树立独立生活、回归社会的信心。主要方法是鼓励和实例教育,应当帮助他们尽早接触已使用假肢的人,加强社会交往,以克服心理上的障碍。

心理学治疗绝不只是心理学工作者的事,也是康复治疗组全体成员及其家属、亲友和社会的责任。

(四)术后训练

1.大腿截肢术后

(1)术后 1～3 天:开始呼吸练习。

(2)术后 4 天:开始为残肢做柔和的被动运动(以被动髋关节内收、后伸运动为主)。健肢开始主动运动。

(3)术后 6 天:开始练习残肢髋关节主动后伸运动。大腿截肢后由于髋关节运动肌肉肌力不平衡,残肢髋关节经常会出现屈髋,外展畸形,严重地影响使用假肢。为了预防畸形,术后应注意切勿垫高残肢末端。另外,每天让截肢者至少俯卧 2 次,每次 30 分钟。

(4)术后 14 天:残肢一般已愈合良好,可进行假肢装配前的专门的髋关节伸肌及内收肌训练,同时应对躯干、健侧下肢、双上肢进行训练。截肢者在游泳池内训练不但能改善全身和残肢局部功能,而且会帮助残疾人克服心理方面障碍。

(5)术后 21 天:可以开始残肢肌肉的阻抗性练习。训练不能过度,否则可以引起伤口裂开。

2.小腿截肢

体疗方法与上述相似。区别在于对小腿截肢者应以训练残肢膝功能为主。长残肢的截肢者屈膝成角超过 15°,将会影响使用假肢。对老年小腿截肢者应注意术后加强残侧的髋功能的训练。这是由于老年人腰椎代偿功能减少,一旦出现严重屈髋畸形,即使膝关节可以伸直也不能用假肢步行。

3.双大腿、双小腿截肢

除上述原则外都应注意加强双上肢(手、肘、肩)功能训练,为使用拐杖准备条件。

(五)截肢的原因

现代康复医学的观点认为某些截肢不仅仅是破坏性手术,它同时又是一种建设性手术。截肢手术不是医疗的结束,而是开始。截肢的原因如下。

1.炎症性疾病

化脓性骨髓炎(急性血源性骨髓炎、慢性骨髓炎、创伤后骨髓炎)、化脓性关节炎、骨与关节结核。

2.肿瘤

良性肿瘤(脂肪瘤、纤维瘤、骨瘤、软骨瘤、血管瘤)、恶性肿瘤(肉瘤、癌、白血病、骨髓瘤)。

3.先天畸形

缺肢畸形、四肢不全、短肢畸形、少肢畸形。

4.血液循环障碍

动脉性血液循环障碍(血管疾病引起、变形性退行性血管疾病引起、动脉闭塞引起)、静脉性血液循环障碍。

5.创伤性截肢

车祸、电击损伤、机械损伤。

二、分类

(一)按结构分类

1.壳式假肢

壳式假肢亦称外骨骼假肢。

2.骨骼式假肢

骼式假肢亦称内骨骼假肢。

(二)按安装时间分类

1.训练用临时假肢

在截肢患者康复早期,用于临时接受腔,促进残肢定型、方便训练用的假肢。是一种结构非常简单,制造容易、快、价格便宜的假肢。目前国内残肢接受腔多用石膏绷带制造,使用时残肢上套用残肢专用袜套。随着残肢水肿的减少,增加残肢套的层数以调节接受腔的容量。术后2~3周伤口愈合良好,即可装配临时性假肢。一般下肢临时假肢需使用到残肢定型,再订制永久性假肢(或称正式假肢)。早期使用下肢临时假肢有如下优点。

(1)早期训练站立、步行,对截肢患者是非常好的心理治疗。

(2)减少残肢肿胀,加速残肢定型。

(3)在临时性假肢使用中,选择假肢装配的最佳方案和了解该患者的装配特点保证永久性假肢的装配质量。

(4)早期开始假肢使用训练,为永久性假肢训练和使用奠定良好的基础。

(5)减少多种卧床并发症及幻肢觉、幻肢痛,改善全身状态。

2.永久性假肢

患者长期使用制作的完整假肢。截肢者经过一系列假肢装配前的准备和穿用临时假肢的训练,残肢定型后,即可更换为永久性假肢。

(三)按功能分类

1.上肢假肢

(1)装饰用上肢假肢:是为了弥补上肢外观缺陷而设计的装饰性假手(指)。它没有从事劳动和生活自理的功能,只起到外观装饰及平衡肢体的作用,多用于截指、肩关节离断、上肢带解脱术后等难以发挥残肢功能,不便安装机械假手的患者。装饰手的外形、肤色、指纹都十分逼真,且结构简单、重量轻,各指关节可被动屈伸。

(2)作业用上肢假肢:是为了从事专业性劳动或生活专用而设计的多种代手工具。它讲求实用而不注重手的外形,由工具及其衔接器构成。装配工具手的患者,可以根据需要,通过工具衔接器换用各种专用的劳动工具和生活用具。其最大特点是使用性能好,而且结构简单,坚固耐用,最大的不足是缺乏装饰性。

(3)功能性上肢假肢:它作为上肢假肢的常用手,是为满足上肢截肢者从事日常生活和轻劳动的基本需要而设计的,是一种具有手的外形,并能完成抓取、握取、勾取等基本动作,以截肢者自身关节运动为力源来操纵的能动手。近年来,外部动力手作为人体仿生学的应用,越来越引起了生物物理、精密机械、自动控制等方面技术人员的关注,许多国家都在积极研制,并不断取得进展。

2.下肢假肢

(1)作业用下肢假肢:是为了适用于某些特殊的工种而设计的假肢。

(2)常用下肢假肢:是普遍使用的一种,用作装饰或是简单的负重的假肢。

(3)运动专用假肢:是为截肢患者专门设计参加残疾人运动用的假肢,科技含量比较高,价格也比较昂贵。

(四)按驱动假肢的动力来源分类

1.自身动力假肢

自身动力假肢又称内动力假肢,如用钢索牵动的前臂假肢。

2.外部动力假肢

外部动力假肢又称外动力假肢,如采用电动、气动机构成力源的假肢。

三、上肢假肢的装配要求

(一)上肢假肢长度的确定

从力学的角度看上肢假肢的长度,应在穿戴时保持两肩水平的状态下,使假手拇指末端或钩状手的末端与健侧拇指末端平齐。但从假肢装配的角度,在前臂假肢中,自肘关节到假手拇指末端的长度应比健侧短 1 cm,在上臂假肢中,肘关节轴与肱骨外上髁的位置一致,而前臂长通常比健侧短 1~2 cm。

(二)假肢的接受腔

腔即臂筒中包容残肢的部分,对悬吊和支配假肢有重要作用,因此,除了工具手和装饰手对其接受腔要求不严外,各种安装能动手的上肢假肢,其接受腔必须要与残肢很好地服帖,且符合运动解剖学要求。

1.前臂接受腔

原则上接受腔的四周和残肢全面接触,但根据残肢的长度,接受腔上线的高度要有变化。短残肢时接受腔的上缘要高些,长残肢时其上缘要低些。其中除了短残肢需采用分离式接受腔外,其余均采用和臂周一体化的接受腔。

（1）前臂中长残肢：为了不妨碍屈肘，接受腔的前侧要从肱骨内上髁处起削出约 10 mm 深的凹形口。接受腔的后侧壁作成平坦状。肘关节部分接受腔要空出 5 mm 的间隙以避免假肢动作时肘关节部分的骨组织触及接受腔。

（2）前臂短残肢：因前臂的回旋功能已丧失，肘的屈曲功能也只残存 50％ 左右，这时宜采用倍增式肘关节铰链。为了保证悬吊，接受腔要比普通残肢的深，使尺骨鹰嘴完全纳入接受腔内。前侧也要经肱骨内上髁高出约 5 mm，且为了防止屈肘时软组织被嵌入，其口缘要翻边处理。

（3）前臂长残肢（含腕关节离断）：为了使接受腔能充分发挥残肢尺、桡骨的回旋功能，接受腔的前端需制成扁形截面。为此，取型时要用拇指和其他指上下按压其前端部位，但同时还必须避免接受腔触及尺、桡骨的茎突。这种接受腔宜采用皮带制的可旋转性铰链。

（4）明斯特（Minster）型接受腔：是一种包髁式的前臂接受腔，由于采用肱骨髁和鹰嘴上部悬吊，故可省去固定于上臂的皮和肘关节铰链。其适应范围较广，长残肢、短残肢都可用，尤其用于安装肌电手。其特点是：接受腔具有约 35° 的初始屈曲角；接受腔的后上缘包住鹰嘴，残肢愈短，其后缘愈高；两侧上缘包住肱骨内、外髁；前上缘一直包到肘窝，但为了在屈肘时不压迫肱二头肌肌腱，前面要隆起成凸形。取型时，用拇指和示指提起前侧的肱二头肌肌腱，同时用另一只手的手指按压肘关节上部，包住肘关节。

2.上臂接受腔

同前臂接受腔一样采用全接触式的接受腔，其上缘高度随着残肢长度而不同，残肢愈短，接受腔的上缘愈高。

（1）上臂短残肢：为了保证接受腔的稳定性，其上缘至少应超过肩峰 2.5～4 cm；其腋窝部位，在不使患者感到疼痛的情况下接受腔的壁要尽可能高。为防止腋窝处的软组织被嵌入，该处口缘要做往外翻边处理。取型时，用两手的拇指按压腋窝的凹部，以增加残肢的功能长度;同时,用右手示指防止残肢外展,两手的其他指和手掌从肩的上部和前后按压,使之符合解剖学的形状要求。

(2)上臂中长残肢:接受腔的上部要略低于肩峰,以免影响肩关节的外展,但要包住三角肌。外壁部,为肩关节的屈曲运动留出少许空间。取型时,腋窝处最好不像短残肢那样往里压,而是用左手的四指和手掌托在腋窝处将前后壁向上托起,这样便能使腋窝到肩峰的距离缩短。与此同时,右手的手指放在肩胛骨处,按压肩胛冈的上下部位,使肩胛冈免压。在前壁,用右手拇指防止残肢外展;左手的拇指与其他指挤压胸大肌肌腱,以避免对胸大肌的压迫,并使锁骨的下方没有空间。这样,接受腔的口型便形成一个前下方有胸大肌沟槽、后下方有背阔肌沟槽的三角形。

(3)上臂长残肢(含肘关节离断):基本与中长残肢的要求相同。只是在肘关节离断的情况下,由于肱骨末端的内外上髁处呈平坦状,对其骨突起处的修整务必慎重。对于肘关节离断术后时间较久的患者,因其上臂肌肉的失用性萎缩而形成球根状残端,为避免接受腔中部松动,通常采用皮制接受腔,在前面开口,穿戴时用绑绳或皮带束紧。

3.肩接受腔

肩关节离断假肢的接受腔,其形状就像一顶帽子扣在肩部,原则上也是作成全面接触式接受腔,并与上臂分别制作。肩接受腔根据不同的截肢,大体有3种形式。

(1)肩关节离断:接受腔要在不妨碍肩胛骨内收、外展的情况下做得深些。为不妨碍肩胛带的活动,接受腔的肩峰处要有一定空间;前后两侧要充分压迫,其后缘沿着肩胛骨内侧靠近脊柱,前缘达到乳线的位置。取型时,要注意肩峰、喙突、锁骨等骨突起部位免压。安装假肢时可采用能被动外展、屈曲的肩关节,也可采用只能被动屈伸的隔板式肩关节。

(2)上肢带解脱术:接受腔的包裹范围要加大,可延伸到对侧肩包住锁骨,以增加支撑性。另外,为了安装肩关节,需要按与对侧肩平齐的位置,将接受腔补接出肩部。

（3）上臂残肢过短：与前两者不同，因没有安装肩关节的空间，故作成肩部与上臂筒连为一体的形状。接受腔要浅些，使其上缘不妨碍假肢的运动。

四、装配后的功能训练

（一）上肢假肢的使用训练

1.教会患者自行穿脱假肢

双侧上肢截肢者，自行穿脱比较困难，但经过训练仍是可能的。

（1）肩关节离断假肢穿脱训练：用健手将假肢接受腔放到残端，利用墙壁或桌子将其固定，健手绕到背后抓住胸廓固定带，拉到胸前加以固定，再将健手向背后插入肩固定带，完成假肢的穿戴动作。与以上动作相反，可完成脱拆假肢的动作。

（2）前臂假肢穿脱训练：将前臂假肢置于桌上，下垂于桌边固定带，患肢的残端插入接受腔，将患肢上举，固定带在身后下垂，健侧上肢后伸，穿入固定带环内，完成假肢的穿戴。

2.假肢基本功能的操作训练

使前臂截肢者能在不同的屈肘位控制开手、闭手。使上臂截肢者能正确地、熟练地通过牵引线控制屈肘、伸肘、开手、闭手。

3.日常生活和工作能力的训练

包括握取、捏取、勾取各种日常生活用品。使患者自己能穿衣、拿杯喝水、执笔写字、刷牙、吃饭、划火柴、大小便等。训练用假肢手配合健手工作，可以逐步扩大假肢使用范围。

（二）下肢假肢的使用训练

1.正确地穿戴假肢

小腿截肢者，应注意残肢穿入接受腔后使股骨内髁中心与膝关节铰链中心相对应，残肢的承重部位与接受腔相符合。大腿截肢者，应注意使残肢穿入接受腔，站立时能使坐骨结节部位承重，然后再固定悬吊装置。

2.站立平衡训练

通常是从扶着双杠或双拐练习假肢与健肢均衡承重开始，然后练习身体重心移动和单侧肢体站立而保持平衡。

(1)假肢内外旋动作:健肢支撑体重,假肢伸向前方,以足跟或足尖为轴心,作内旋、外旋动作。

(2)体重移置运动:以立正姿势站立,体重由健侧移至假肢侧,再移至健肢侧,交替移动,要求肩部、骨盆平行移动。

(3)交替膝关节运动:假肢从地面抬起时,要充分控制膝的屈曲。当健肢伸屈时,要防止假肢突然屈膝。

(4)向前步行、立稳:体重移向假肢一侧,健肢向前跨一步,此时必须保持假肢直立,健肢支撑体重。假肢开始向前跨步,此时屈曲残肢侧髋关节,使假肢的膝关节自由屈曲摆动,然后带动小腿部向前。假肢向前时,足跟落在健足旁,此时残肢应抵压接受腔后壁,待膝充分伸直时,体重逐步移到假肢一侧。

(5)侧方步行:假肢承重,健肢向外伸展,体重移到健侧,假肢跟着靠近健足。

3.步行基本功能训练

应强调步态。正常的步态应当是步幅、节奏均匀;身体重心摆动对称;沿着直线前进时,两足跟落地的横向间距不应>10 cm。初装假肢的患者,开始练习步行时,可扶双杠或双拐练习。熟练后则自己面对镜子,沿着地上划好的步行直线,按拍节器的节奏进行练习。训练中,步幅可以由小逐渐加大,节奏可以由慢逐渐加快,逐步接近正常步态。患者将重心向假肢侧转移、控制能力等均与穿脱假肢、步行训练同时进行,患者在进行独立步行时,往往产生不安和恐惧,这也是造成步态异常的主要原因之一。另外由于持拐步行,患者过分地依赖拐杖,使得独立步行迟迟不能掌握。因此训练中如条件许可,应在康复训练医师的辅助下,利用康复人员以手代替拐杖步行,康复训练医师在保护患者安全的情况下,指导步行的节律与协调。随着步行能力的提高,不断调整辅助量,这样往往会使患者尽快达到独立步行的水平。

如步行时重心向假肢侧转移不充分时,可让患者患侧上肢提沙袋步行,不仅可使重心向假肢侧转移,还可以改善平衡状态。沙袋的重量因患者的肌力、平衡能力而宜,一般在患者体重 1/10 以下范围调整。

如患者两侧下肢步幅不等时,可在地面上画脚印、横线、放置障碍物等标记,要求患者按训练计划进行,使其假肢的摆动、控制形成习惯。

4.实用训练

(1)坐到地上训练:健肢支撑体重,假肢置于健脚后半步处,再弯腰屈髋,健肢承重,两手下垂撑于地面,然后坐下。

(2)从地面站起训练:先使假肢在上,两手横向触地,屈健腿,两手支撑体重,手和健腿用力向上,使假肢向前站立。

(3)站立一跪下一站立训练:健肢置于假肢前,健肢屈髋、膝关节,假肢的膝关节也慢慢屈曲,当假肢屈到 90°以上,即可支撑体重。到站立时体重移到健肢,腰向前弯曲,健肢即可带动假肢站立,相反顺序即可跪下。

(4)上、下坡训练:上斜坡时,假肢在后,步幅要大些,残肢屈髋后,假肢再迈步,躯干尽可能前屈。下斜坡时,假肢在前,步幅要小些,身体要侧向假肢,健肢要快步跟上。

(5)上、下台阶训练:上台阶时,健肢先上,健肢膝关节伸直带动身体上台阶,假肢跟上;下台阶时假肢先下,假脚稍横一些再下健肢。注意假脚跟部要靠近台阶。

(6)跨越障碍物训练:假肢承重,健肢先跨越,然后健肢承重,身体前屈,假肢髋关节屈曲,带动假肢跨越。横向跨越:健侧靠近障碍物站立,假肢承重,健肢先跨过障碍物,然后健肢承重,假肢跟上跨过障碍物。

(7)从地上拾物训练:有两种方法,一是健肢在前,假肢膝伸直,健肢的膝和腰弯曲拾物;二是假肢膝屈曲,弯腰拾物。

各种不同地面上的步行训练,如上、下台阶或楼梯;上、下公共汽车;在斜坡道路、碎石路面、沙地上行走,以适应不同的生活、工作环境。

（三）假肢装配及使用的有关问题

（1）假肢装配后，如出现残肢过度肿胀或僵硬，严重的疼痛，受压部位皮肤磨损，接受腔与残端松动或过紧，体重负荷和髋、膝关节稳定差等异常情况，应及时请医师处理。

（2）假肢不宜放在明火旁或高温处，防止假肢变形。

（3）使用前应检查有无配件的松动与丢失，如负压阀、辅助皮带等。

（4）假肢脱下后要放在离床近的位置，立放，不得在假肢上面压放其他物品。

（5）假肢接受腔易被汗水浸染导致残端出现汗疮疹等皮肤疾病，故应采取以下措施：对接受腔（皮制品除外）每天一次用肥皂洗刷里层，再用热水、干布擦拭，充分晾干以保证肢体残端干燥、清洁，经常使用护肤霜保护皮肤的弹性。

第二节 矫 形 器

一、概述

（一）矫形器的基本概念

矫形器是用于人体四肢、躯干某些部位，通过力的作用以预防、矫正畸形，治疗骨关节及神经肌肉疾病，补偿其功能的支具、支架、夹板等器械的总称。

（二）矫形器的发展历史

矫形器制造、装配由来已久，几乎是与矫形外科同时问世。历史上矫形器名称很多。国际上曾把矫形器称为支具、夹板、矫形器械、支持物、矫形装置。国内也曾称为支架，钢背心、辅助器等。近代这类产品已被统称为矫形器，与矫形外科相对应。随着近代矫形外科，残疾人康复事业的发展，随着近代机械学、材料学、电子学、生物力学发展,为医师、矫形器技师与工程技术人员的密切合作提供了广阔、良好的领域,使矫形器的设计、制造、装配技术取得了很大进步。

(三)矫形器的基本作用

1.稳定和支持

通过限制关节的异常活动范围,稳定关节,减轻疼痛或恢复其承重功能。

2.固定和保护

通过对病变肢体或关节的固定和保护以促进病变的愈合。如用于治疗骨折的各种矫形器。

3.预防、矫正畸形

其多用于儿童。儿童生长阶段,由于肌力不平衡、骨发育异常或外力作用可产生畸形。生长发育期间由于骨、关节生长存在生物可塑性,应用矫形器能得到一定的矫正效果。以下几种情况应注意预防畸形:①由于上运动神经元、下运动神经元损伤,疾病或肌肉病变引起的关节周围肌力不平衡。②由于上运动神经元、下运动神经元损伤,疾病或肌肉疾病引起无力对抗重力。③损伤引起的反应性瘢痕。④关节炎症。⑤肌肉或肢体供血不足。⑥任何能妨碍肌肉收缩的骨、关节、肌肉疼痛。

上述情况一旦形成畸形则矫正工作复杂,因此矫形器装配应尽早,应以预防为主。

4.减轻承重

这里系指减轻肢体或躯干长轴的承重。例如用于治疗股骨头无菌性坏死所用坐骨承重下肢矫形器。

5.改进功能

其是指用于改进残疾人步行、饮食、穿衣等各种日常生活、工作的矫形器。有些矫形器为了改进功能而借助于自身关节运动,被称为自身力源功能矫形器。

二、分类

(一)按装配部位分类

1.上肢矫形器

(1)制动矫形器:制动矫形器的目的是固定关节或控制其活动。

肩部:飞机架夹板固定是应用于肩部的典型制动装置。它将上臂支撑于外展90°的姿势,同时制动盂肱关节。飞机架夹板是由金属或石膏制成,利用皮带或弹性绷带固定于胸廓。此法在腋部烧伤时是首选矫形方法。

肘部:肘部制动装置主要是增加肘关节的屈伸活动范围。其轮廓与肘部相符,以吊带施力于上臂和前臂,可增加活动范围。它们也可以用于防止肘部烧伤后的挛缩。有挛缩存在时,可以使用松紧扣带以增加作用于挛缩区的力。

腕部:腕部的制动矫形器,常用来固定腕部,对恢复迅速、预后良好的桡神经失用症患者,用上翘石膏夹板保持腕部背曲15°,可防止腕部活动。如果预测恢复需时较长,则应装配功能性装置。类风湿性关节炎患者,可用塑料或金属矫形器,放于前臂和腕部掌面,用三条扣带分别在尺、桡茎突,掌腕关节和前臂中部固定。如果应用正确,这种装置可以防止或纠正腕骨向掌面半脱位所引起的腕部向桡侧或尺侧偏斜。螺旋状矫形器用金属或塑料带从手掌到前臂中部包绕一圈半,也可稳定腕关节。

手部:手部制动矫形器,根据目的不同,设计有很大差异,可用来制动手指关节或是将手指保持有利于增强其功能的位置。如手背烧伤宜用夹板将手指固定在平板上,将指关节伸展,掌指关节充分弯曲,拇指外展,腕部稍微背屈。掌指关节急性炎症时,如类风湿性关节炎,则应用掌板伸延至近端指间关节屈曲皱纹处而保持关节的中立位。这种支架用热成型塑料夹板极易制成,在掌面可伸延至或越过腕部,并且在手腕尺侧边缘有一唇状边缘,其高度足以防止手指向尺侧偏斜。另外,背带恰好在掌骨头后面,以减少指骨向掌面半脱位。在手无力或是部分麻痹时,还可考虑用不同的方法以增强手的功能。有两种基本矫形器可以应用,即简单手形矫形器和某些类型肘屈肌铰链式手矫形器。

简单手部矫形器是一种由金属或塑料带制作的装置。它或是从拇指蹼越过手背到第四掌骨的掌面,或从第二掌骨背面横过手掌而到达第四掌骨背面。每种矫形器都是固定在手上并用皮扣带绕在腕关节掌面以防滑脱。为了防止矫形器在手掌近端移动,可以在第一、第二掌骨间安装一个突出的轧制的小板。如果将此板增大成C字形,可保持拇指外展。越过第一掌骨基本矫形器,拇指固定在对掌位。若拇指呈连枷状,可将其套在连着简单手矫形器的一对有杆相连的环中。由于扳条从手背越过近端指骨背面,可阻止掌指关节的过度伸展。然而,这种蚓状板条将允许指伸肌活动,以伸展指间关节。

在简单手矫形器中可加上其他装置如弹簧或可动的部件,将使之增加训练功能。

手指:手制动型矫形器可以稳定单个或多个指间关节。它们常是用不锈钢制成的圆圈或半圆圈,用窄金属杆固定在一起而成。它们也可以是螺旋样,类似于用在包绕腕部的矫形器装置,可防止不稳定的指间关节过度伸展,从而达到稳定的目的。

(2)功能型矫形器:功能型矫形器的目的是改善功能。通过使用杠杆、滑轮、可动关节和外部能量贮存装置(如弹簧、橡胶带、电池和压缩空气罐等)而产生功能。

肩部:肩关节功能型矫形器,在改善肩关节的活动方面,一般是无效的。1950—1970 年的 20 年中,曾设计和精制多种这样的矫形器,撑在髂嵴上、垂直达腋下或从侧面围绕肩关节,这是相当复杂的骨骼系统。因为笨重不便和难于合身,而且仅能提供极少的附加功能,所以已经废弃。

肘部:这种矫形器是为肘关节的无力或不稳定而设计的。通常的装置是利用某些类型的枢轴铰链与肘关节轴密切配合,并利用肘关节上、下的袖套维持肘关节的稳定性。

橡皮带、弹簧或压缩空气用以帮助屈曲或伸展。一般由于重力牵拉就可完成伸展动作,但屈曲需要辅助。当屈肘肌收缩力不足以抗重力时,就要利用屈肘辅助装置。矫形器必须具有固定功能,使肘关节在携重时保持于实用的功能位置。肘部弯曲辅助装置也可借助于 Bowden 缆。当该缆从绕过肩关节上的8字形吊带穿过缆套,延伸到肘关节以下的矫形器时,缆套与回绕前臂的袖套相连。拉紧该缆,肘关节就弯曲。当肩胛抬高,肘关节的固定机制即产生作用,从而能使肘关节可选择几种稳定的姿势。

前臂:在上肢极度无力的情况下,对肘关节和肩关节功能最有用的装置是平衡性前臂矫形器。它可以安装在轮椅上、桌上或工作台上,有时也可装在腰带上。它由一个凹槽组成,前臂的近端部分置于槽中,于其下方有一枢纽和连接系统,可进行调节和微调,以使患者能随着稍许活动躯干或肩胛带而引起肘关节和肩关节做小范围的运动。

腕部:很少单独使用腕关节功能矫形器。如果只需要辅助腕关节的伸展,可利用前臂的掌面塑料或金属凹槽,与回绕前臂背部的尼龙搭襻相连,腕关节一侧的枢纽铰链,必须连于前臂部分和手掌板。弹簧或橡皮带与腕关节每一侧铰短链的短背侧支柱相连,可调节辅助腕关节的伸展。一组称为"驾驶腕"的装置,即屈肌铰链手夹板,已经研制成功,是应用腕力来提供手指抓握等功能的。

手部:功能型手部矫形器的构成是利用一种简单手部矫形器作为基础,再加上一种或几种特殊辅助装置而成。转环拇指是一个围绕拇指近端指骨的半环形夹,它的吊臂从第二掌骨头附近处允许拇指从外展到对掌的固定弧中转动,这种硬质吊臂可用一弹簧替代,使拇指不仅能随着环形夹转动,而且可随意内收,并由弹簧帮助外展。第一掌骨背侧肌的辅助装置也可附着于第二掌骨头部附近,并且利用弹簧和塑料环以牵拉示指外展,塑料环可安放在指骨近端或中部。拇指指间关节伸展辅助装置是在第一掌骨间手内肌和指长伸肌无功能时,通过架在手矫形器上的五弦琴式装置,辅助指间关节伸展,并且通过附着在橡皮带上的塑料环,继续牵拉末端指骨,此橡皮带紧扣于五弦琴式装置的横杆上。遗憾的是它较笨重,而且橡皮带的张力是随着牵引而增加,故其辅助力不能恒定。掌指关节伸展辅助器不再需要五弦琴式装置,可以用蚓状横杆来完成,但安装在近节指骨的掌面,用线圈弹簧将横杆的各端固定于矫形器上,其弹簧必须安置在掌指关节,以使近节指骨伸展,并使手指充分屈曲。

上述有各种附属物的手部矫形装置,对手的轻度到中等度无力或功能异常是很有效的。然而当手指麻痹或无力很广泛或严重时,就要建议使用建立在屈肌铰链手原理上的矫形器。这种装置的原则是仅允许掌指关节活动,稳定第二、三指的指间关节或拇指的掌指关节和指间关节。一个掌指关节不稳定的手,例如类风湿性关节炎,可能只需要手指驱动屈肌铰链矫形器,使之正位。未受损的肌肉用于屈伸掌指关节,矫形器则引导手指做其所希望的运动。当颈髓损伤时,手指的屈伸肌失神经支配,但桡侧腕伸肌完整,就能使用腕驱动屈肌铰链手矫形器,这种装置有一个平行四边形的金属横杆,可以将腕部伸屈之力转换为手指伸屈,通常平行四边形的顶杆长度是能够调节的,因而腕部几个不同的伸屈位都能进行抓握。这不是手矫形器,而是前臂带袖套成凹槽的腕手矫形器。腕驱动屈肌铰链手矫形器已有几种,一种是一背侧横板覆盖于示指和中指三个指节上,用一根绳索适当地固定于腕部的袖套。另一种是带拟指支柱的手矫形器,将拇指固定在稳定位置上。还有腕关节伸展可引起手指弯曲。这种矫形器较轻便,与带有四边形横杆的金属性腕驱动式屈肌铰链手矫形器相比,其稳定性稍差。另一种新型装置称抓钥匙式或侧夹式矫形器。其中有一腕驱动式矫形器,将示指的掌指关节和指间关节稳定在部分屈曲位,然后利用附着在腕关节掌面的Bowden缆牵拉拇指,使成屈曲位并达到拇指支撑。这就创制出一些为手严重瘫痪的患者所喜欢的侧夹型抓手。当手及前臂的肌肉全部麻痹时,可用钢丝驱动式或动力驱动式屈肌铰链手矫形器。Bowden缆可以附着于8字形吊带,就像用于操纵上肢假肢的末端装置一样。利用肩胛外展或肩部屈曲可操纵此矫形器。在操纵缆没有持久张力的情况下,为了长时期提供抓握功能,应该配置抓取锁定装置或弹簧辅助抓握器及缓解张力控制装置。小型电动马达的发展,使有可能用电力开关屈肌铰链矫形器,也可使用肌电控制。但现今的技术状况仍有许多有待改进之处,可靠的植入电极还处于发展阶段。表面电极的稳定性或可靠性差,而且难于每天放得很准。另外,皮肤阻抗变化,需要重调增益。为了取代肌电控制,人们设计了许多开关装置,但是要把开关装置放在一个可长期随时使用的地方却不是容易的事。一般多将其固定在轮椅上,由头或肩胛的运动来操纵,但保持操纵者与开关之间的协调关系则很困难。

2.下肢矫形器

近年来,由于工程技术在矫形器设计中的应用和适用于制作矫形器塑料的问世与充分供应,不仅有更多的矫形器制作方法可供选择,其结构也不断有所变化。因此评定患者,并为之选择最适宜的矫形器,对患者康复均很重要。

3.脊柱矫形器

脊柱支具常用以缓解疼痛,防止进一步损伤,协助无力的肌肉,并预防和矫正畸形。这些目标系通过躯干部的支持、活动的控制、脊柱的重新对位等生物力学效应而达到。当涉及颈部脊柱时,还有生物力学效应,就是在患者直立时头部的部分重量通过颈椎而传至躯干。必须考虑到脊柱矫形器的不良反应。由于减少了支持躯干所必需的肌肉活动,可能引起肌肉萎缩和无力,通过肌肉等长收缩练习可部分避免此问题。由于某种矫形器使活动受限,因而可以促使制动区域内的肌肉挛缩。有文献证实,有些患者带着脊柱矫形器行走时,对矫形器有一种心理依赖,能量的消耗也增加。有学者发现,当患者以适当速度步行,而后面有塑料背架限制活动时,耗氧量增加 10%。对体质衰弱的患者,这种因素必须考虑在内。既然在行走时骨盆和肩关节之间的轴向旋转必不可少,那么,步行时不仅能量消耗增加,而且矫形器上下未受限制的节段,其活动也可能增加。脊柱矫形学常常用人名给矫形装置命名,而标准的名称又常省略详细的说明,所以脊柱矫形器的命名常令人混淆不清。

4.鞋类矫形器

常见有长筒矫形鞋,鞋腰高度约占小腿长度的2/3,固定方法有纽扣式、带式等。高腰矫形鞋,鞋腰高于踝关节踝的上部,固定方法有纽扣式、带式和钩扣式等。中腰矫形鞋,鞋腰高度达到踝关节踝部。低腰矫形鞋,鞋腰高度低于踝关节踝部。

5.矫形鞋垫

矫形鞋垫是辅助治疗足部疾病,矫正足部畸形的鞋垫。和普通鞋垫一样,可放在普通鞋内使用,常用的矫形鞋垫有补高鞋垫,补缺鞋垫,平足鞋垫和跟骨骨刺鞋垫等。

(1)平足鞋垫:是采用橡胶海绵、皮革或塑料板和金属板加工制作成的。平足鞋垫适用于有疼痛、疲劳症状的平足患者,帮助矫正纵弓下陷,横弓下陷,消除症状。可分为纵弓垫、横弓垫和纵横弓垫。

内侧纵弓垫可分为半长式(足跟至跖骨头后方)和全长式两种,顶部高1～1.5 cm,目的是用以向上向外托起内侧纵弓,减少步行时的冲击,有利于改善距下关节的对线关系。

横弓垫主要用于减少跖骨头的负荷,其顶部位于跖骨头的后方,高度0.3～0.6 cm。

(2)跟骨骨刺垫:是利用皮革和橡胶海绵制作成的,使用时需要将接触骨刺的部位挖孔,目的是缓解跟骨部位的疼痛感。适用于跟骨骨刺患者的辅助治疗。

(3)补缺垫:适用于跖趾关节离断的患者。主要用以防止皮鞋前部变形,使用时鞋底需用钢板加固。

(二)按矫形器的作用、目的分类

分为保护用矫形器、稳定用矫形器、减负荷用矫形器、功能用矫形器、站立用矫形器、步行用矫形器、夜间用矫形器、牵引矫形器及功能性骨折治疗用矫形器。

(三)按主要制造材料分类

分为塑料矫形器、金属矫形器、皮制矫形器及布制矫形器。

(四)按所治疗的疾病分类

儿麻矫形器、马蹄内翻足矫形器、脊柱侧弯矫形器、先天性髋脱位矫形器、骨折治疗矫形器、股骨头无菌坏死矫形器等。

(五)近代矫形器的统一命名

为解决矫形器名称杂乱问题,1972年美国科学院假肢矫形器教育委员会提出了矫形器统一命名方案,现已在国际上推广使用。该方案规定按矫形器的安装部位英文缩写命名。

例如:足部矫形器 FO(foot orthosis)、踝足矫形器 AFO(ankle foot orthosis)、膝踝足矫形器 KAFO(knee ankle foot orthosis)、髋膝踝足矫形器 HKAFO(hip knee ankle foot or thosis)、腕手矫形器 WHO(wrist hand orthosis)、肘腕手矫形器 E WHO(elbow wrist hand orthosis)、肩肘腕手矫形器 SEWHO(shoulder elbow wrist hand orthosis)、颈矫形器 CO(cervical orthosis)、胸腰骶矫形器 TLSO(thorax lumbus sacrum orthosis)、腰骶矫形器 LSO(lumbus sacrumorthosis)。

(六)制造矫形器用的主要材料

应用于矫形器制造的材料很多。随着新材料的出现,工艺技术也在不断地发展。目前使用的主要材料如下。

1.金属材料

主要用于制造矫形器的关节铰链和直条钢材,强度好,便宜但比重大,表面需要防腐蚀处理(电镀、涂敷塑料与喷漆),目前多用于普及型产品。不锈钢是钢的一种,优点是表面不再需要防锈处理,但价格较贵;铝合金材料比重小,但抗变形能力远不如钢材,多用于儿童矫形器或负荷不高部位使用;钛合金比重介于钢与铝合金之间,价格虽然较贵,但由于具有强度高,耐腐蚀而仍然在国际上较多地使用。

2.皮革

皮革是传统的矫形器材料。多用牛、羊、猪皮。皮革优点是强度高、浸湿后有良好的变形性,干燥后可以成型,有一定的吸湿和通气性。有较好的缝纫、黏合性能。缺点是受潮变形,吸汗后气味大,不易清洁,易发霉。皮革主要用于制造矫形鞋、垫、矫形器中的带子。

3.高分子材料

俗称塑料,可分热固性、热塑性两大类。

(1)热固性塑料:常用的包括不饱和聚酯树脂、丙烯酸树脂、环氧树脂。常温下呈液状,加入促进剂、催化剂后与某些增强纤维相混在一定压力、温度下,经过一定时间反应后固化成型。由于固化温度不同要分为加温固化和室温固化。热固性塑料多用于制造假肢的接受腔,也用于制造下肢矫形器。

(2)热塑性塑料:常温下塑料具有一定强度、刚性,当温度升至某种程度可有良好的塑料性、流变性能,可以用挤出、注射、真空吸塑等成型方法制造产品。常用于制造矫形器的热塑性塑料板材有以下几种。①低温塑料板:浸入 90 ℃水中即可变软,人体表面加保护层后可直接用这种塑料板塑形。常用于制造各种手部矫形器。②低密度聚乙烯板:白色、半透明、表面呈蜡样、软化点 120～180 ℃。主要用于制造颈矫形器和手矫形器。③高密度、超高密度聚乙烯板:白色、半透明、表面呈蜡样、刚性较好、软化点 170 ℃。常用于制造塑料弹性矫形器、脊柱侧弯矫形器。④聚丙烯板:白色、半透明、刚性较好、软化点 180 ℃。常用于制造踝足矫形器、胸腰骶矫形器。⑤聚乙烯泡沫塑料海绵板:白色或肤色、质轻、软化点 120 ℃。常用于制造各种矫形器的内衬垫。

三、临床应用

矫形器常用适应证如下。

(1)需要对关节加以制动时,如某些不宜手术的脊髓灰质炎后遗症所引起的关节松弛等。

(2)需要对身体的某种畸形加以矫形时,如青少年特发性脊柱侧弯等。

(3)用以代偿失去的功能,如上肢麻痹的患者,通过使用平衡式前臂矫形器来恢复部分功能。

（4）用以改善步态,如足下垂患者,使用各种踝足矫形器改善行走的步态。

（5）用以减免肢体承重,如股骨头骨骺骨软骨炎使用的矫形器。

（6）用于促进骨折愈合,如各种骨折矫形器。

（7）用于手术后对肢体的保护,如脊柱手术后短期使用的矫形器。

（8）用于减少因长期卧床导致的肌肉萎缩和各种并发症,如截瘫患者用于站立及行走锻炼的矫形器。

在考虑矫形器的适应证时,首先应将矫形器的应用作为整体治疗的一部分,明确矫形器在该疾病的不同治疗阶段中所起的作用。凡是用其他治疗手段能获得更好的疗效时,就可以考虑不安装矫形器,以减少患者经济负担。对于身体虚弱或缺乏自信心和主动锻炼的患者,应教会他们正确使用矫形器,以免患者对矫形器形成依赖。

第三节 助 行 器

一、概述

辅助人体支撑体重、保持平衡和行走的工具称为助行器。助行器可帮助步行困难的肢体残疾者支撑体重,保持平衡,减轻下肢负荷。站立和行走时,身体获得平衡的程度称为稳定度。影响稳定度的两个因素是身体的重心和足与地面形成的支撑面,身体是否获得平衡取决于重心线是否落在支撑面内,重心落在支撑面内身体就获得平衡,反之就失去平衡而倾倒。重心线与重心支撑面边缘连线之间的夹角称为稳定角。稳定角的大小与稳定度成正比。对于下肢功能减弱的患者,由于支撑面的减小造成稳定角的明显减小,使稳定度降低而易倾倒,使用助行器使得身体的支撑面增大,在站立和行走过程中增大稳定度。根据其结构和功能,可将其分为三类:无动力式助行器、功能性电刺激助行器和动力式助行器。无动力式助行器结构简单,价格低廉,使用方便,是最常见的助行器。

二、常用助行器

(一)杖

1.种类

根据杖的结构和使用方法,可将其分为手杖、前臂杖、腋杖和平台杖四大类。每一类又包括若干种类。

(1)手杖:手杖为一只手扶持以助行走的工具,有以下两种。①单足手杖:用木材或铝合金制成。适用于握力好、上肢支撑力强的患者,如偏瘫患者的健侧、老年人等。②多足手杖:由于有三足或四足,支撑面广且稳定,因此,多用于平稳能力欠佳、用单足手杖不够安全的患者。

(2)前臂杖:亦称为洛氏拐。把手的位置和支柱的长度可以调节,夹住前臂的臂套为折叶式,有前开口和侧开口两种。此拐可单用也可双用,适用于握力差、前臂力较弱但又不必用腋杖者。优点为轻便、美观,而且用拐手仍可自由活动,例如需用该手开门时,手可脱离手柄去转动门把,而不用担心杖脱手,其原因是臂套仍把拐保持在前臂上,此拐缺点是稳定性不如腋杖。

(3)腋杖:腋杖可靠稳定,用于截瘫或外伤较严重的患者。包括固定式(不能调整长度)和可调式(长度可以调节)。

(4)平台杖:又称类风湿拐。有固定带,可将前臂固定在平台式前臂托上,前臂托前方有一把手。用于手关节损害严重的类风湿患者或手部有严重外伤、病变不宜负重者,改由前臂负重,把手起掌握方向作用。

2.长度选择

选择适合长度的杖是保证患者安全,最大限度发挥杖的功能的关键。

(1)腋杖长度:确定腋杖长度的最简单方法是:身长减去 41 cm 的长度即为腋杖的长度。站立时大转子的高度即为把手的位置,也是手杖的长度及把手的位置,测定时患者应着常穿的鞋站立。若患者下肢或上肢有短缩畸形,可让患者穿上鞋或下肢支具仰卧,将腋杖轻轻贴近腋窝。在小趾前外侧 15 cm 处与足底平齐处即为腋杖最适当的长度,肘关节屈曲 30°,腕关节背伸时的掌面即为把手部位。

(2)手杖长度:让患者穿上鞋或下肢支具站立。肘关节屈曲150°,腕关节背伸,小趾前外侧 15 cm 处至背伸手掌面的距离即为手杖的长度。

(二)步行器

步行器也称助行架,是一种三边形(前面和左右两侧)的金属框架,一般用铝合金材料制成,自身很轻,可将患者保护在其中。有些带有脚轮。步行器可支持体重便于站立或步行,其支撑面积大,故稳定性好。主要的类型有以下几种。

1.固定型

常用来减轻一侧下肢的负荷,如下肢损伤或骨折不允许负重时,此时双手提起两侧扶手同时向前放于地面代替一足,然后健腿迈上。

2.交互型

体积较小,无脚轮,可调节高度。使用时先向前移动一侧,然后再移动余下的一侧向前,如此来回交替移动前进。适用于立位平衡差,下肢肌力差的患者或老年人,其优点是上厕所也很方便。

3.前方有轮型

用于上肢肌力差,单侧或整个提起步行器有困难者,此时前轮着地,提起步行器后脚向前推即可。

4.老年人用步行车

此车与以上 3 种不同,有 4 个轮,移动容易;不用手握操纵,而是将前臂平放于垫圈上前进。此车使用于步行不稳的老年人,但使用时要注意身体保持与地面垂直,否则易滑倒。

5.腋窝支持型步行器

腋窝支持型步行器是两腋窝支持体重而步行,有 4 个脚轮的一种步行器。体积最大,用于上肢肌力差者。

6.单侧步行器

很稳定,适用于偏瘫患者或用四脚手杖仍不满足的患者,缺点是比四脚手杖重。

(三)助行器的作用及应用范围

1.保持平衡

如老年人、非中枢性失调的下肢无力、下肢痉挛前伸不佳、重心移动不能的平衡障碍,但对高龄脑卒中、多发性脑梗死患者的平衡障碍作用不大。

2.支持体重

偏瘫、截瘫后,患侧下肢肌力减弱或双下肢无力不能支撑体重或因关节疼痛不能负重时,助行器可以起到替代作用。

3.增强肌力

经常使用手杖、腋杖,由于要支撑身体,因此,对上肢伸肌具有增强肌力作用。

(四)临床应用

一般说来,手杖适用于偏瘫患者或单侧下肢瘫痪患者,前臂杖和腋杖适用于截瘫患者。步行器的支撑面积大,较腋杖的稳定性高,多在室内使用。

1.手杖

上肢和肩的肌力正常才能使用手杖,如偏瘫患者的健侧、下肢肌力较好的不完全性截瘫患者。握力好、上肢支撑力强的患者可选用单足手杖,如果平衡能力和协调能力较差,应选用三足或四足手杖。

2.前臂杖和腋杖

(1)双下肢完全瘫痪(T_{10}以下截瘫,必须穿长下肢支具),可使用两支腋杖步行;单侧下肢完全瘫痪,使用一侧腋杖步行。

(2)下肢不完全瘫痪时,根据下肢残存肌力情况,选用腋杖、前臂杖。

(3)一般先用标准型腋杖训练,如患者将腋杖立起,以手扶住把手亦能步行,则可选前臂杖。

(4)肱三头肌肌力减弱时,肘的支持力降低,选用肱三头肌支持型腋杖;肘关节的稳定性较差时,选有前臂支撑的腋杖或前臂杖;腕关节伸肌肌力差、腕稳定性较差时,选有腕关节固定带的前臂杖或腋杖。

(5)肘关节屈曲挛缩,不能伸直时,可选用平台杖。

3.步行器

两上肢肌力差、不能充分支撑体重时,应选用腋窝支持型步行器;上肢肌力较差、提起步行器有困难者,可选前方有轮型步行器;上肢肌力正常,平衡能力差的截瘫患者可选交互型步行器。

第四节 轮 椅

一、普通轮椅

(一)轮椅的结构

普通轮椅主要由轮椅架、大轮、轮环、制动装置、座位、靠背、扶手、小轮和脚踏板九部分组成。

1.轮椅架

轮椅架是轮椅的核心部分,其他部分与轮椅架连接构成一辆完整的轮椅。轮椅架有固定式和折叠式两种。固定式轮椅架的强度和刚度好,结构简单,适于自制。折叠式轮椅折叠后体积小,便于携带。目前国产轮椅多为薄壁钢管制成,外表面有喷漆,喷塑或电镀的防锈保护层。为了减轻轮椅重量,已开始有用铝合金制成的产品,但价格较贵。随着新材料的应用,国外已有全塑料轮椅及碳纤维轮椅。

2.大轮

大轮是承受重量的,大轮轴的强度必须可靠,否则会发生危险。

大轮多采用充气式轮胎,为了便于在土地上使用,国外已出现低压宽胎。

3.制动装置

轮椅的制动装置极为简单,均采用手拉扳把刹住大轮。乘坐者在上下轮椅时或坡道上停留时,均需将轮椅刹住,否则轮椅会自行溜走,造成一定危险。因此,尽管轮椅行驶速度很慢,但刹车装置的可靠性还是十分重要的。

4.座靠部分

轮椅的坐垫和靠背非常重要,它们直接与乘坐者的臀部和后背接触,应具有良好的均压性、吸潮能力和透气性,这不仅是乘坐舒适的问题,解决不好会给乘坐者造成不良后果,如局部血运不佳、皮肤擦伤溃疡,甚至发生压疮(特别是脊髓损伤和残疾人,由于下半身感觉丧失及下肢和臀部肌肉萎缩,很容易在坐骨结节处发生压疮)。通常多使用泡沫塑料制成坐垫,它软硬适中,有均压作用和透气性,外层包有透气吸潮较好的棉、皮毛制品。目前已研制成内充有胶状流体物的均压垫,对防止压疮有明显作用,但造价较前者贵,普及使用还得进一步开发。

除均压垫外,还有一种多室式充气垫,它与人体接触部分是不稳定的,当压力大小和方向略有变化时,它的气室就自动移位,从而调节压力分布。气室移位时还产生一定的按摩作用,对防止压疮有一定作用。

5.小轮

小轮为辅助支撑,在转弯时有导向作用。小轮多为实心轮,但为了减少振动干扰,也有用充气轮胎的。

6.脚踏板

脚踏板除托住脚外,它要承受部分下肢的重量,强度也需有一定保证。为了防止脚从踏板上滑出而造成损伤,脚踏板上多配有限位带,对脚有保护作用。

(二)轮椅的选择

乘坐轮椅者承受压力的主要部位是坐骨结节、大腿及过腘窝部、肩胛区。因此,在选择轮椅时要注意这些部位的尺寸是否合适,避免皮肤磨损、擦伤及压疮。选用轮椅时应注意以下几个方面。

1.座位宽度

测量坐下时两臀间或两股之间的距离,再加 5 cm,即坐下后两边各有 2.5 cm 的空隙。座位太窄,上下轮椅比较困难,臀部及大腿组织受到压迫;座位太宽不易坐稳,操纵轮椅不方便,双下肢易疲劳,进出大门也有困难。

2.座位长度

测量坐下时后臀部至小腿腓肠肌之间的水平距离,将测量结果减 6.5 cm。座位太短,体重主要落在坐骨上,局部易受压过多;座位太长会压迫腘窝部,影响局部血液循环,并易刺激该部皮肤,对大腿特短或髋膝屈曲挛缩的患者,则使用短座位较好。

3.座位高度

测量坐下时足跟(或鞋跟)至腘窝的距离,再加 4 cm,在放置脚踏板时,板面至少离地 5 cm。座位太高,轮椅不能入桌旁;座位太低,坐骨承受重量过大。

4.坐垫

为了舒适和防止压疮,座上应放坐垫,可用泡沫橡胶(5~10 cm厚)或凝胶垫子。为防止座位下陷可在坐垫下放一张 0.6 cm 厚的胶合板。

5.靠背高度

靠背越高,越稳定,靠背越低,上身及上肢的活动就越大。

(1)低靠背:测量坐面至腋窝的距离(一臂或两臂向前平伸),将此结果减 10 cm。

(2)高靠背:测量坐面至肩部或后枕部的实际高度。

6.扶手高度

坐下时,上臂垂直,前臂平放于扶手上,测量椅面至前臂下缘的高度,加 2.5 cm。适当的扶手高度有助于保持正确的身体姿势和平衡,并可使上肢放置在舒适的位置上。扶手太高,上臂被迫上抬,易感疲劳;扶手太低,则需要上身前倾才能维持平衡,不仅容易疲劳,也可能影响呼吸。

7.轮椅其他辅助件

为了满足特殊的患者需要而设计,如增加手柄摩擦面,车闸延伸,防震装置,防滑装置,扶手安装臂托,轮椅桌方便患者吃饭、写字等。

(三)轮椅的使用

普通轮椅适合于下列疾病:脊髓损伤,下肢伤残,颅脑疾病,年老、体弱、多病者。在选择轮椅时要考虑到患者的认知功能及至少有一侧上肢功能正常,能比较熟练地操纵轮椅。

1.打开与收起

打开轮椅时,双手掌分别放在座位两边的横杆上(扶手下方),同时向下用力即可打开。收起时先将脚踏板翻起,然后,双手握住坐垫中央两端,同时向上提拉。

2.自己操纵轮椅

向前推时,操纵前先将刹车松开,身体向后坐下,眼看前方,双上肢后伸,稍屈肘,双手紧握轮环的后半部分。推动时,上身前倾,双上肢同时向前推并伸直肘关节,当肘完全伸直后,放开轮环,如此重复进行。对一侧肢体功能正常,另一侧功能障碍的患者(如偏瘫),一侧上下肢骨折等,可以利用健侧上下肢同时操纵轮椅。方法如下:先将健侧脚踏板翻起,健足放在地上,健手握住手轮。推动时,健足在地上向前踏步,与健手配合,将轮椅向前移动。上斜坡时,保持上身前倾,重心前移,其他方法同平地推轮椅。如果上坡时轮椅后倾,很容易发生轮椅后翻。维持良好的姿势方能舒适而方便地操纵轮椅,而轮椅必须对患者合适则是达到要求的先决条件。为了更好地应用轮椅还要注意以下的一些问题,以确保患者的安全和舒适。

(1)轮椅的宽度和深度是否合适:为避免臀部受伤,除应安放软垫外,患者臀部两侧与扶手间应各有两指宽距离,但亦不宜太宽,否则将不能舒适而方便地够到操作轮。患者应能笔直地坐在椅上,着力于坐骨结节,并能呈90°倚靠于靠背。

（2）搁脚板的高度是否合适：以大腿能否获得充分支持来衡量搁脚板的高度是否合适。如果膝部高于臀部，将使坐骨承受过分的压力；对于应用集尿器的患者，在此情况下尿液将不能得到充分引流。如果膝部低于髋部（特别是髋部伸肌有严重痉挛者），患者将有滑出轮椅的危险。

（3）靠背的高度是否合适：靠背不能太高，否则将妨碍患者用弯曲的肘部钩住椅把以获得支持；靠背亦不能太低，否则当患者欲获得上述支持时身体将过分后倾。

（4）扶手的高度是否合适：在放松肩部的情况下，前臂应能舒适地搁置在扶手上。如果患者为高位且不对称的颈髓损伤，其损伤较重一侧的扶手可能需予抬高以获得充分支持。

（5）此外尚需考虑，是否要应用足趾环固定足趾以对抗踝部背屈肌和腿部伸张肌痉挛？患者能否方便地够到刹车？如为颈髓损伤，是否需要应用刹车延伸杆？腰部是否需用限位带等？

二、几种特殊轮椅及适用范围

（一）单侧驱动轮椅

这种轮椅的基本结构与普通轮椅是一样的，只是两个大轮的驱动用轮环均在一侧（或左或右）。座位下面有传动的连接机构。适用于只有一只手臂有驱动轮环能力的残疾人。

（二）站立轮椅

这种轮椅的座位和靠背部分可以变成一个直立的靠背，借助于它的安全带，使用者可以背靠着靠背实现站立，适用于截瘫残疾人。站立对他们是十分重要的，不但可以帮助他们完成许多必须站立才能完成的工作，还能防止由于长期不站立而出现的下肢骨质疏松，并对残疾人心理状态有改善作用。

（三）电动轮椅

它是用直流电机驱动的轮椅，乘坐者用手控盒（或气控开关、舌控开关、颏控开关）操纵电控部分，控制电机的不同转向和转速，以实现进退、转弯，它主要适用于高位截瘫残疾人。

（四）躺式轮椅

这种轮椅的靠背可以放成水平,同时脚踏板可抬起,适用于老人和体弱者,也适用于无法坐姿乘用轮椅者。

（五）竞技轮椅

残疾人要全面康复回归社会,他们与健全人一样需要体育运动,肢残者需要竞技轮椅。目前常见的竞技轮椅有竞速轮椅、篮球轮椅等。它们的设计和制作既要考虑运动时的灵活性要求,又必须注意在结构上对乘用者的保护功能。

第四章

上肢损伤的康复

第一节　手　部　损　伤

一、手与上肢功能

手的基本功能分为 3 个方面:①抓握功能,包括捏、握物体,握拳等;②非抓握功能,包括手指的钩子作用如提箱子,敲击功能如打字、弹钢琴等;③感觉功能,如手分辨物体的实质感、触感、温感等。手要完成有目的的动作,也离不开上肢肩、肘关节及前臂的活动,故稳定无痛而灵活的上肢,是完成手功能所必需的。

二、手部损伤的康复

手部损伤的康复主要是些手部慢性病变状态的康复治疗。

(一)急慢性水肿

许多创伤、感染及疾病使手部组织水肿,是手部功能障碍的重要原因。水肿使手部重要组织肿胀增厚、活动困难,且渗出物机化很快,使各组织互相粘连、僵硬,僵硬的组织可变得疼痛,影响活动。手部创伤或手术后,常将手固定制动,而固定又增加僵硬,两者互为影响,形成恶性循环。早期控制水肿及练习活动,是打破恶性循环的重要方法。

康复治疗:应用夹板或石膏托,将腕关节保持在功能位,而掌指关节与指间关节不能固定,使各指处于屈曲位做伸直与屈曲活动。敷料包扎勿过紧,一般不应包扎手指,各手指间用一层细网眼纱布隔开,鼓励患者活动未固定的手指。为了活动上肢,每天应经常将手举过头顶数次。抬高患肢及活动上肢与手,是防治水肿的基本方法。

慢性水肿,以至瘢痕期发生了粘连,其康复较为困难,需要物理治疗、职业治疗及特殊支具治疗。开始治疗仍为抬高患肢、主动活动手指,可间断穿戴弹性手套、袖套,利用练习工具练习更易引起锻炼的兴趣。

(二)疼痛及过敏

手部创伤与疾病常伴有明显疼痛。此乃因手部神经末梢丰富,感觉神经末端的位置表浅,特别是在桡侧与尺侧。疼痛有不同的表现:灼性神经痛主要见于战伤,主要神经如正中神经枪伤后,可发生灼性神经痛;神经痛见于手指神经损伤及桡、尺神经在腕部的损伤。还可发生反射性交感性营养不良(RSD)。RSD可分为 3 期:Ⅰ期为伤后数天至数周,其表现为表浅血流增加、手水肿、潮红、温热,指甲及毛发生长加快,肌肉无力,活动时疼痛加重、骨质稀疏。Ⅱ期,发病后 3 个月转入第Ⅱ期,其特点为皮肤凉白,有时青紫,水肿变结实,脱毛,指甲发脆,关节活动受限。第Ⅲ期表现为皮肤萎缩、手指软组织萎缩、不可忍受的疼痛、关节僵硬、严重骨质疏松。在 3 个月之内认识本症是重要的。一旦病程演变到晚期,出现固定性疼痛则预后较差,一般说 60%可自行恢复,40%需进一步治疗。

(三)关节活动丧失

手部水肿及手指关节的固定,可以导致关节挛缩。当关节的韧带处于松弛位置,水肿、纤维蛋白沉积则使韧带缩短,掌指关节韧带挛缩则掌指关节过伸而不能屈曲,指间关节屈曲不能伸直。预防的办法是伤后将腕关节固定在背屈功能位,而掌指关节保持屈曲、指间关节伸直或在 10°～15°屈曲位。

一旦关节僵硬,治疗方法有非手术治疗,包括:①患者主动活动手指各关节,对轻度及中度挛缩有效;②应用动力性支具协助锻炼;③佩戴弹性带支具,定期更换以牵开挛缩。非手术治疗无效者,可行手术治疗,如掌指关节侧副韧带切除。

三、锻炼方法

(一)腕关节的功能锻炼

正常活动度为背伸 $50°\sim80°$，掌屈 $40°\sim70°$，尺偏 $20°\sim40$，桡偏 $10°\sim30°$。

锻炼方法有：用健手帮住患手腕做背伸、掌屈、尺偏和桡偏活动。用两手背相对推压以练习掌屈。两手掌相对推压则练习背伸。将手掌平放桌面上使前臂垂直于桌面则练习了背伸。锻炼应注意循序渐进。

(二)掌指关节指间关节功能锻炼

第 2～5 指各关节的屈曲以指尖达掌横纹为正常。指间关节伸直为 $0°$，掌指关节多有过伸。

锻炼方法最简单者为用力握拳与伸指。用一系列不同粗细的圆棍，最细如铅笔，从抓握粗棍开始，逐渐达到握住最细的。

练习对掌捏物可用一系列大小不同的物体，例如橡皮、纽扣、铜线、曲别针等，练习捏起上述物体，从大到小等。

(三)肌力的锻炼

除抓握物体、伸指等锻炼外可利用提拉重锤、抓哑铃、弹簧拉力计等进行。每天将手举过头顶 25～50 次可预防肩僵硬。

第二节　肩袖损伤

肩袖又称旋转袖，是由冈上肌、冈下肌、肩胛下肌及小圆肌组成（图 4-1）。肩袖肌群起自肩胛骨不同部位，经盂肱关节的前、后、上、下，止于肱骨近侧的大、小结节部位，形成袖套样结构，冈上肌起自肩胛骨冈上窝，经盂肱关节上方止于肱骨大结节近侧，由肩胛上神经支配。主要功能是上臂外展，并固定肱骨头于肩盂上，使肩肱关节保持稳定。冈下肌起自肩胛骨冈下窝，经盂肱关节的后方止于大结节外侧面中部,也属肩胛上神经支配,其功能是使肩关节外旋。肩胛下肌起自肩胛下窝,经盂肱关节前方止于肱骨小结节前内侧,受肩胛下神经支配,具有内旋肩关节的功能。小圆肌起自肩胛骨外侧缘后面,经盂肱关节后方止于肱骨大结节的后下方,属腋神经支配。其功能也是使臂外旋。

　　冈上肌和肩胛下肌由于其解剖上的特点,容易受到损伤。肩关节内收、外展、上举及后伸等活动,冈上肌、肩胛下肌的肌腱在肩喙突下往复移动,易受夹挤、冲撞而致损伤。冈上肌腱在大结节止点近侧的终末端 1 cm 范围内是多血管区,即危险区域,是退变和肌腱断裂的好发部位。

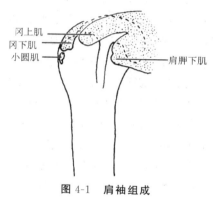

图 4-1　肩袖组成

一、病因和分类

(一)病因

　　肩袖损伤的病因除了解剖及病理上的因素以外,肩袖的损伤及肩袖本身的退变也是其主要原因。损伤包括急性创伤和慢性累积性损伤两类。前者多见于青壮年,往往在体育运动或劳动作业中发生。后者则多发生于老年患者,在肌腱退变的基础上,累积性损伤同样导致肌腱断裂。

(二)分类

1.按损伤程度分

(1)挫伤:指肩袖受到挤压、撞击、牵拉造成肩袖肌腱水肿、充血乃至纤维变性。此种损伤一般是可复性的。其表面的肩峰下滑囊可伴有相应的损伤性炎症反应,滑液囊有渗出性改变。

(2)不完全性肌腱断裂:是肩袖肌腱纤维的部分断裂。可发生于冈上肌腱的滑囊面(上面),关节面(下面)及肌腱内。不完全性肌腱断裂如处理不当将发展为完全性断裂。

(3)完全性肌腱断裂:指肌腱的全层断裂,是肌腱的贯通性破裂。可发生于冈上肌、肩胛下肌、冈下肌。小圆肌较少发生,以冈上肌最为多见,冈上肌和肩胛下肌腱同时被累及也不少见。

2.按肌腱断裂范围分

(1)广泛断裂:范围累及两个或两个以上的肌腱。

(2)大型断裂:单一肌腱断裂,长度大于肌腱横径的1/2。

(3)小型断裂:单一肌腱,范围小于肌腱横径1/2。

上述肩袖断裂,其裂口方向与肌纤维方向呈垂直,称作肩袖的横形断裂。若裂口方向与肌纤维方向一致,则属于纵形断裂。肩袖间隙分裂也属于纵形撕裂,是肩袖损伤的一种特殊类型。

一般认为3周以内的损伤属于新鲜损伤,3周以上属于陈旧性损伤。新鲜的断裂肌腱断端不整齐,肌肉水肿,组织松脆,肩肱关节腔内有渗出。陈旧性断裂则肌腱残端已形成瘢痕,光滑圆钝,比较坚硬,关节腔有少量纤维素样渗出物,大结节近侧的关节面裸区被血管翳或肉芽组织覆盖。

二、临床表现与诊断

(一)临床表现

有急性损伤史或重复的损伤及累积性劳损史。肩前方痛,累及三角肌前方及外侧。急性期疼痛剧烈,持续性,慢性期为自发性钝痛。疼痛在肩部活动后或增加负荷后加重。屈肘90°使患臂作被动外旋及内收动作,肩前痛加重。往往夜间症状加重。压痛位于肱骨大结节近侧或肩峰下间隙。

(二)临床检查方法

(1)上举功能障碍:有肩袖大型断裂的患者,上举及外展功能均明显受限。外展及前举范围<45°。

（2）臂坠落试验阳性。

（3）撞击试验阳性。患肩被动外展30°,前屈15°~20°,向肩峰方向叩击尺骨鹰嘴,使大结节与肩峰之间发生撞击,肩峰下间隙出现明显疼痛为阳性。

（4）盂肱关节内摩擦音:盂肱关节在被动或主动运动中出现摩擦或砾轧音,常由肩袖断端瘢痕引起。少数病例在运动时可触及肩袖断端。

（5）疼痛弧征:患臂上举60°~120°范围出现疼痛为阳性,但仅对肩袖挫伤及部分撕裂的患者有一定诊断意义。

（6）肌肉萎缩:病史超过3周,肩周肌肉出现不同程度的萎缩,以冈上肌、冈下肌及三角肌最常见。

（7）关节继发性挛缩:病程超过3个月,肩关节活动范围有程度不同的受限。以外展、外旋、上举受限程度较明显。

(三)诊断要点

对肩袖损伤做出正确的临床诊断并非易事。对凡有外伤史的肩前方疼痛伴大结节近侧或肩峰下区域压痛的患者,若合并存在下述4项中任何一项阳性体征,都应考虑肩袖撕裂的可能性。臂坠落试验阳性;撞击试验阳性;盂肱关节内摩擦音;举臂困难或60°~120°阳性疼痛弧征。如同时伴有肌肉萎缩或关节挛缩,则表示病变已进入后期阶段。

(四)辅助诊断

1.X线诊断

（1）X线平片:对本病诊断无特异性。肩袖断裂可促使肱骨头上移,使肩峰下间隙狭窄。部分病例大结节部皮质骨硬化,表面不规则,松质骨萎缩,骨质稀疏。此外,X线平片对是否存在肩峰位置异常,肩峰下关节面硬化、不规则,以及大结节异常等撞击征因素提供依据。在上举位摄取前后位X线片,可直接观察大结节与肩峰的相对关系(图4-2)。X线平片检查还有助于排除和鉴别肩关节骨折、脱位及其他骨与关节疾病。

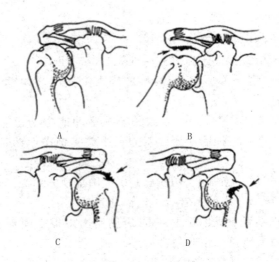

图 4-2　肩袖断裂的 X 线表现

A.肩峰下间隙狭窄;B.肩峰下骨赘;C.大结节骨赘;D.大结节骨质增生

(2)关节造影穿刺部位:喙突尖的外侧及下方各 1 cm 处,局部浸润麻醉后作盂肱关节腔穿刺。如针尖已进入盂肱关节间隙或注射 1 mL 造影剂,见造影剂均匀弥散于肱骨头及盂肱间隙,穿刺即告成功,把其余造影剂徐徐注入(图 4-3)。直至盂肱关节囊的腋下皱襞、肱二头肌长头腱鞘及肩胛下肌下滑液囊均已显影为止。若发现造影剂外溢,出现于肩峰下间隙或三角肌下滑囊内侧说明肩袖存在破裂,造影剂通过肩袖破裂孔从盂肱关节腔溢出,进入肩峰下滑囊或三角肌下滑囊,即可证实肩袖的完全性破裂。该方法是比较直接与可靠的诊断方法。也可采用碘造影剂和空气混合的双重对比造影方法,一般注入造影剂 5~6 mL,过滤空气 20~25 mL。双重对比造影对肩袖的关节面侧能更清晰的显示,对肩袖关节面侧部分肌腱断裂的诊断有一定帮助。关节造影术应严格遵循无菌操作,有碘过敏史者禁忌使用碘剂造影。

造影摄片一般摄取臂下垂位的盂肱关节内旋及外旋位,臂外展上举位的内旋、外旋位及在轴位摄取盂肱关节内旋及外旋位,共6个位置。也可在上臂被动运动过程中发现最清晰、最典型的造影图像予以摄录。肩关节造影对确定肩袖完全性破裂,做出鉴别诊断是一种可靠、安全的方法。

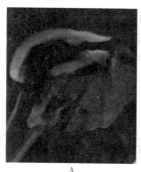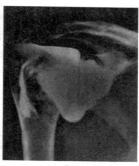

图 4-3 **肩袖破裂造影剂外溢**

A.进入肩峰下滑囊;B.进入三角肌下滑囊

2.MRI

MRI 对软组织损伤有很高的敏感性,能依据受损肌腱在水肿、充血、断裂及钙盐沉积等方面不同的信号显示肌腱的病理变化。

3.超声诊断

超声诊断属于非侵入性诊断方法,简便、可靠,能重复检查。对肩袖损伤能作出清晰分辨。肩袖挫伤可见肩袖水肿、增厚。部分断裂则显示肩袖缺损或萎缩变薄。完全性断裂能显示断端及裂隙及缺损的范围。

4.关节镜检查

由后方入路能观察盂肱关节腔的前壁—肩胛下肌腱及上壁—冈上肌腱。能直接观察肩袖破裂的部位及范围,发现关节内的一些继发性病理变化,是一种直接的诊断方法。对小的损伤在关节镜下可直接进行修补。

三、康复治疗

(一)常规治疗

治疗方法的选择取决于肩袖损伤的类型及损伤时间。手法与外固定、中药治疗,可用于肩袖挫伤、部分性肩袖断裂和完全性肩袖撕裂的急性期。

1.肩袖挫伤的治疗

肩袖挫伤的治疗包括休息、三角巾悬吊、制动 2～3 周,同时局部给予中药敷贴或物理治疗,内服活血祛瘀,消肿止痛中药。疼痛剧烈的患者可采用 1‰利多卡因加激素做肩峰下间隙或盂肱关节腔内注射,有较好的止痛作用。疼痛减轻之后即开始做功能康复训练。

2.肩袖断裂的治疗

无论是部分或完全性肩袖断裂的急性期,一般应先采用严格的非手术方法治疗。

(1)手法及支具固定治疗:急性期肩袖断裂的患者,可在局部麻醉下,用手法将患肩置于外展、前屈、外旋位,使撕裂的肩袖的边缘接近,并用消瘀止痛膏药外贴患肩,以起到固定和消肿止痛的双重作用,然后按下述方法用支具将患肩固定于外展、前屈和外旋位 3～4 周,以期撕裂的肩袖能自行修复和愈合。后期解除固定后,可施以揉摩和搽按手法于肩前缘,并辅以肩外展及上举被动运动。

(2)持续牵引固定方法:肩袖断裂急性期采用卧位,上肢零卧位牵引持续 3 周。2～3 周后,每天间断解除牵引 2～3 次,循序渐进地行肩、肘部功能练习,防止关节僵硬。也可在卧床零位牵引 1～2 周后,改用零位肩人字石膏或零位支具固定,便于下地活动。零位牵引有利于冈上肌腱在低张力下得到修复和愈合。一般 4～6 周后去除牵引或外固定。

(3)医疗练功:早期宜做握拳和腕部练功,解除固定后应积极练习肩、肘部功能。

(4)药物治疗。①内服药。血瘀气滞证:肩部肿胀,或有皮下淤血,刺痛不移,夜间痛剧,关节活动障碍。舌黯或瘀点,脉弦或沉涩,治以活血祛瘀,消肿止痛,方用活血止痛汤。肝肾亏损证:无明显外伤史或轻微扭伤日久,肩部酸困无力,活动受限,肌肉萎缩。舌淡,苔薄白,脉细或细数。治以补益肝肾,强壮筋骨,方用补肝肾汤加减。血不濡筋证:伤后日久未愈,肌萎筋缓,肩部活动乏力,面色苍白少华。舌淡苔少,脉细。治以补血荣筋,方用当归鸡血藤汤。②外用药:早期可用消瘀止痛药膏、双柏膏、消炎散等外敷。中后期可用外擦剂或腾洗剂。

(二)肌骨超声引导下精准注射

肌骨超声引导下精准注射的相关操作:抽吸积液、软组织活检及药物注射关节周围肌肉、韧带、关节腔等部位。肌骨超声的优势是,能够动态、实时的呈现穿刺针的位置,从而引导穿刺针准确定位病变的区域和结构,不会对周围软组织、神经等造成损伤,还规避了经血管注射药物的风险。针对特殊部位且分隔、复杂的积液,肌骨超声引导下,避免了盲目穿刺现象。

复方倍他米松属于类固醇类复方制剂,主要成分是微溶性的倍他米松酯及可溶性的倍他米松酯。前者吸收较慢,能够长时间的缓解炎症;后者吸收速度快,起效迅速。

应用 ARIETTA 70 超声诊断仪,使用宽频线阵探头,设置 13～6 MHz。注射药物:复方倍他米松。取坐位,充分暴露患侧肩膀,用探头寻找、明确注射部位,用长轴探查患者的冈上肌,准确定位肩峰下滑囊积液,对进针区域进行消毒,使用规模为 5 mL 的空注射器进针,进入滑囊,抽取干净滑囊内的积液。药物配置:1 mL 的复方倍他米松＋1 mL 的 2% 利多卡因注射液＋2 mL 的生理盐水,推进 4 mL药物,出针后在进针部位贴好敷料。告知患者 24 小时内不要擦洗注射部位,24 小时后可拿掉敷料。通过肌骨超声引导下注射药物,能够精准地定位肩峰下滑囊积液,在滑囊的内部,药物充分发挥抗炎功效。

(三)关节镜治疗

关节镜辅助或关节镜修复,适合于部分或中小范围全层肩袖撕裂伤。优点是可以检查盂肱关节内病变,不损伤三角肌附着、软组织分离少和切口小。用关节镜可以判断撕裂口的大小、肌腱的质量、肌腱的移动程度。

(四)手术治疗

适应证是肩袖的大型撕裂及非手术治疗无效的肩袖撕裂。经4～6周非手术治疗或卧位牵引制动,肩袖急性炎症及水肿已消退,未能愈合的肌腱断端形成了坚强的瘢痕组织,有利于进行肌腱的修复和重建。

肩袖修复的手术方法很多,较常用的方法如下。

1.Mclaughlin 修复术

在外展位使肩袖近侧断端缝合固定于大结节近侧的皮质骨上或在肩袖原止点部位的大结节近侧制成骨槽,使肩袖近侧断端埋入并缝合固定于该槽内(图 4-4)。此方法适应证广泛,适用于大型及广泛型的肩袖断裂。

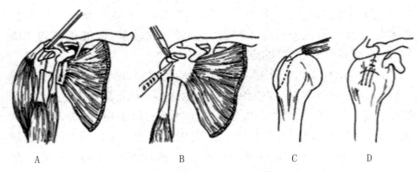

A   B   C   D

图 4-4 Mclaughlin 肩袖修补手术
A.肩袖大型撕裂;B.清除周围坏死组织;C.将断端重
新固定于大结节近侧骨槽内;D.缝合裂口

为防止术后肩关节的撞击和粘连,同时切断喙肩韧带、喙肱韧带,并作肩峰前、外侧部分切除成形术。此手术的远期效果比较满意,关节功能康复程度高。

此外对于冈上肌腱和冈下肌腱广泛撕裂造成的肩袖缺损,也可用肩胛下肌的上 2/3 自小结节附丽部游离,形成肩胛下肌肌瓣,向上转移,覆盖固定于冈上肌与冈下肌的联合缺损部位。

2.Debeyre 的冈上肌推移修复法

对冈上肌腱的巨大缺损也是一种手术选择方法。在冈上窝游离冈上肌,保留肩胛上神经的冈上肌支及血管束,使整块冈上肌向外侧推移,覆盖肌腱缺损部位,重新固定冈上肌于冈上窝内。

对大型肩袖缺损还可以利用合成织物移植进行修复。肩袖缺损修复的患者经过术后物理、康复治疗,肩关节功能也可达到大部分或部分恢复。若不进行手术修复,顺其自然发展,往往造成"肩袖性关节病",肩关节出现不稳定或关节挛缩,导致关节功能的病变。

第三节　肱骨近端骨折

肱骨近端骨折是指包括肱骨外科颈在内及其以上部位的骨折,包括肱骨大结节骨折、肱骨上端骨骺分离或肱骨解剖颈骨折及肱骨外科颈骨折等,其中以肱骨外科颈骨折最常见。肱骨近端骨折临床较多见,可发生于任何年龄段,但以中、老年患者居多,尤其是骨质疏松者。

一、临床表现与诊断

肱骨近端骨折患者可表现为伤肩疼痛、肿胀、活动受限。受伤24 小时后肩部出现皮下淤血,范围可波及胸背部。局部畸形可因肩部肿胀而不明显。主动和被动活动均可诱发疼痛加重。完全骨折者可能触及骨擦感和(或)骨擦音。

根据外伤史、局部表现及 X 线片摄片诊断多不困难。但应注意有无合并肩关节脱位、锁骨骨折、肩袖损伤等。尤其应注意有无合并神经、血管损伤。

二、分型

对于肱骨近端骨折分型,目前使用较多的是 Neer 分型。Neer按骨骺的闭合线将肱骨近端分为解剖颈、大结节、小结节和肱骨干骺端四部分。根据骨折的解剖部位、骨折块移位的程度和不同组合,对肱骨近端骨折进行分型。但分类的主要依据是骨折移位的程度,即移位<1 cm 或成角畸形<45°,无论骨折块的多少均认为是轻度移位骨折,属于一部分骨折。二部分骨折为解剖颈骨折,骨折端间移位>1 cm 或成角>45°,肱骨头血液供应破坏,常发生肱骨头坏死,亦可有移位较小的大结节或小结节骨折,由于头干分离为两部分,故称为二部分骨折。三部分骨折是指有两个主要骨折块彼此之间及与另两部分之间均有明显的移位。四部分骨折则是肱骨近端四个骨块均有明显移位,形成四个分离的部分。此时肱骨头完全失去血液供应。Neer 认为肱骨近端伴有肱骨头向下半脱位或肱骨头的旋转不属于真正的骨折脱位。

三、康复治疗

(一)肱骨近端骨折切开复位内固定术后

1.术后第 1 天～2 周

(1)去除悬吊带,初始时以被动活动开始,然后进行主动助动运动,即在健侧上肢的帮助下进行患肢前屈、外旋和内旋练习,4～5 次/天,每次 10～15 分钟。

(2)若内固定不够坚强,肩袖质量差或骨质疏松严重,术后早期患肢采用外展支具保护。从术后第1 天开始,患肢可沿着肩胛骨平面(肩胛骨与身体冠状面向前 30°夹角的平面)从支具上抬肩或放低。在外展支具保护下,可进行被动的外旋和内旋练习。2～3 次/天,每次 10～15 分钟。功能锻炼应延迟进行。

2.术后 3～4 周

(1)可停止使用外展支架,改用悬吊带保护,进行主动助力练习,包括 Codman 环绕运动练习、在滑轮辅助下的肩关节前屈运动、使用体操棒的旋后运动。

(2)若肩袖质量差或骨质疏松而使内固定不够牢固时,外展支架可适当延长使用。

3.术后 6～8 周

(1)开始主动运动和肌力的训练。例如内旋肌、外旋肌和前、中部三角肌的等长收缩练习。

（2）当 X 线片证实骨折已愈合时，可开始使用弹力治疗带进行肩袖肌群的抗阻练习。

（3）一般情况下，经过正规、系统的康复治疗后，术后 9～12 个月，术侧肩关节活动度可恢复到正常的 2/3，但其力量可能会受到一定影响。

（二）肱骨近端骨折经皮复位内固定和外固定术后

（1）康复方法与切开复位内固定术后相同。

（2）功能练习强度取决于手术的牢固程度。

（3）外固定钉孔清洁护理。

（4）术后 4～6 周，去除钢针和外固定架。

（三）肱骨外科颈移位骨折和肱骨近端骨折不愈合切开复位内固定术后

1.术后 8 小时

在肩关节悬吊带的保护下，开始肩关节轻柔的钟摆样活动。1～6 周，被动助动运动练习。

（1）Codman 钟摆运动练习。

（2）仰卧位，双手握一根短棒，进行外旋运动练习。

（3）术后 3 周时，增加辅助性前举和滑轮辅助性练习，仰卧位下的肩袖肌群的等长收缩练习。

2.术后 6～12 周

重点是主动的牵拉和抗阻训练。

（1）患者由患肢握短棒仰卧位的主动前举进展到站立位前举。

（2）可采用弹力治疗带加强肩袖和三角肌的力量训练。

（3）肩关节外展训练。

3.术后 12 周

开始巩固性练习。可采用弹力治疗带和力量性运动来增强牵拉练习，开始负荷重量约为 0.5 kg，逐渐增加至 2 kg。

（四）肱骨大结节骨折切开复位内固定术后

手术中骨折块固定后，进行前屈、内外旋转上臂检查其稳定性，如果大结节骨折块固定牢固，可早期开始关节活动度练习。

1.术后 1～4 周

(1)患肢悬吊缠绕固定 24 小时,24 小时后更换为可拆除的吊带固定。

(2)患者仰卧位,由治疗师帮助患者,进行被动前屈和外旋活动练习。

(3)开始 Codman 肩关节环绕运动练习。

(4)由健手通过滑车协助患肢进行上举活动练习。

2.术后 4～6 周

(1)开始中等强度的三角肌和肩袖肌群的等长收缩练习。

(2)当 X 线片显示大结节与肱骨干愈合时,可采用弹力治疗带进行抗阻练习,增强三角肌和肩袖的力量。

3.术后 6 周以后

在骨折愈合后,逐渐增加抗阻练习强度。

4.如果骨折达到解剖复位

骨折后 1 年患肢的最大前屈活动范围与健侧相差应<10°,外旋应在 10°～15°,疼痛基本消失。

(五)物理因子治疗

(1)超短波治疗:可消炎、消除水肿。电极对置于患部,采用无热量,时间 8～10 分钟,一天 1 次,5～7 天为 1 个疗程。一般适应于急性水肿期(金属内固定属相对禁忌证,钛板除外)。

(2)磁疗:可促进骨痂生长,消肿、消炎、镇痛作用。每天 1～2 次,每次 40 分钟,10～15 天 1 个疗程。

(3)蜡疗:采用盘蜡法,温热量,时间 20～30 分钟,每天 1～2 次,10～15 天 1 个疗程。

(4)中药熏蒸治疗:采用活血化瘀中药。温热量,30 分钟,每天 1～2 次,10～15 天 1 个疗程。

(5)冷疗:可采用冷敷或冷空气治疗,常在运动治疗后使用,每次 10～15 分钟。有止痛、消肿、减少渗出等作用。

(6)音频治疗:患肘对置,耐受量,每天 1～2 次,15～20 天 1 个疗程。可松解粘连,软化瘢痕。

（7）超声波治疗：松解粘连，软化瘢痕。采用接触法，1.00～1.25 W/cm²，每次 5～15 分钟，10～15 天为 1 个疗程。

（六）作业治疗

术后 2 周，即可加强患肢免负重的日常生活能力训练，如吃饭、梳头、系纽扣等。右利手患者还应练习左手吃饭等。

第四节　肱骨干骨折

肱骨干骨折指肱骨外科颈下 2 cm 至肱骨髁上 2 cm 之间的骨折，30 岁以下成人较多见，约占全身骨折的 1％。肱骨中段发生率最高，其次为下段，上部最少。

一、临床表现与诊断

肱骨干骨折患者可表现为局部疼痛、肿胀、青紫、局部可有压痛、畸形，此外尚可有局部的反常活动，触诊可及骨擦音、骨擦感，但骨擦音和骨擦感不能刻意去检查，以免加重损伤，甚至造成桡神经损伤。

根据受伤史、局部理学检查一般可诊断。X 线摄片可帮助进一步了解骨折的部位、类型和移位情况，并有助于不完全性或无移位骨折的诊断。X 线摄片应包括上、下两个关节（肩关节和肘关节）。

肱骨干骨折的患者应常规检查有无神经、血管损伤。肱骨后有桡神经通过，骨折后易合并桡神经损伤。合并桡神经损伤者占 5％～10％。桡神经在此平面损伤后可表现为垂腕、拇指不能外展、手指掌指关节不能伸直，感觉障碍以虎口区最明显，可为感觉减退或消失。肱骨干骨折也可合并肱动脉损伤。检查时应注意甲床的充盈情况、皮肤温度及远端动脉（尺动脉及桡动脉等）搏动情况，两侧对比较有意义，必要时可行彩色多普勒、磁共振（MR）血管成像或血管造影检查，以明确有无合并血管损伤。

二、康复治疗

（一）非手术治疗的康复

手术复位后,可采用石膏或夹板外固定 10～12 周,维持屈肘 90°,前臂中立位,用颈横吊带悬挂于胸前。

1.上臂悬垂石膏外固定

（1）要求患者站立时保持上臂下垂于胸前,卧位时上臂置于半下垂位。

（2）悬垂管型石膏起于腋窝皱褶,止于掌指关节近端,肘关节屈曲 90°,前臂中立位。腕部石膏上塑造 3 个环形扣,分别位于掌侧、背侧和桡侧。①若骨折对线良好,则将颈腕吊带系于桡侧环形扣。②若有向后成角则放松颈腕吊带。③若有向前成角则紧缩颈腕吊带。④若有向内成角则将颈腕吊带系在掌侧环形扣。⑤若有向外成角则将吊带系于背侧环形扣。

（3）预防悬垂石膏引起的骨折端分离,致骨折延迟愈合或不愈合,尤其是肱骨的横断形骨折。

（4）应每周摄 X 线片,以便及时矫正骨折端分离或成角畸形。2～3 周后应改用其他外固定治疗。

2.U 形夹板

骨折手法复位后,患肢屈肘 90°,石膏绷带由内侧腋窝皱褶,向下绕过肘关节至臂外侧,再向上止于肩峰,再以宽绷带缠绕固定并塑形,然后用颈腕吊带将患肢挂于胸前。

3.维耳波上肢支持带固定

患肢屈肘 90°,前臂中立位。将 Velpean 支持带套在前臂和上臂,再将宽的颈腕吊带套在前臂和上臂,颈腕吊带从上臂外侧绕肩峰、颈部,再转向腕部制动,使上肢悬于胸前。胸侧壁应置衬垫以利于远侧骨折端外展。

4.小夹板固定

应随时检查、及时调节绑扎带的松紧,避免影响患肢的血液循环和压疮的发生。

5.尺骨鹰嘴骨牵引

应避免损伤肘内侧的尺神经。

6.功能支架

(1)急性期使用时应注意患肢的肿胀,血液循环和神经情况。

(2)应保持上臂悬垂于胸前,防止骨折端成角畸形。

(3)应每周随诊检查,及时调整,支架至少应维持 8 周。

(二)手术治疗的康复

1.AO 加压钢板固定

因固定牢固,术后仅需要吊带悬吊支持患肢 3~4 周。悬吊带去除后系统康复锻炼。

2.髓内钉固定

(1)肱骨交锁髓内钉固定:其方法有顺行和逆行法 2 种,术后康复方案相同。①术后用后侧石膏夹板和颈腕吊带固定保持数周。②术后 1~12 周,主动活动范围练习。③骨折愈合需要 12 周或更长时间。④骨折愈合后 6~12 个月,可取出锁钉和髓内钉。骨质疏松的老年患者,通常不取出髓内钉。⑤若肱骨遇到创伤,骨折可发生在这些孔洞的任何一处,应注意。

(2)多根弹性髓内钉内固定。①如果内固定牢固,仅需颈横带外固定保持数周。②康复方案与髓内钉固定相似。当患者疼痛缓解后,即开始主动练习。③当骨折愈合牢固后 6~12 个月,去除髓内钉。

(三)并发症的处理

1.血管神经损伤

(1)肱骨干骨折常损伤桡神经,特别是在中、下 1/3 骨折时易产生。是否早期行桡神经探查手术意见尚不统一。早期未行切开复位及神经探查者可密切观察。若伤后 3 个月尚无恢复征象的病例,应积极行神经探查术及相应的处理。

(2)并发肱动脉损伤的肱骨干骨折,应及时行手术探查,解除骨折端对血管的压迫。

2.骨折不愈合

骨折不愈合常发生于肱骨中、下 1/3 骨折。其主要原因是：①肱骨干的滋养动脉损伤；②手术不适当，例如软组织广泛剥离，内固定选择不当等。

骨折不愈合需手术治疗。

第五章

脊柱损伤的康复

第一节 脊 髓 损 伤

一、概述

据估计,我国现有脊髓损伤患者超过 200 万人,并且以惊人的速度在增长,受伤者以中青年损伤为最多。其中交通事故发生率最高,其次为高处坠落伤,两者约占所有损伤的 3/4。高龄患者即便发生像摔倒这样的轻微外伤也可能发生脊髓损伤。

二、病因

脊椎损伤中脊髓损伤发生率很高(占全部脊椎损伤的 40%～60%)。有一种发生于颈椎部位的脊椎损伤,X 线上无骨折脱位而患者表现为完全性瘫痪,称为无骨折脱位性脊髓损伤。高龄患者原来伴有后方骨质韧带增生造成脊髓压迫,常发生过伸展损伤。小儿脊髓损伤约占 30%。小儿脊柱活动性大,过度屈曲或过度伸展会发生脊髓的牵拉损伤。另外枪伤、切割或刺伤会造成开放性脊髓损伤。

三、好发部位

脊椎损伤好发部位为中下颈椎和胸腰交界部。颈椎与胸椎以下损伤比率为 3∶1。受伤原因中,颈椎损伤多为交通事故、高处坠落伤、摔倒或外伤,胸髓以下损伤多发于坠落伤。

四、分类

脊髓损伤是对脊髓实质的机械性破坏,包括脊髓内出血、脊髓实质的循环障碍、代谢障碍、生物化学障碍。

脊髓休克出现于重度脊髓损伤之后。损伤脊髓水平以下运动、感觉功能和脊髓反射消失,自主神经功能停止。下位脊髓功能一般在 24 小时之内恢复。

(一)从临床的角度分类

从临床的角度,根据患者瘫痪的程度可分为完全瘫痪和不全瘫痪,根据损伤部位可分为四肢瘫痪和截瘫(表 5-1)。

表 5-1　脊髓损伤后功能丧失分类(Stauffer 分类)

损伤部位	运动、感觉丧失	分类
脑干~C_1	颈,上肢,下肢,横膈膜	颈髓麻痹
C_2~C_3	上肢,下肢,横膈膜	呼吸麻痹,四肢瘫
C_4~C_8	上肢,下肢	四肢瘫
T_1~S_1	下肢	截瘫
S_2~S_5	直肠,膀胱	会阴麻痹,截瘫

1.完全瘫痪

脊髓损伤后感觉、运动功能、深部反射完全持续消失称为完全瘫痪。

2.不全瘫痪

脊髓损伤髓节以下髓节支配区域感觉、运动和深部反射功能部分丧失。如果四肢瘫痪,而骶髓支配区域的会阴部感觉或肛门括约肌随意收缩功能尚存也为不全瘫痪,称为骶髓回避,瘫痪改善的可能性较大。

(二)根据脊髓横断面上损伤部位分类

由于脊髓横断面上损伤部位不同,致灰白质的部分损伤,致使残存功能不同。主要存在如下类型(图 5-1)。

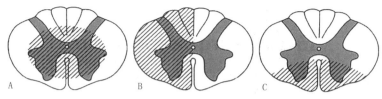

图 5-1　脊髓损伤分类

A.中心性脊髓损伤,图中斜线部分为损伤区域。脊髓灰白质内侧部分受损伤,伤后四肢瘫痪,但上肢重于下肢,伴有分离性感觉障碍;B.脊髓半侧损伤,图中斜线部分为损伤区域。脊髓损伤后,一侧上下肢运动、深部感觉障碍,而对侧浅感觉障碍;C.前部脊髓损伤,图中斜线部分为损伤区域。脊髓灰白质前侧部损伤,脊髓损伤后,四肢运动、浅感觉障碍,而深感觉残存

1.中心性脊髓损伤

脊髓灰白质内侧部分受损伤,伤后四肢瘫痪,但上肢重于下肢,伴有分离性感觉障碍。

2.脊髓半侧损伤

脊髓损伤后,一侧上下肢运动、深部感觉障碍,而对侧浅感觉障碍。

3.前部脊髓损伤

脊髓灰白质前侧部损伤,脊髓损伤后,四肢运动、浅感觉障碍,而深感觉残存。

(三)其他分类

根据损伤部位可以将脊髓损伤可分为四肢瘫痪和截瘫。

1.四肢瘫痪

脊髓损伤后四肢感觉、运动功能消失。

2.截瘫

胸髓、腰髓和骶髓损伤后,双下肢感觉、运动功能障碍。

五、并发症

脊髓损伤后感觉、运动和反射障碍,自主神经障碍导致脏器组织并发症的发生。骶髓损伤主要导致排尿障碍、排便障碍,中位胸

髓、腰髓损伤导致消化器官、泌尿器官障碍,上位胸髓、颈髓损伤导致呼吸障碍和循环障碍。

(一)循环器官障碍

交感神经受阻断,相对的迷走神经占优势,血管运动神经受阻断,使血管扩张,血管通透性增加,脉搏降低,血压低下,循环血液量减少,静脉回流障碍,全身水肿,肺水肿。

(二)消化器官障碍

交感神经阻断、迷走神经功能不全,致消化器官运动分泌功能障碍,主要是麻痹性,形成急性胃扩张、消化性溃疡、宿便。肛门括约肌麻痹,排便障碍。

(三)呼吸障碍

C_4以上部位的完全性脊髓损伤,膈神经支配的呼吸功能丧失,只能靠人工呼吸器来维持生命。而C_4以下部位脊髓损伤,肋间神经支配的呼吸功能丧失。这时气道分泌物增加、痰液潴留,换气不全致呼吸障碍,胸廓反常运动、膈肌疲劳致呼吸不全,肺不张,合并重度肺炎。

(四)排尿障碍

脊髓损伤后,骶髓、盆内脏神经、阴部神经组成的排尿反射通路受阻断,膀胱弛缓性麻痹,尿闭(急性期)。尿闭时需要导尿,以避免尿路感染症,注意尿道憩室、尿路结石等并发症。

(五)压疮

骶骨、大转子、跟骨、坐骨结节部等骨隆起部位好发。通过定时变换体位来预防。

(六)其他特有的并发症

过高热,低体温,异位性骨化,迟发性脊柱变形,外伤性脊髓空洞症。

六、临床表现

(一)颈髓损伤

1.上位颈椎部(枕部~C_2椎体:C_1~C_3髓节)

完全瘫痪病例伴有膈肌的麻痹,可能致命。不全瘫痪患者可能生存,对于怀疑上位颈椎损伤的病例,对瘫痪程度详细评价后,优先上呼吸机。神经学主要表现为四肢瘫痪,少见情况下表现为交叉瘫痪和洋葱皮样综合征。

2.中下位颈椎部($C_{2/3}$椎间～C_7/T_1椎间:C_4～T_2髓节)

横断性损伤表现为完全性四肢瘫痪和胸廓运动障碍,如伴上位损伤则存在呼吸障碍。椎间盘部位损伤髓节,导致水肿和血肿,表现与颈椎病相似。如$C_{5/6}$椎间盘损伤则一般损伤C_7髓节,颈椎损伤部位不同,损伤的相应的髓节不同,残存的上肢功能也不同(表5-2)。

表5-2　颈髓损伤后残存肌肉和残存运动功能

损伤水平	主要残存肌肉	残存运动功能
C_4	横膈肌	腹式呼吸
C_5	三角肌、肱二头肌	肩外展,肘屈曲
C_6	桡侧腕长、腕短伸肌	伸腕
C_7	肱三头肌	伸肘
C_8	指深屈肌、指浅屈肌	屈指
T_1	手内在肌	小指外展

中下位颈椎损伤多为不全瘫痪。据统计约占80%。不全瘫痪主要有如下表现:Brown-Sequard综合征(脊髓半侧瘫痪),中心性颈髓损伤,前部颈髓损伤。中心性脊髓损伤常见于高龄患者不慎摔倒,前额部着地,致颈椎过伸展损伤。脊髓灰白质中心性损伤,下肢功能影响小,可能自主排尿,而上肢功能影响较大,可能残留手指运动功能障碍。

(二)胸髓以下损伤

1.上中胸椎部(T_1椎体～$T_{10/11}$椎间:T_3～L_2髓节)

由于胸廓的强力支撑作用,这个部位的脊椎损伤频率较低,脊髓损伤的发生率低。一旦损伤多为完全性瘫痪。上位胸髓损伤会造成肋间肌麻痹,引起呼吸障碍。

2.胸腰移行部(T_{11}～L_2椎体:L_3～S_5髓节)

此部位为脊髓损伤的好发部位。完全瘫痪的发生率为70%～

80％。损伤的部位主要为脊髓圆锥上部各圆锥部,也可能损伤到马尾,表现为腰髓神经根和骶髓神经根损伤症状。脊髓、神经根完全损伤表现为双下肢完全瘫痪,脊髓完全损伤而脊髓通过部马尾大部分免除损伤,双下肢感觉、运动功能保存。脊髓圆锥损伤,膀胱直肠功能障碍,伴会阴区感觉障碍。

3.腰椎部($L_{2/3}$椎间~骶椎:马尾)

马尾损伤的发生率较低。多表现为双下肢不全瘫痪,特别是下肢髋关节外展肌运动障碍。

七、诊断标准

诊断应以救命处置为优先,保证脊髓损伤患者的生命体征平稳,在全身管理过程中确保损伤脊椎固定。

(一)神经学诊断

1.脊髓损伤的判定

完全瘫痪和不全瘫痪的诊断首先应确认不存在脊髓休克。

如球海绵体反射和肛门反射阳性则可判断不存在休克。前者用手握龟头,留置尿管的用手牵拉尿管,后者用针轻刺肛门周围皮肤,引起肛门括约肌收缩。

一般受伤后 24 小时内脊髓休克恢复。

2.脊髓损伤的部位诊断

正常感觉、运动功能所对应的最下位髓节为脊髓损伤水平面。脊髓内部水肿、血肿形成会造成麻痹区向头侧上升,因此必须随时观察。可在患者皮肤上直接描记出感觉障碍的上限,以供日常观察对比。

3.横断位诊断

感觉障碍的对称性和非对称性,运动障碍的对称性和非对称性,上下肢损伤程度的差异,完全性和部分性反射障碍,推测横断位主要损伤部位(中心性,前部,后部,半侧损伤)。

4.重度的评价

完全瘫痪和不全瘫痪的区别。瘫痪程度可用 Frankel 评分法分为 A～E 共 5 个阶段。

  A.感觉、运动完全消失。

  B.运动完全消失,感觉部分存在。

  C.有部分运动功能,但不能抵抗地心引力。

  D.存在运动功能,能步行,但较正常差。

  E.感觉运动功能正常。反射可能异常。

(二)脊椎损伤部位诊断

采用单纯 X 线像、断层 X 线像和 CT 来评价骨折脱位的平面。一般的移位最大或椎管最狭小的部位为脊髓损伤部位。

(三)MRI 诊断

通过 T_1 和 T_2 加权像上脊髓形态和髓内信号变化和范围,推断脊髓状态,同时推定预后。脊髓形态的变化包括肿胀、压迫和断裂。髓内信号变化,急性期时 T_2 加权像低信号(出血),慢性期 T_1 加权像低信号,T_2 加权像为高信号(脊髓软化,囊肿改变)为高度损伤的典型所见。

(四)其他诊断方法

造影 X 线诊断:脊髓造影和 CTM。电生理学的诊断:脊髓诱发电位、体感诱发电位和运动诱发电位。

八、治疗方法

可分为治疗初期(受伤 1 个月以内)和慢性期(受伤 1 个月以上),受伤初期的治疗决定损伤者的预后。

初期治疗的主要目标是全身管理保持生命体征平稳,脊椎复位固定,脊髓减压保护脊髓,预防早期并发症。慢性期治疗为治疗迟发性脊柱变形,治疗迟发性脊髓损害,慢性期并发症的处置,早日下床,回归社会。

(一)初期治疗

1.全身管理以保证生命

(1)呼吸管理:颈髓损伤,对于呼吸障碍者,应采用人工呼吸确保通气。所采用的人工呼吸不适用经口气管插管,原则上采用气管切开术。定期吸引排痰,预防肺炎、肺不张。

(2)循环管理:进行起立训练,避免体位变换引起直立性低血压。预防血栓性静脉炎和深部静脉血栓症。

(3)消化器官管理:预防胃十二指肠溃疡。有必要行经鼻的胃管持续吸引,以预防麻痹性急性胃扩张。

(4)尿路管理:受伤后出现尿闭,应该导尿,采用间歇导尿法或持续导尿法。间歇导尿法注意预防感染,保持膀胱容量 300～400 mL。持续导尿法长期留置尿管,膀胱容易失去伸展性,导致容量变小,应尽早拔除。对于核上型膀胱,利用注水法确认排尿肌反射恢复,开始利用刺激法进行排尿训练。实际可通过叩击下腹部或摩擦会阴部和肛门周围皮肤进行。骶髓马尾损伤所致的核下型膀胱,可采用手压腹部(Crede 法)进行排尿训练。患者自己应学会自行导尿。

2.脊髓损伤药物疗法

对于脊髓损伤的继发损伤的治疗,实验室证实有多种药物有效。

(1)激素治疗:临床上主要是甲泼尼龙的大剂量应用。肾上腺皮质激素作为细胞膜稳定剂能保持神经细胞膜的通透性及血管的完整性,减少细胞内钾的丢失,抑制儿茶酚胺的代谢与积聚,预防及减轻脊髓水肿。美国 NASCIS 建议,在脊髓损后 8 小时内,经静脉初次给予 30 mg/kg,此后给予 5.4 mg/(kg·h)持续23 小时。

(2)脱水治疗:应用静脉点滴甘露醇、甘油、尿素、β-七叶皂苷钠及低分子葡萄糖酐等脱水剂以预防及治疗脊髓水肿,可减轻其所造成的继发性脊髓损害。

(3)鸦片类拮抗剂:在中枢神经损伤时,有大量的内源性类鸦片及其片段的释放,使脊髓血流自身调节能力丧失,而导致动脉压下降,血流减少,使用鸦片拮抗剂可以阻止这种病理生理作用,从而提高中心动脉压,增加脊髓血流量,改善神经功能恢复。这类药物常用的如纳洛酮。

(4)抗儿茶酚胺类药物(如利血平):脊髓损伤组织中去甲肾上腺素(NE)的集聚是使脊髓出血坏死的重要因素,抗儿茶酚胺类药物能减少去甲肾上腺素的合成,从而减轻脊髓出血坏死。

(5)钙通道阻滞剂:能有效地阻止钙离子涌入细胞内,可以阻断蛋白酶、脂酶的激活,ATP产生机制的破坏,兴奋性氨基酸的释放。临床常用的有尼莫地平。

(6)神经营养药:甲钴胺系血液、脊髓液中的辅酶维生素 B_{12} 及甲钴胺制剂,通过对甲基转换反应,促进核酸-蛋白-脂质代谢,增加DNA、RNA和髓鞘脂质卵磷脂的合成,有利于损伤神经组织的修复;改善神经组织的代谢,促进轴索及其蛋白质的合成,保持轴索的功能;抑制神经组织异常兴奋性的传导。

神经节苷脂(GM-1):促进神经细胞的生成,轴突生长和突触生成;对损伤后的继发神经退化有保护作用——降低糖耗率;改善细胞膜酶的活性,减轻神经细胞水肿;选择性地对抗兴奋性氨基酸的活性;促进各种原因所致的中枢神经系统损伤的功能恢复。

其他促神经生长药物:如转化生长因子-β(TGF-β)、神经生长因子(NGF)、脑源性神经生长因子(BDNF)、神经营养因子-3(NT-3)和胶质源性神经生长因子(GDNF)等。

(7)自由基清除剂:超氧化物歧化酶(SOD)和 α-生育酚(维生素 E)等。脊髓损伤后膜的乳过氧化物酶(LPO)反应的最终产物丙二醛和游离脂肪酸释放显著升高,而超氧化歧化酶活性显著降低。超氧化歧化酶是超氧自由基的特异性清除酶,能明显减少自由基介导的脂质过氧化损伤,稳定溶酶体膜,从而对神经细胞起保护作用。

(8)酶类药物:蛋白溶解性酶、透明质酸酶、胰蛋白酶和弹性硬蛋白酶等。减轻脊髓损伤后的炎性和神经胶质反应,减少胶质瘢痕形成,为轴突再生创造条件,并使血管易长入损伤部。

(9)改善微循环药物:可改善损伤组织的微循环,减少缺血坏死,保存脊髓白质及部分灰质,促进神经功能恢复。如东莨菪碱、丹参注射液和红花注射液等。

(10)兴奋性氨基酸受体阻滞剂:兴奋性氨基酸受体的过度兴奋可引起大量钙离子内流,导致迟发性神经细胞损害和最终死亡。天门冬氨酸和谷氨酸可与这些受体结合,阻断兴奋性氨基酸的作用。

非竞争性选择性 NMDA 受体拮抗剂 801 可使神经的病死率从 74%降到 10%。更新型的 NMDA 受体拮抗剂——广谱兴奋性氨基酸拮抗剂——犬尿氨酸盐动物实验有效。Wahlestedt 利用分子生物学技术制造抗过敏性寡脱氧核苷酸类,直接抑制 NMDA 受体的蛋白质成分,使脑梗死的体积减小。

3.高压氧治疗

脊髓损伤最重要的发病机制是微血管阻塞缺血或出血造成脊髓缺氧或水肿,甚至引起脊髓轴索断裂、分层和广泛的溃散。高压氧可提高脊髓的血氧含量和血氧分压,0.1 MPa 空气下脊髓氧分压为 $2.0\sim4.0$ kPa($15\sim30$ mmHg);在 0.3 MPa 氧下,脊髓氧分压提高到 $58.5\sim72.8$ kPa($450\sim560$ mmHg),是常压下的 $3\sim4$ 倍,同时氧在组织中的弥散半径也从常压下的 30 μm 增加到 100 μm,从而给脊髓组织提供了充足的氧气,增加了脊神经有氧代谢,使受损脊髓细胞的功能得以恢复。高压氧还可使血管收缩,减轻脊髓水肿,保护可逆性损伤的神经组织,有助于神经功能的恢复。

4.脊椎减压固定和脊髓减压脊髓保护

(1)保守疗法:对于完全瘫痪而脊椎不稳定性较小的,可采用头颅牵引、反张位复位法复位,整复脱位后,使用支具固定到骨愈合为止。

(2)手术疗法:脊髓损伤后手术目的,第一位的就是脊髓减压。减压主要有如下方面:①损伤的脊椎复位,复位脱位的脊椎;②从前方或后方去除椎管内骨片、椎间盘组织和血肿;③减压后,行脊椎重建固定术。

手术通常在受伤后 24 小时以上进行。对不全瘫痪病例,其骨折和脊髓损伤适合手术治疗。而对完全瘫痪例,术后瘫痪改善程度较小,手术的目的主要是改善脊椎的不稳定性,复位后固定。少数情况下,瘫痪水平迅速上升,短期内造成脊髓损害障碍扩大,应急诊行椎弓切除脊髓减压术,并同时应用固定。

5.并发症的预防和早期康复

(1)压疮:预防办法是定时体位变换,每天 1 次以上的皮肤擦拭,保持干燥,改善低蛋白血症。

对于压疮的治疗可用理疗法(空气浴,日光浴),防止感染加剧。对于大而深的压疮采用手术疗法(在骨隆起部位切除压疮部软组织,可用皮瓣或肌皮瓣覆盖关闭切口)。

(2)感染:预防呼吸道感染,首先是加强体位引流,严格按照呼吸道管理方案对患者进行呼吸道管理;第二是呼吸训练,帮助并指导患者进行膈肌训练及呼吸肌训练,维持胸廓的活动度;第三是早期手术,早期抬高床头,早期下床(轮椅活动),同时进行呼吸训练,这些都是降低呼吸道感染,从而降低患者病死率的重要因素。

预防尿路感染,脊髓损伤后发生尿闭应该导尿,间歇导尿可明显降低脊髓损伤患者的泌尿系统感染率已经成为国际上的共识,采用方法包括无菌间歇导尿、清洁间歇导尿、定期更换尿管、耻骨上膀胱造瘘、反射排尿、压腹排尿、骶髓电刺激、人工括约肌、膀胱再造、肉毒素注射等。采用何种方式取决于病情、患者意愿、生活环境、经济情况。

一旦发生尿路或呼吸道感染,应及时采用敏感抗生素控制感染。

(3)关节挛缩:好发部位有肩关节(内收内旋位挛缩)、股关节、足关节(尖足变形)、手指(拇指内收屈曲挛缩)、足趾(屈曲位挛缩)。预防:各个关节在活动范围内每天被动活动,安静状况下保持中立位。重度挛缩开始可用关节活动度训练,理疗,康复锻炼(被动活动、主动辅助活动、徒手矫正、伸张运动)。

(4)深静脉血栓合并肺栓塞:发生高峰为伤后 30 天左右,多数学者认为未使用低分子肝素前的发生率在 20%~30% 之间。较老的女性、四肢麻痹的男性、肥胖、癌症的患者 DVT 的发生率较高。早期使用低分子肝素、下肢气压助动泵可有效减少深静脉血栓的发生,且两种方法疗效相当。

(5)低钠血症:脊柱脊髓损伤患者低钠血症的发生率与患者脊髓损伤平面和程度有相关性。其原因与过量水负荷、脊髓损伤后肾脏排水保钠能力下降等因素有关。

治疗原则以积极预防为主,一旦发生低钠血症,应予补充钠盐并适度限水。必须注意急性重度低钠血症致脑水肿的可能。一旦出现神经精神症状,要尽快静脉滴注高渗盐水及脱水和严格限水治疗。

脊柱脊髓损伤患者低钠血症的一般预后良好,但如果忽视急性重度低钠血症致脑水肿的可能,治疗不及时可导致患者呼吸衰竭、昏迷甚至死亡。

(6)早期康复:主要目标是预防并发症,维持强化残存肌力。①预防并发症:参照压疮和关节挛缩并发症的预防。②残存肌力的维持和强化。③运动疗法:评价肌力。徒手肌力2级的可通过辅助自主活动,徒手肌力3级以上的开始自主活动,以后可行对抗运动。④理疗:电疗,特殊的低频波疗法也有效。⑤肺理疗:强化残存的呼吸功能,辅助咳痰或体位性排痰。

(二)慢性期治疗

1.麻痹性脊柱侧凸

小儿期发生的脊髓损伤,成年以后会发生进行性的脊柱侧凸。需要支撑才能步行或坐位,骨盆高度倾斜,侧弯凸侧坐骨部压疮形成。轻度非进行性的麻痹性脊柱侧凸,不需要积极治疗,应长期随诊观察;如侧凸曲度超过20°(Cobb法),并有加重趋势,则应予以脊柱矫形支具治疗;如果脊柱侧凸曲度过大,并有进行性加重趋势,则应考虑手术治疗。支具和手术的目的是矫正脊柱畸形,控制畸形发展,从而使患者不用双上肢支撑就能保持躯干直立,躯干活动不感到疲劳。治疗应有明确目的,即能解决什么问题,能达到什么功能恢复,如术后患者恢复坐、站、扶拐行走、坐轮椅活动等。切忌脱离患者的具体情况进行无用的过分治疗或治疗不足。

2.迟发性脊髓障碍

造成的主要原因是迟发性脊柱变形、外伤性脊髓空洞。迟发性脊柱变形采用脊髓减压、脊柱变形矫正术,外伤性脊髓空洞症行空洞硬膜下腔交通术,空洞腹腔交通术,脊髓大网膜移植术。

3.慢性期并发症的处置、管理

（1）尿路管理:核上型、核下型膀胱都要行排尿训练。除了排尿训练之外,可辅助自己排尿,药物疗法,经尿道括约肌切除术（TUR）。尿路并发症中的问题,细菌感染采用高压排尿法。

（2）异位性骨化:好发于麻痹区域关节周边（膝,股,肘）。受伤3个月前后局部肿胀、发红伴活动受限,多是发生了异位骨化。发生病理不明,挛缩的关节外伤,过度活动度的获得性训练为诱因。治疗法,骨化初期中止关节活动度训练,药物疗法,增大停止后的骨化块行切除术。

（3）痉挛:高位脊髓损伤,下位脊髓前角细胞活动亢进,是导致关节挛缩、压疮、尿路结石、便秘等并发症的诱发因素。预防和治疗法有去除诱因、药物疗法、伸张运动、电刺激、手术疗法（肌腱切断术,肌腱延长术,神经根切断术等）。

（4）其他:感觉缺失性疼痛（幻肢痛样）,自主神经过紧张反射,体温调节障碍等。

4.慢性期康复

通过训练使全身状态改善,损伤脊椎稳定性增强。主要目标是保持坐位和立位,移动动作,ADL 动作,步行动作。实际进行时采用推起训练、起立训练、返寝训练、移动训练等基本的训练方法来强化训练躯体和四肢。

（1）体位及其体位变换:维持良肢位:在康复护理中,身体的正确姿势是极其重要的,正确的体位可防止或对抗痉挛姿势的出现,也叫良肢位。体位的变换有助于预防或减轻痉挛的出现或加重。可预防肌肉-骨骼的畸形。定时体位变换有助于并发症的预防,特别是压疮,以及循环问题的出现。

当病情允许时应鼓励患者及早坐起或进入轮椅之前进行抬高床头训练,这样可预防多种并发症,尤其是直立性低血压。卧位至坐位的步骤:从抬高床头→半坐位→坐位→轮椅训练,抬高床头30°,耐受 1.5 小时后可逐步抬高床头,每天抬高 5°逐步过渡到坐位,也可进行站床训练,能防止直立性低血压。

对颈椎损伤患者可采取腰围、腹带,下肢用弹力绷带或长筒袜,以预防直立性低血压,患者如出现不适可迅速降低床头,如患者坐在轮椅上,要立即将轮椅向后倾斜,待患者呼吸症状缓解后,缓慢将轮椅恢复原位。

患者进行体位变换后密切观察有无低血压症状:头晕、面色苍白、虚弱、视力模糊等。

(2)被动运动:麻痹肢体的被动运动,可以促进血液循环,保持关节和软组织的最大范围。在患者受伤入院的第一天就要开始进行这种训练。要每天进行两次被动运动,一直持续到患者能够进行主动运动,并且能够靠自己的力量保证充分的关节活动范围为止。进行被动运动,患者每个肢体每次大约活动 5 分钟,被动运动的大部分时间用于肢体缓慢的整体活动,以促进血液循环。

另外,每个始于近端而在远端负重的关节,包括掌、跖的关节,都要进行数次全范围的活动,并要以适当的活动形式防止出现肌肉短缩。关节被动运动操作要缓慢、轻柔,并有节奏地进行,以避免损伤既无感觉又未受保护的关节和其他麻痹的组织结构。被动运动时,还一定要考虑到患者的既往病史和年龄因素的限制。

(3)除了这些基本动作以外,还有车椅子训练,步行训练,ADL训练(吃饭、洗脸、更衣、入浴)。

九、预防与康复

脊髓损伤的预防胜于治疗,包括预防脊髓损伤的发生、预防脊髓损伤的加重及预防脊髓损伤并发症的发生。

伤前预防脊髓损伤的发生,把握发生时机,开发改良防备工具,整治竞技场和练习场,检查练习法和练习时间(回避疲劳时段),训练肌力、持久力、机敏性,增强运动能力。

伤后预防脊髓损伤的加重,外伤后脊髓损伤程度加重的原因,多数是由于不恰当的初期搬动和运送所致,脊椎损伤合并脊髓损伤者,大多数脊柱稳定性受到破坏,如果现场急救搬运或运送不当,影响到脊柱的稳定性,则有可能加重脊髓损伤程度,使不完全性脊髓损伤加重甚至成为完全性脊髓损伤。伤后预防的主要措施:脊柱脊髓损伤患者能及时得到急救组织的救助;组织受过急救训练的人员进行急救,正确进行脊柱脊髓损伤患者的搬运或运送;及时送达具有脊柱脊髓损伤治疗经验的医院进行及时的治疗。

预防脊髓损伤的并发症,脊髓损伤的并发症是其死亡的主要原因,常见并发症包括呼吸道感染、肺栓塞、压疮及感染、低钠血症、直立性低血压、窦性心动过缓、自主神经过反射、泌尿系统感染、膀胱结石、肾积水、肾衰竭、瘫肢疼挛、截瘫神经痛、异位骨化、抑郁症等。清楚地认识这些问题,及时有效采取相应的预防措施,能预防或减少这些并发症出现的概率和严重性,从而降低脊髓损伤患者的病死率。

第二节 脊 柱 裂

一、概述

脊柱裂是指身体后正中线上骨(脊椎骨)和神经(脊髓)由于发育障碍所致愈合不全的状态。它是一种骨骼、神经系统的先天性发育畸形。

脊柱裂主要分为脊柱潜在畸形而无症状的隐性脊柱裂及临床有明显症状的囊性脊柱裂。此病隐陛患者较多,故发病率难以统计。囊性脊柱裂在临床上最常见,发病率与人种有关,白种人较多发。以欧洲北部为例,发病率在 4‰,日本则为 0.3‰,国人为 0.2‰~1‰。囊性脊柱裂患儿自然病死率很高,残存患儿也多遗留严重的后遗症,如脑积水性痴呆、下身瘫痪和大小便失禁等,常常不能生活自理,成为家庭、社会负担。

二、诊断要点

根据临床表现、脊柱 X 线摄片,诊断即可确立。

(一)临床表现

1.囊性脊柱裂

出生后在背部中线有一囊性肿物,随年龄增大而增大,体积小者呈圆形,较大者可不规则,有的基底宽阔,有的有一细颈样蒂。表面皮肤可正常,或菲薄易破,或有深浅不一的皮肤凹陷,啼哭或按压囟门时,囊肿的张力可能增高;若囊壁较薄,囊腔较大,透光试验可为阳性。脊髓、脊膜膨出者均有不同程度的神经系统症状和体征,可表现为程度不等的下肢弛缓性瘫痪和膀胱、肛门括约肌功能障碍。

2.隐性脊柱裂

在背部虽没有包块,但病变区皮肤常有片状多毛区或细软毫毛,或有片状血管痣等。大多数无任何症状,少数可有腰痛、遗尿、下肢无力等。某些患者在成长过程中,排尿障碍日趋明显,直到学龄期仍有尿失禁,这是终丝在骨裂处形成粘连紧拉脊髓产生的脊髓拴系综合征。

(二)辅助检查

1.脊柱 X 线摄片检查

可见棘突、椎板缺损,穿刺囊腔抽到脑脊液。

2.MRI 检查

可见到膨出物内的脊髓、神经,并可见到脊髓空洞症等畸形。

三、功能评定

(一)运动障碍

脊柱裂造成的主要障碍是运动功能障碍,这种障碍与截瘫平面密切相关,所以对截瘫平面的判定是对脊柱裂患儿评价的基本点,可作为预后预测、分析肢体畸形、决定康复治疗措施的依据。

截瘫的运动障碍与支配肌肉的脊神经有一定的相互关系,是评价的重要内容。

此外,脊柱裂患儿发生下肢畸形和关节挛缩也较多见,畸形发生与瘫痪平面具有对应关系,应进行评价。第 3 腰髓平面,髋关节可以发生麻痹伴髋关节脱位;第 4 腰髓平面,髋关节可发生麻痹性髋关节半脱位及足内翻畸形;第 5 腰髓平面,产生以足内翻为多发的足各种畸形;第 1 骶髓平面,产生平足畸形;第 2 骶髓平面,产生爪状趾畸形。

(二)步行障碍

脊柱裂患儿由于脊髓及神经的损害,造成截瘫平面以下的运动功能障碍。截瘫平面不同步行的障碍程度也不同,可根据 Hoffer 步行能力分级分为 4 级。

1.无行走能力

无实际行走可能。在应用长下肢矫形器(附带骨盆带)及拐杖的前提下可作步行动作,但仅有治疗意义(如防止骨质疏松、压疮等并发症),是一种治疗性步行。平时只能借助轮椅移动。截瘫平面相当于第 2 胸髓至第 1 腰髓。

2.非功能性步行

训练时可借助下肢矫形器、拐杖等进行训练性步行。此种步行是康复治疗及防止并发症所必要的,而且行走不能长时间、长距离地进行,在日常生活中,移动时仍需使用轮椅。截瘫平面相当于第 1、2 腰髓。

3.家庭性步行

于室内借助矫形器可以行走,室外活动则需使用轮椅。截瘫平面为第 3、4 腰髓。

4.社会性步行

借助下肢矫形器可以在室内、户外进行行走活动,是功能性步行,有实用价值,其行走能力及耐力均达到较高程度,可步行参与某些社会交往活动。相应节段为第 4 腰髓至第 3 骶髓。

(三)脑功能障碍

患儿可患有脑积水或小头畸形,因脑发育不全或脑萎缩而出现脑功能障碍的征象(脑征)。主要表现为智力落后;严重脑积水患儿头围可超过正常小儿一倍以上,由于压迫脑组织而影响智力的一定的脑功能。个别严重患儿合并痉挛性脑性瘫痪,小头畸形患儿脑功能障碍常比脑积水患儿更严重。

评价时除对头颅畸形情况进行临床检查判定外,应作小儿智商测定及言语能力等的测定。

四、常用临床处理

(一)终止妊娠

妊娠 16～18 周抽取羊水检测甲胎蛋白,如呈阳性反应,即表明胎儿有严重脊柱裂畸形而应予以流产。

(二)囊肿切除

对囊性脊柱裂肿物上皮肤完整无神经症状、短时间内无破裂危险的,可在半岁左右手术切除。当肿物中心外皮很薄,随时有破溃危险或发现刚刚溢液而立刻就诊者,则应尽早手术。对局部已破溃感染或成为肉芽面者,必须积极用抗菌药物湿敷,争取早日形成瘢痕愈合,然后手术切除。

(三)脑积水的处理

行侧脑室-腹腔引流术,手术将脑室置一软性导管经皮下引入腹腔,使脑脊液通过导管流入腹腔,从而减轻脑组织受压及损害。

(四)脊髓拴系综合征的治疗

对出现进行性运动、感觉及排尿、排便功能障碍的患儿要考虑到脊髓拴系综合征(tethered cord syndrome,TCS)的可能。可通过磁共振成像检查确诊。

目前治疗方法是对确诊者行手术切断紧张的脊髓马尾终丝,松解粘连的脊髓和脊神经,可望解除症状并防止病情进展。

五、康复治疗

(一)康复治疗目标

康复治疗和训练的主要目标:首先训练患儿自己控制大小便,以利正常生活和学习;其次训练提高自我保护能力,防止压疮等并发症的发生;最后是采取综合康复措施补偿小儿功能缺陷,充分发挥肢体残余功能的代偿作用,使其重建运动功能,达到自己移动和行走,实现自我料理,独立生活,重返家庭和社会,参加学习、工作,享受正常人所具有的生存权利目标。

（二）康复治疗原则

（1）预防躯干、髋关节、膝关节和足部的变形与挛缩。

（2）增强未受损肌肉的肌力，借助矫形器保持发育。至2～3岁后头围多可自然停止增大，保留立位。

（3）为了生活自理和重返社会，应借助拐杖和矫形器行走，借助轮椅进行移动。

（4）对于膀胱障碍者，应指导其应用压迫法排尿、间歇导尿和自己间歇导尿，养成不同年龄段定期排尿的生活习惯。

（5）定期泌尿外科门诊随访，定期尿常规和膀胱功能检查。

（三）不同年龄期的康复治疗方法

1.新生儿期

（1）闭锁术后，立即进行物理治疗。

（2）双下肢弛缓性瘫痪，髋关节应取屈曲、外展、外旋位，保持双下肢良肢位并进行关节活动度训练。

（3）膀胱障碍者应用压迫法排尿。

2.婴儿期

（1）鼓励患儿俯卧位，目的是为了获得上肢与躯干的支撑。

（2）翻身、双手支撑、坐位、四爬位等发育阶段，应保持相应的姿势。

（3）四爬位时，应保持髋关节的稳定。

（4）膀胱障碍时，应接受泌尿外科医师的指导。

3.幼儿期

（1）重点是借助拐杖和矫形器进行站立与步行训练。

（2）对于膀胱障碍者，培养其良好的生活习惯，根据膀胱功能状态进行间歇性导尿，入学前应能自己间歇导尿。

（四）其他方法

（1）可采用神经发育学疗法及诱导疗法等运动疗法进行功能训练。

（2）矫形器的应用：①保持立位训练稳定的矫形器。②腰髓水平损伤,借助脊柱长下肢矫形器、骨盆带长下肢矫形器。第3腰髓水平以下损伤,借助短下肢矫形器,第4腰髓水平以下损伤借助矫形鞋。③躯干不能支撑或体弱的患儿,借助坐位保持器具和躯干矫形器,预防和改善脊柱后凸和侧弯。

第三节 脊柱骨折

一、上颈椎损伤

(一)概述

上颈椎包括寰椎和枢椎,并涉及寰枕和寰枢关节。上颈椎损伤后不但会造成寰枢椎脱位,同时也可能伴有脊椎其他部位的骨折。诊断时要注意有无合并头面部的外伤。另外,在诊断时还要与齿突发育不全,先天性寰枢椎半脱位相鉴别。

(二)病因病理

大约80%的上颈椎损伤都是由头部和身体加速撞击到某个静止的物体上造成的,因此头面部的挫伤、裂伤或骨折,都应联想到上颈椎损伤的可能。屈曲暴力常作用在寰枢关节,造成齿突的骨折,严重时还会造成横韧带的断裂,引起寰枢关节脱位。过伸的暴力不常见,但也会使齿突发生骨折,并向后移位。垂直作用力由颅骨传导至寰椎,可以造成其侧块的骨折(如 Jefferson 骨折)。若开口位寰椎侧块移位超过 7 mm,则提示存在横韧带的撕裂。

1.寰枕脱位

下腭部受到过伸、牵引等复合作用力,会使关节周围的软组织断裂(包括翼状韧带、盖膜等)。这类的骨折多见于高能量的车祸伤或全身多发创伤。受伤机制被认为是寰枕关节受到了过伸、牵张和旋转的组合暴力所致。

2.寰椎骨折

(1)寰椎粉碎性骨折:头部受到轴向的压缩力而造成损伤,按照作用力是否对称地通过双侧枕骨髁到达寰椎,可以将骨折分成不同的类型,包括前弓、后弓及侧块的骨折。如果同时伴有过伸的暴力,也会改变受伤的机制。

(2)后弓骨折:过伸压缩力而造成后弓骨折。

(3)外侧块骨折:侧屈压缩力会造成外侧块骨折。

3.枢椎骨折

(1)齿突骨折:按骨折部位分型可分为Ⅰ型(齿突上部骨折),Ⅱ型(齿突基底部骨折),Ⅲ型(枢椎椎体上部骨折)。Ⅰ型较少见,Ⅱ型最多见,生物力学实验证实此类骨折的发生主要是齿突受到了侧方或斜向的暴力所致。

(2)枢椎峡部骨折(Hangman骨折):过伸和屈曲的作用力会造成枢椎双侧椎弓根的骨折,外伤性的枢椎峡部骨折以前常见于绞刑。按照Levine分型:Ⅰ型骨折是指骨折端无成角,并且移位不超过3 mm;Ⅱ型是指骨折移位超过3 mm;ⅡA型是指骨折不但发生了移位,而且$C_{2\sim3}$间盘损伤严重,发生了明显的成角畸形,仅有前纵韧带保持完整;Ⅲ型是指峡部发生了骨折脱位,出现$C_{2\sim3}$小关节的交锁,Levine认为它属于一种原发性的屈曲-压缩性损伤。

(3)枢椎椎体骨折:多为轴向压缩力所致,椎体的斜型骨折和泪滴骨折较常见,而横行骨折少见。

4.寰枢椎脱位

(1)前脱位:最多见。寰椎横韧带断裂及齿突骨折会造成寰枢椎的脱位。寰椎齿突间距离超过3 mm时,就应怀疑有脱位的存在。

(2)后脱位:牵张过伸型作用力会造成后脱位。

(3)寰枢椎旋转固定:好发于10岁以下小儿。外伤及炎症是主要的病因。急性或亚急性的炎症后,会出现斜颈和颈椎的侧屈。

(三)临床表现

严重上颈椎损伤的患者可以出现昏迷、意识障碍、四肢瘫痪及神经源性休克。触诊可以发现患者枕后部有明显压痛,局部肿胀一般不明显。如果为完全性的脊髓损伤,则胸式和腹式呼吸均消失,患者会出现明显的发绀,并感觉呼吸困难,而如果为不完全性损伤,膈神经支配的膈肌还会进行腹式呼吸,患者就不会出现严重的缺氧。

寰椎骨折经常与颈椎的其他骨折合并出现,它本身很少造成神经损伤,患者常出现上颈部的疼痛,并有"不稳定"感。寰椎横韧带的完整性是决定上述骨折稳定性的重要依据。一共有 4 种方法可以用来评估横韧带的损伤与否:①最简单的方法是做寰椎的 CT 平扫,如果发现横韧带附着点的骨块发生了骨折移位,则可证明横韧带已失去了功能;②Spence 提出可以拍颈椎的开口位片,如果 C_1 的侧块相对于 C_2 发生了移位,并且两侧加起来超过 6.9 mm,即提示横韧带已断裂;③在颈椎侧位片上,观察 C_1 前弓的后缘与 C_2 齿突前缘的距离(ADI),如果在成年人超过 3 mm,或儿童超过 4 mm,则提示横韧带已断裂;④如果上述3 种方法都无法明确,可以做 MRI 来直接评估韧带的完整性。

(四)治疗方法

1.寰枕脱位

一般保守治疗无效,通常需行后路切开寰枕融合内固定术。

2.寰椎骨折

如果侧块移位低于 7 mm,则横韧带完整,属于稳定性骨折,保守治疗如佩戴硬支具或 halo 架即可,而如移位超过 7 mm,横韧带已断裂,则为不稳定骨折,需要后路融合内固定治疗。

3.枢椎骨折

Hangman 骨折通常都会伴有移位或旋转,故一般需要行颅骨牵引将骨折复位后,再做后路寰枢椎融合内固定术。齿突骨折后会造成寰椎向后脱位,进而压迫脊髓,从而需要手术治疗。新鲜的骨折可采用前路,打入 1 枚或 2 枚空心螺钉来固定,而陈旧的齿突骨折,如果能复位,可以行后路 Magerl＋Brooks 手术;如果已无法复位,也可以行寰椎后弓切除、单独 Magerl 手术固定。Ⅲ型骨折的骨折线主要经过松质骨,故一般均会自行愈合。

4.寰枢椎脱位

以前脱位最常见。一旦诊断成立,均需行后路融合内固定术。

(五)预后与康复

上颈椎损伤的预后直接与脊髓损伤的严重程度有关。如果脊髓损伤为完全性,特别是胸式及腹式呼吸完全丧失的患者,尽管可以采用呼吸机辅助持续通气,但患者的病死率很高。如果脊髓损伤为不完全性,膈肌还有功能,则患者术后仍有可能依靠自主呼吸生活,同时进行肢体和二便功能的康复锻炼。而如果患者没有出现脊髓损伤,如一些齿突骨折,则患者在术后佩戴 3 个月左右的颈托后,即可适应一般的日常生活。

二、下颈椎损伤($C_3 \sim T_1$)

(一)概述

C_3椎体以下各个椎体的解剖形态大同小异,它们通过自身的关节相互连接,限制颈椎的过度屈、伸及旋转。在 1984 年,Denis 提出了胸腰段骨折的三柱理论后,后人也把它应用到颈椎骨折上:前柱主要包括前纵韧带、间盘及椎体的前 1/2;中柱包括后纵韧带、间盘及椎体的后 1/2;后柱则包括椎弓根、小关节、椎板和棘上、棘间韧带等结构。前、中柱中主要抵抗压缩负荷的是椎体和间盘,而抵抗牵张的主要是前、后纵韧带和位于前、后侧的纤维环。而在后柱中,侧块和小关节抵抗压缩负荷,关节囊和后方的韧带抵抗牵张。骨折类型主要为压缩骨折,泪滴骨折,骨折脱位,独立的棘突骨折等。同时也要注意是否存在椎板和后方韧带复合物等的损伤。

(二)病因和病理

下颈椎的骨或韧带结构由于受到超过生理载荷的应力而发生骨折或脱位,从而造成不稳定。Panjabi 通过力学试验将这种不稳定定义为:相邻的椎体间移位超过 3.5 mm,或成角超过 11°。骨折造成的急性不稳定来自两方面:前方椎体的严重压缩或者后方小关节的损伤,这些都会造成颈椎发生脱位及异常的成角。下颈椎的损伤多继发于以下的作用力,如屈曲、过伸、侧旋、轴向负荷等,它们一般多单独致伤,也有时会组合在一起。

(三)临床表现

多数下颈椎损伤的患者都会出现明显的颈部疼痛,持续不缓解,并自觉颈部出现"不稳定感",颈部后方的压痛。神经系统的查体结果与脊髓损伤的程度相关,可以包括正常(压缩骨折),不全瘫和严重的四肢瘫等。

1.压缩骨折

屈曲压缩作用力会使椎体发生楔形变,以前高丢失为主,椎体后柱保持完整,CT 显示无椎管内占位,而椎体后方的椎间关节,椎弓和棘突,后方韧带复合物未受损伤。

2.泪滴骨折

颈椎在屈曲位时受到压缩力而造成泪滴骨折,会产生椎体前下方的三角形骨片。X 线片可以显示椎体发生了楔形变,前高丢失,并且下方出现三角形骨折块。此骨折单独发生也会造成严重的脊髓损伤。

3.爆裂骨折

已发生泪滴骨折的椎体在冠状面发生垂直压缩骨折,即产生了爆裂骨折,它累及了椎体的前柱和中柱,有时还会损伤后柱,如发生椎弓根的骨折等。爆裂骨折主要表现以前髓的症状为主,表现为受伤平面以下肢体浅感觉、运动和二便功能的障碍,而脊髓后索保持完整,患者会保留一定的深感觉(如位置觉)。X 线片可以显示椎体发生了楔形变,后凸畸形,CT 显示会有碎骨折块突入椎管内,造成严重的脊髓损伤。

4.骨折脱位

此类患者多表现为完全性的脊髓损伤,表现为损伤平面以下的感觉、运动及大、小便功能完全丧失,胸式呼吸消失,仅存腹式呼吸,并由于交感神经张力下降,迷走神经兴奋性相对增高而出现神经源性休克,表现为血压下降的同时,心率也随之减慢。而若发生颈椎较高节段的脱位,膈肌的功能也会丧失,患者会出现严重的呼吸障碍,如抢救不及时会迅速死亡。

（1）屈曲脱位：此类脱位的作用机制主要是屈曲的作用力使得椎体的下关节突越过下位椎体的上关节突，进而固定在脱位的位置上，这种脱位会造成上位椎体相对于下位椎体明显向前方移位，CT平扫会显示脱位的下位椎体上关节突裸露地朝向背侧，形成"裸关节征"，这种脱位会造成严重的脊髓损伤。

（2）过伸压缩性损伤：旋转过伸型的作用力会造成下关节突基底或椎弓根的骨折，从而造成椎体向前脱位。

5.棘突骨折

屈曲作用力会造成单独棘突的骨折，也可以认为是肌肉附着点处的棘突发生了撕脱骨折。这种损伤很少会累及神经组织，通常保守治疗即可。

6.挥鞭伤

车祸的追尾事故会造成脊柱的过伸，进而在反作用力的作用下发生屈曲，同时会造成颈部软组织的损伤。受伤后常会出现颈部疼痛，头痛及恶心、呕吐，同时也会出现脊髓损伤的症状。这类患者在伤前通常会有一些颈椎增生退变的临床表现，如颈部的不适，手指感觉麻木等。挥鞭伤又称为无影像学异常的脊髓损伤，临床表现主要以中央髓损伤的症状为主，根据颈髓灰质内皮质脊髓束的分布，患者的上肢肌力障碍多明显重于下肢，尤以手内在肌的小肌肉为主，它们有些会在受伤以后很快出现萎缩，造成永久的功能障碍。

（四）治疗方法

下颈椎骨折由于多会造成脊髓的损伤，故一般均需手术治疗。大剂量激素冲击治疗对于脊髓损伤患者的作用已得到了公认。通常建议在术后 8 小时内就应用，具体方法如下：甲泼尼龙以 30 mg/kg 的剂量首先在 15 分钟内迅速静脉滴注，然后暂停 45 分钟，再按照剂量 4.5 mg/(kg·h)连续静脉用药 23 小时；而如果患者在伤后 3～8 小时才接受治疗，那么建议静脉用药持续至 47 小时，即再延长一天。通常单独椎体的骨折，多采用前路切开复位，将骨折的椎体次全切除，去除脊髓前方的压迫，取自体髂骨或 mesh 支撑前方，再用钛钢板内固定。而对于骨折脱位的病例，最好术前进行颅骨牵引复位，位置满意后再行手术治疗。如果小关节的交锁经闭合方法无法纠正,则需后路切开,用磨钻去除部分下位椎体的上关节突,再将脱位复位,然后可以一并行相邻椎体的椎弓根或侧块固定,因为后路固定的生物力学强度优于前路,尤其是椎弓根螺钉固定。而如果术者对后路固定不熟悉,也可以采用后前路联合的入路,即再采用前路进行植骨内固定术。

(五)预后与康复

下颈椎损伤的预后直接与脊髓损伤的严重程度有关。患者的膈神经一般很少累及,故膈肌还有功能,所以患者术后仍有可能依靠自主呼吸生活,同时进行肢体和大、小便功能的康复锻炼。脊髓为不完全损伤的患者,术后可能会有一定程度的功能恢复,特别是术前损伤越轻的患者,术后恢复的可能性越大,预后越佳。术后康复的功能锻炼也很重要,可以帮助患者借助剩余的神经功能去完成和适应日常的生活。

三、上胸椎骨折($T_1 \sim T_{10}$)

(一)概述

上胸椎($T_1 \sim T_{10}$)由于受到胸廓的限制,相对坚固,不易发生骨折,一旦外界暴力足够大而产生骨折,并由于胸椎管的面积小,通常都会造成严重的脊髓损伤。并且也会合并有胸部的损伤,如单发或多发的肋骨骨折、气胸、血胸或血气胸。

(二)病因病理

胸椎的关节突位于冠状位,呈叠瓦状排列。致伤的暴力通常为屈曲、轴向负荷、旋转、过伸等,或为组合的暴力。最常见的损伤方式为首先出现小关节的骨折,严重时可发生交锁造成椎体的脱位,同时也会伴有相应椎体的压缩或爆裂骨折。

(三)临床表现

患者通常会有患处明显的疼痛,可触及局部的肿胀和畸形。一般脊髓损伤均为完全性,表现为双下肢的截瘫和二便功能障碍。同时还要注意有无胸部损伤的表现,查体并拍片除外肋骨骨折、气胸、血胸或血气胸。X 线片可以发现胸椎的骨折或骨折脱位,而如果损伤发生在 $T_{5/6}$ 以上,肩胛骨的阻挡会影响对病变的观察,故需做 CT 或 CT 重建来明确骨折的部位,MRI 可以了解脊髓损伤的程度。

(四)治疗方法

首先可以采用大剂量激素冲击治疗来努力促进受伤脊髓功能的恢复。接着,待患者一般情况稳定后,即应早期行骨折的复位内固定术。由于患者通常存在小关节的损伤或交锁,故一般都采用后路手术。而如果前方椎体骨折严重,失去了承重能力,则可考虑二期行前路重建内固定手术。

(五)预后与康复

上胸椎损伤的预后直接与脊髓损伤的严重程度有关。患者一般都会有部分的胸式呼吸,而且其膈肌还有功能,所以患者术后仍可依靠自主呼吸生活,同时进行肢体和大、小便功能的康复锻炼。脊髓为不完全损伤的患者,术后可能会有一定程度的功能恢复,特别是术前损伤越轻的患者,术后恢复的可能性越大,预后越佳。术后康复的功能锻炼也很重要,它可以帮助患者借助剩余的神经功能去完成和适应日常的生活。并且胸椎损伤的患者其上肢功能都保持完好,相对于颈椎损伤的患者,可以借助于上肢的力量更有利地进行康复,并且可以自行运转轮椅生活。

四、下胸椎及腰椎的损伤(T_{11}～L_5)

(一)概述

上胸椎由于受到胸廓的限制,而腰骶部(L_4～骶骨)由于受到腰骶韧带的保护,使得二者的活动度显著受限。而胸腰椎的移行部(T_{11}～L_2)活动度大,第 11、12 肋骨的保护薄弱,从而造成了该部位更易受伤。同时损伤又按 Denis 提出的三柱理论分型:分别为支撑椎体的前柱和中柱,以及后方的后柱。继而又将骨折分为以下 4 型:压缩骨折、屈曲-牵张型损伤、爆裂骨折、骨折脱位。

(二)病因病理

下胸椎及腰椎的损伤,致伤的暴力通常为屈曲、轴向负荷、旋转、过伸等或为组合的暴力。

(三)临床表现

患者通常会有患处明显的疼痛,可触及局部的肿胀和畸形。一般脊髓或马尾神经损伤可为完全性也可为不完全性,或者也可以无神经损伤的表现。X线片可以发现相应节段的骨折或骨折脱位,需做CT或CT重建来明确骨折的椎体后壁是否完整及有无椎管内的占位骨块,MRI可以了解脊髓或马尾神经损伤的程度。查体时可以利用关键肌肉或皮肤区域与神经根支配的对应关系来判断神经损伤的平面及程度。

1.压缩骨折

这种损伤最常见,椎体受到屈曲的外力作用,使得前柱损伤,前高丢失,而椎体的后壁和后柱完整,CT平扫显示椎管内没有骨折块占位,故患者通常没有神经损伤的表现,这种骨折常见于高处坠落伤,故有可能伴有跟骨的骨折。而另一方面,随着人口的老龄化,老年人的骨质疏松性椎体压缩型骨折也日益增多,这些患者通常无或只有轻微的外伤史,即出现腰背部的持续疼痛。X线片通常显示椎体普遍的骨质疏松,病椎常会被均匀的压缩。

2.屈曲-牵张型损伤

屈曲-牵张型损伤,常见于机动车事故中,两点固定的安全带损伤。椎体所受牵张作用力的瞬时旋转中心位于椎体的前方,使得后柱、中柱和前柱依次发生水平方向上的断裂,断裂可以主要发生在骨质上(又被称为Chance骨折),也可发生在韧带上,或者两者均有。正位片上可以发现棘突间距增宽,侧位片上可以发现椎体的后方高度增加。Chance骨折通常不造成神经损伤,除非存在明显的骨折移位,而在这种情况下,该损伤应归为不稳定的骨折脱位。

3.爆裂骨折

椎体的前方和后方都受到轴向作用力,而造成前、中柱的损伤。而轴向的负荷又会造成椎间盘内的髓核压力增高,引起纤维环的应力增加,从而使得纤维环附着的椎体终板及其附近的骨质在巨大剪式应力的作用下发生骨折,并向椎管内移位。高处坠落并以足跟着地是典型的受伤机制。在侧位片上,可以显示出椎体高度的丢失。在正位片上,可以观察到椎弓根或棘突间距增宽。有些爆裂骨折还会伴有成角和旋转的畸形。典型的爆裂骨折其后柱是完整的,然而在屈曲作用力下,随着后凸畸形的加大,椎体的后方韧带复合物也会发生断裂,形成不稳定的爆裂型骨折。Denis 又将爆裂型骨折分为 5 型:A 型,上下终板均发生了骨折;B 型,仅上终板发生了骨折;C 型,仅下终板骨折;D 型,骨折伴有旋转;E 型,伤椎伴有侧方的楔形变。椎体后壁粉碎的骨折块会向椎管内移位,造成脊髓或马尾的压迫,从而造成神经功能的损害。

4.骨折脱位

椎体的骨折脱位常是多个方向的作用力组合作用的结果,如屈曲、伸展、旋转和剪切等,它们会造成椎体所有三柱的损伤。骨与韧带结构通常都会发生断裂。Denis 又将骨折脱位分成以下几型。

(1)屈曲旋转型:椎体的前柱受到屈曲和旋转的作用力,而中柱和后柱主要受到来自沿 Y 轴旋转的暴力而发生骨折,骨折线通常经过间盘或椎体。

(2)剪切型:剪切暴力也可以造成椎体所有三柱的损伤。它又分为两型:分别为后前剪切型和前后剪切型。在前者,暴力直接作用于后背,使上位椎体发生明显的向前移位,而椎体本身通常是完整的。由于下位椎体小关节的朝向会限制骨折椎后弓的向前移位,从而造成后弓的多发骨折。最终椎板会与向前脱位的椎体分离,形成漂浮-游离的椎板。硬膜撕裂也时常发生。而当剪切力是由前向后时,骨折椎后弓由于不受下位椎体小关节的朝向限制,会明显向后侧移位,造成神经损伤。

(3)屈曲-牵张型骨折脱位:它与屈曲-牵张型 Chance 骨折的主要区别在于它会发生明显的移位。这是一种非常不稳定的骨折,通常伴有严重的神经损伤、硬膜撕裂和腹内脏器的损伤。

(四)治疗方法

首先可以采用大剂量激素冲击治疗来努力促进受伤脊髓或马尾神经功能的恢复。接着,待患者一般情况稳定后,即应早期行骨折的复位内固定术。如果患者骨折椎体碎裂不重或存在小关节的损伤或交锁,一般都采用后路手术进行撑开复位内固定术;而如果前方椎体骨折严重,失去了承重能力,则可考虑一期或二期行前路重建内固定手术。如果患者仅为前、中柱的损伤,后柱完整,则可行一期前路减压内固定术。而如果骨折已为陈旧性,则应行后路的截骨矫形术。

(五)预后与康复

下胸椎和腰椎损伤的预后直接与脊髓或马尾神经损伤的严重程度有关。患者可以在术后早期进行肢体和二便功能的康复锻炼。神经不完全损伤的患者,术后可能会有一定程度的功能恢复,特别是术前损伤越轻的患者,术后恢复的可能性越大,愈后越佳。术后康复的功能锻炼也很重要,它可以帮助患者借助剩余的神经功能去完成和适应日常的生活。并且这类损伤的患者其上肢功能都保持完好,可以借助于上肢的力量相比颈椎损伤的患者更有利地进行康复,并且可以自行运转轮椅生活。

第四节 颈 椎 病

一、概述

颈椎病是由于颈椎间盘退行性变、颈椎骨质增生所引起的一系列临床症状的综合征。可发生于任何年龄,以 40 岁以上的中老年人为多。颈椎病可分为颈型、神经根型、脊髓型、椎动脉型、交感神经型和其他型,临床常表现为颈、肩臂、肩胛上背及胸前区疼痛,手臂麻木,肌肉萎缩等。

二、康复问题

(一)疼痛和麻木

颈项部及上肢均可出现疼痛、酸胀不适、麻木,程度及持续时间不尽相同,并有可能引起其他许多问题,因此解除疼痛和麻木是康复治疗的重要目的,也是患者的迫切要求。

(二)肢体活动障碍

神经根型颈椎病可因上肢活动而牵拉神经根使症状出现或加重,限制了正常的肢体活动;另外,神经根或脊髓受压迫可导致相应肢体肌力下降,而出现肢体运动功能减退,如脊髓型颈椎病患者可出现四肢无力、沉重,步态不稳,足下踩棉花感及肌肉痉挛等。

(三)日常生活

颈椎病患者因复杂多样的临床症状(包括四肢、躯干和头颈部不适等)而使日常生活和工作受到不同程度的影响,甚至穿衣、修饰、提物、个人卫生、站立行走及二便控制等基本活动受到限制。

(四)心理障碍

颈椎病是以颈椎退行性变为基础的疾病,这种组织的改变无法逆转,因此尽管临床症状可以得到缓解,但症状可能反复发作,时轻时重,部分患者可能出现悲观、恐惧和焦虑的心理;另外,严重的颈椎病所致的疼痛、活动困难和日常生活活动能力下降也会导致严重的心理障碍。

三、康复评定

(一)疼痛评定

疼痛是最常见的症状。疼痛的部位与病变的类型和部位有关,一般有颈后部和肩部的疼痛。神经根受到压迫或刺激时,疼痛可放射到患侧上肢及手部。若头半肌痉挛,可刺激枕大神经,引起偏头痛。常用视觉模拟评分法或简式麦吉尔疼痛问卷评估患者的疼痛程度。

1.视觉模拟评分法

画一条长度为 100 mm 的直线,直线左端(或上端)代表"无痛",直线右端(或下端)代表"无法忍受的痛"。测试者要求患者将自己感受的疼痛强度标记在直线上,线左端(或上端)至标记点之间的距离即为该患者的疼痛强度。

2.简式麦吉尔疼痛问卷

简式麦吉尔疼痛问卷是国际公认的描述与测定疼痛的量表。麦吉尔疼痛问卷包括 4 类20 组疼痛描述词,从感觉、情感、评价和其他相关类四个方面因素及现时疼痛强度对疼痛进行较全面的评价。简式麦吉尔疼痛问卷是在麦吉尔疼痛问卷基础上简化而来,由感觉类和情感类对疼痛的描述词及现时疼痛强度和视觉模拟评分法组成。临床实验证实,其与标准麦吉尔疼痛问卷具有良好的相关性。国内有学者应用简式麦吉尔疼痛问卷对急性痛、慢性痛和术后痛患者的疼痛性质、强度及治疗前后的变化进行了比较,表明简式麦吉尔疼痛问卷的可信度高、效度好,简便易行,是一种有实用价值的测痛工具。

(二)功能评定

应对患者的颈椎主被动关节活动度、颈肩部肌群及四肢肌群肌力、神经功能进行详细评估;应用影像学检查方法测量颈椎管狭窄及颈椎失稳程度;针对各型颈椎病的不同特点,进行针对性的颈椎特殊检查。

四、康复治疗

目的是改善或消除颈神经和血管组织受压症状,如消除炎性水肿、镇静止痛、解除肌肉痉挛等。颈椎病的康复治疗方法通常是以非手术治疗为主,包括物理因子治疗、颈椎牵引、针灸、手法治疗、运动疗法、矫形支具等。应用各种康复治疗方法可使颈椎病症状减轻、明显好转,甚至治愈,对早期颈椎病患者尤其有益。

(一)物理因子治疗

物理因子治疗的主要作用是解除神经根及周围软组织的炎症、水肿,改善脊髓、神经根及颈部的血液供应和营养状态,缓解颈部肌肉痉挛,减轻粘连,调节自主神经功能,促进神经和肌肉功能的恢复。常用治疗方法如下。

1.直流电离子导入疗法

应用直流电导入各种药物治疗颈椎病,有一定治疗效果。可用中药、维生素 B 类药物、碘离子等进行导入,作用极置于颈后部,非作用极置于患侧上肢或腰骶部,电流密度为 0.08～0.1 mA/cm²,20 分钟/次,10～15 次为 1 个疗程。

2.高频电疗法

常用超短波、短波疗法,通过其深部透热作用,改善脊髓、神经根、椎动脉等组织的血液循环,促进功能恢复。超短波及短波治疗时,颈后单极或颈后、患侧前臂斜对置,急性期应用无热量,10 分钟/次,每天 1 次;亚急性期应用微热量,12～15 分钟/次,每天 1 次,10～15 次为 1 个疗程。

3.石蜡疗法

利用加热后的石蜡敷贴于患处,使局部组织受热、血管扩张,循环加快、细胞通透性增加。由于热能持续时间较长,故有利于深部组织水肿消散、消炎、镇痛。常用颈后盘蜡法,温度为 40～45 ℃,30 分钟/次,每天 1 次,20 次为 1 个疗程。

4.超声波疗法

作用于颈后及肩背部,常用接触移动法,0.8～1.0 W/cm²,8～10 分钟/次,15～20 次为 1 个疗程。可加用药物导入,常用维生素 B、氢化可的松、双氯芬酸等。

5.红外线照射疗法

红外线灯于颈后照射,照射距离 30～40 cm,温热量,20～30 分钟/次,每天 1 次,20 次为1个疗程。

6.泥疗

泥疗是将具有医疗作用的泥类,加热至 37～43 ℃,进行全身泥疗或颈、肩、背局部泥疗。由于泥的热容量小,并有可塑性和黏滞性,可影响分子运动而不对流,所以其导热性低、散热慢、保温性好,能长时间保持恒定的温度。其次,由于泥中含有各种微小沙土颗粒及大量胶体物质,当其与皮肤密切接触时,对机体可产生一定的压力和摩擦刺激,产生类似按摩的机械作用。另外,泥土尚有一些化学作用和弱放射作用,通过神经反射、体液传导和直接作用对机体产生综合效应。每天或隔天 1 次,30 分钟/次,15～20 次为 1 个疗程。结束时要用温水冲洗。

(二)颈椎牵引治疗

颈椎牵引治疗是治疗颈椎病常用且有效的方法,有助于解除颈部肌肉痉挛,使肌肉放松,缓解疼痛;松解软组织粘连,牵伸挛缩的关节囊和韧带;改善或恢复颈椎的正常生理弯曲;使椎间孔增大,解除神经根的刺激和压迫;拉大椎间隙,减轻椎间盘内压力。调整小关节的微细异常改变,使关节嵌顿的滑膜或关节突关节的错位得到复位。

颈椎牵引治疗时必须掌握牵引力的方向(角度)、重量和牵引时间三大要素,才能取得牵引的最佳治疗效果。

1.颈椎牵引的方法

颈椎牵引常用枕颌布带牵引法。通过枕颌牵引力进行牵引,患者可以取坐位或卧位,衣领松开,自然放松。操作者将牵引带的长带托于下颌,短带托于枕部,调整牵引带的松紧,用尼龙搭扣固定,通过重锤、杠杆、滑轮、电动机等装置牵拉。轻症患者采用间断牵引,重症患者可行持续牵引。每天 1 次,15～20 次为 1 个疗程。

2.颈椎牵引的参数选择

(1)牵引时间:以连续牵引 20 分钟,间歇牵引 20～30 分钟为宜,每天 1 次,10～15 天为 1 个疗程。

(2)牵引角度:有观察表明,最大牵引力作用的位置与牵引的角度有关。颈椎前倾角度小时,牵引力作用于上颈椎,随着颈椎前倾角度加大,作用力的位置下移。因此牵引角度一般按病变部位而定,如病变主要在上颈段,牵引角度宜采用 $0°～10°$,如病变主要在下颈段($C_5～C_7$),牵引角度应稍前倾,可在 $15°～30°$,同时注意结合患者舒适度来调整角度。

(3)牵引重量:牵引重量与患者的年龄、身体状况、牵引时间、牵引方式等有很大的关系。间歇牵引的重量可以其自身体重的 10%～20%确定,持续牵引则应适当减轻。一般初始重量较轻,如从 6 kg 开始,以后逐渐增加。

3.颈椎牵引禁忌证

牵引后有明显不适或症状加重,经调整牵引参数后仍无改善者;脊髓受压明显、节段不稳严重者;椎间关节退行性变严重、椎管明显狭窄、韧带及关节囊钙化骨化严重者。

4.颈椎牵引的注意事项

(1)对患者做好解释工作,嘱患者牵引过程中放松,有任何不适立即停止牵引。

(2)调整好牵引带的位置,枕部带以枕骨粗隆为中心,颌部带靠近下颌尖部,不要卡住患者喉部。调整好牵引带的松紧度,两侧牵引带等长。

(3)牵引过程观察患者的反应;牵引结束后,休息1~2分钟。

(三)针灸治疗

针灸治疗对颈椎病的治疗可取得明显疗效,而且设备简单,易行。针法常取绝骨穴和后溪穴,再配以大椎、风府、天脊、天目、天柱等局部穴位,一般每天1次,每次留针20~30分钟,2周为1个疗程。因为绝骨穴属足少阳胆经,是足三阳络,为髓之会穴;后溪穴属手太阳小肠经,是八脉交会穴之一,通过督脉;颈后部正是督脉、足太阳膀胱经、足少阳胆经必经之路;侧颈部有手太阳小肠经和手少阳三焦经通过,所以能起到疏通经络、调理气血、舒筋止痛等功效。

(四)手法治疗

手法治疗是颈椎病治疗的重要手段之一,是以颈椎骨关节的解剖及生物力学的原理为治疗基础,针对其病理改变,对颈椎及其小关节施以推动、牵拉、旋转等手法进行被动活动治疗,以调整颈椎的解剖及生物力学关系,同时对颈椎相关肌肉、软组织进行松解、理顺,达到改善关节功能、缓解痉挛、减轻疼痛的目的。常用的方法有中式手法及西式手法。中式手法指中国传统的按摩推拿手法,一般包括软组织按摩手法和旋转复位手法。西式手法在我国常用的有关节松动手法、麦肯基疗法及脊椎矫正术等。

1.软组织按摩手法

治疗前对患者的病情应有全面的了解,手法要得当,切忌粗暴。

在颈、肩及背部,施用揉、拿、捏、推等手法,对神经根型颈椎病施行推拿手法时还应包括患侧上肢,椎动脉型和交感型颈椎病应包括头部。常取的穴位有风池、太阳、印堂、肩井、内关、合谷等。每次推拿15~20分钟,每天1次。推拿治疗颈椎病对手法的要求高,不同类型的颈椎病,其方法、手法差异较大。

2.旋转复位手法

旋转复位手法应用于颈椎小关节紊乱、颈椎半脱位等疾病。以棘突向右偏歪为例:医师立于患者后方,以左手握住装有橡皮头的"T"形叩诊锤的交接部,锤柄向左后方,锤的一端斜置于患颈棘突的右侧,尖端指向右前方。医师拇指把住锤的另一端,令患者屈颈并向后靠于医师的胸腹部,放松颈部肌肉。医师右手掌置于患者左侧下颌角部,用力将其头部向右侧旋转,同时利用左手拇指及身体的力量推动叩诊锤将患颈棘突推向左侧。在旋转过程中,一般可以听到清脆的响声,此时再查看棘突偏歪现象已消失,表明棘突偏歪已得到矫正,而患者即感症状已好转。旋转完毕后,按揉两侧颈项肌,并点揉双侧风池穴。若偏歪棘突已被矫正,患者仍有部分症状,可加用左右被动旋转头颈部及行左右两侧屈颈手法,往往可获症状的进一步改善。该法难度较大,存在一定风险,必须由有经验的医师操作。

3.关节松动术

关节松动术治疗颈椎病的手法主要有拔伸牵引、旋转、松动棘突及横突等。

(1)拔伸牵引:常用于颈部肌肉紧张或痉挛。上段颈椎和中段颈椎病变于中立位牵引,下段颈椎病变于20°~30°前屈位牵引,持续15~20秒,休息5秒,重复3~4次。

(2)旋转颈椎:患者去枕仰卧,颈部放在床沿。医师站在床头,一手四指分开放在患者健侧颈枕部,拇指放在对侧,用另一手托住其下颌,前臂放在耳前,使患者头部位于医师的手掌、前臂和肩前,操作时躯干及双手不动,双前臂向健侧缓慢地转动患者颈部。

(3)松动棘突:分垂直松动和侧方松动两种,对于颈椎因退行性变引起的活动受限和颈部肌肉紧张或痉挛特别有效。

（4）松动横突及椎间关节：医师双手拇指分别放在患侧横突背侧和棘突与横突交界处进行操作，对于颈部活动受限的患者效果较好。

（五）运动疗法

运动疗法可增强颈与肩胛带肌的肌力，保持颈椎的稳定，改善颈椎各关节功能，防止颈部僵硬，矫正不良体姿或脊柱畸形，促进机体的适应代偿能力，防止肌肉萎缩，恢复功能、巩固疗效、减少复发。故在颈椎病的防治中运动疗法起着重要的作用。

颈椎运动疗法常用的方式有徒手操、棍操、哑铃操等，有条件也可用机械训练。类型通常包括颈椎柔韧性练习、颈肌肌力训练、颈椎矫正训练等。此外，还有全身性的运动，如跑步、游泳、球类等，也是颈椎疾病常用的治疗性运动方式。

运动疗法适用于各型颈椎病症状缓解期及术后恢复期的患者。具体的方式方法因不同类型的颈椎病及不同个体体质而异，应在专科医师指导下进行。颈椎病常用颈椎保健操举例（适用于非脊髓型颈椎病）。

1.前伸探海

两脚开立，双手叉腰，头颈前伸并侧转向左前下方，眼看左前下方。还原，向右侧做同样动作，再还原。左右各 1 次为 1 组，重复4～6 组。

2.双手举鼎

两脚开立，与肩同宽。两臂屈肘，双手虚握拳与肩平，平放于胸前，拳心向前。两拳逐渐松开，掌心向上，两臂向上直举，抬头向上看，停留 2～3 秒后，逐渐下降，掌也逐渐再变虚拳，低头看地。进行此练习时，双臂上举要用力，同时呼气；下降要放松，同时吸气。重复 4～6 次。

3.转腰推碑

两脚开立，与肩同宽。双手抱拳于腰部，先向左转体，右掌向前推出，左手仍握拳抽至左腰际抱肘。头向后转，眼随右掌推出，注视手掌动作。还原时缓慢吸气，然后向右侧完成同样动作。练习时，转动要缓慢,手掌推出时要用力,同时呼气,用力程度和转动幅度应循序渐进,逐步加大,不能操之过急。

4.左右开弓

两脚开立,与肩同宽。两手掌放于眼前,掌心向前,拇指与四指分开,肘部斜向前方。动作开始时,两手掌同时向左右两侧分开,手掌逐渐变成虚拳,两前臂逐渐与地面垂直,胸部尽量向外挺出。然后两拳分开再变掌,还原。还原时含胸拔背。重复 4～6 次。两掌分开时吸气,还原时呼气。两臂拉开时不宜下垂,向后拉开时要挺胸,夹紧肩胛骨。

5.挥臂扣球

两脚开立,与肩同宽。左脚向前跨一步,同时重心前移,右脚跟抬起,右臂高举,自肩部后上方向前挥动,形似排球扣球。然后还原,右脚向前跨一步,左臂重复上述动作。左右各 1 次为1组,重复4～6 组。

6.凤凰展翅

两脚开立比肩宽,两手下垂。上身前弯,两膝稍屈,左手向左上方撩起,头颈也向左上方转动,眼看左手,右手虚按左膝。还原后向相反方向重复动作,左右各 1 次为 1 组,重复4～6 组。

(六)矫形支具的应用

颈椎的矫形支具主要用于固定和保护颈椎,矫正颈椎的异常力学关系,减轻颈部疼痛,防止颈椎过伸、过屈及过度转动,避免造成脊髓、神经的进一步受损,减轻脊髓水肿,减轻椎间关节创伤性反应,有助于组织的修复和症状的缓解。配合其他治疗方法同时进行,可巩固疗效,防止复发。最常用的有颈围、颈托,可应用于各型颈椎病急性期或症状严重的患者。颈托也多用于颈椎骨折、脱位,经早期治疗仍有椎间不稳定或半脱位的患者。乘坐高速汽车等交通工具时,无论有还是没有颈椎病,戴颈围保护都很有必要。但长期应用颈托和围领可以引起颈背部肌肉萎缩,关节僵硬,所以穿戴时间不宜过久,且在应用期间要经常进行医疗体育锻炼。在症状减轻时要即时除去围领和颈托,加强肌肉锻炼。

第五节　颈椎管狭窄

一、颈椎管狭窄的病因及病理

颈椎管狭窄的含义是指任何原因导致颈椎管的有效容积减少，致使脊髓周围储备间隙减小的一种状态。由于颈椎的椎管是由各个椎节的骨性椎管及连接各个椎节的韧带等结构构成，因此测量是否存在椎管狭窄又可以分为骨性椎管测量和实际椎管测量。测量骨性椎管是否狭窄可以依据 X 线平片和 CT 检查进行测量，而测量实际椎管是否狭窄则是在 MRI 图像上进行测量。目前比较公认的骨性椎管测量方法是比值法，即在颈椎侧位 X 线片上测量椎管的中矢状径与椎体的中矢状径的比值。CT 检查可以作为一种补充测量方法。实际椎管的测量一般在 MRI 片上测量脊髓的压缩比或者脊髓的实际面积。

（一）骨性颈椎管狭窄的病因及病理

导致骨性椎管狭窄的原因可以分为发育性颈椎管狭窄、先天性颈椎管狭窄、退变性颈椎管狭窄和继发性颈椎管狭窄。

1.发育性颈椎管狭窄

发育性颈椎管狭窄是指每一节椎骨的结构均未出现异常，但是椎管的容积相对较小。这些人群在出生时及儿童时期并不存在颈椎管狭窄，但是随着青春期的快速发育，椎管的容积发育相对滞后，因而在成年期表现为椎管狭窄，因此称为发育性颈椎管狭窄。

正常椎管内脊髓周围有较大的空间存在，称之为储备间隙，当存在发育性颈椎管狭窄时，由于颈椎管的储备间隙较没有椎管狭窄的人明显减少，颈椎出现退行性改变以后，直接的机械性压迫，如轻微的椎间盘膨出或突出、微小的骨赘或节段性不稳定就很容易造成脊髓病的发生。

发育性颈椎管狭窄的诊断标准：在颈椎侧位 X 线平片上，$C_3 \sim$

C_6 中任何一个椎节的椎管中矢状径与椎体中矢状径的比值小于或等于 0.75。

以 0.75（比值法）为颈椎管狭窄的诊断标准，发现 121 例脊髓型颈椎病患者中，83 例有发育性椎管狭窄，提示脊髓型颈椎病好发于发育性椎管狭窄的人群中。因此发育性颈椎管狭窄是脊髓型颈椎病发病的重要致病因素。患有脊髓型颈椎病同时伴有发育性椎管狭窄的患者接受前路减压手术效果不好，而再次行后路椎管减压后效果满意。近 20 年来对伴有发育性椎管狭窄的脊髓型颈椎病采用椎板成形椎管扩大术获得较好的治疗效果，说明发育性椎管狭窄的诊断对选择治疗方式有重要指导意义。

近年来的研究发现，在一部分发育性颈椎管狭窄的患者中，MRI 图像显示脊髓周围仍然有一部分储备间隙，而少数正常发育的椎管患者中，MRI 图像却显示脊髓周围几乎没有多少储备间隙了。但是对伴有发育性颈椎管狭窄和不伴有发育性颈椎管狭窄患者的颈椎 MRI 图像研究发现，二者在横断面上脊髓面积/硬膜囊面积的比值却没有显著差异（$P>0.05$）。另外，二者 MRI 图像上硬膜囊中矢状径与椎体中矢状径的比值均小于 X 线片上椎管中矢状径与椎体中矢状径的比值（$P<0.05$），这是由于椎管内硬膜外的其他内容物（后纵韧带、黄韧带等）占据了一部分空间所致，也说明其存在对椎管的容积有明显影响。以上研究提示，存在发育性椎管狭窄的患者，脊髓可能由于自身发育原因，在椎管内的空间占有率和发育正常椎管内脊髓的空间占有率无差别，一部分患者存在"小椎管伴小脊髓"的现象。如果发育性椎管狭窄患者的 MRI 片上脊髓/硬膜囊面积比值<0.41，并且$\geqslant 3$ 个节段，说明仍然具有一定的"储备间隙"，否则就是"储备间隙"不足。存在发育性颈椎管狭窄，同时椎管"储备间隙"不足的患者较"储备间隙"正常的脊髓型颈椎病患者发病年龄早、病情进展快、脊髓损害严重（$P<0.05$），"小椎管伴小脊髓"的患者接受后路手术疗效更佳。

尽管部分人群存在以上现象，X 线片上应用比值法测量骨性椎管矢状径仍然是判断发育性颈椎管狭窄的最直接、最经济、最初步的手段,而且在颈椎术后疗效判定中仍具有重要意义。

2.先天性颈椎管狭窄

先天性颈椎管狭窄是指某一节或几节椎骨的结构均出现异常,例如颈椎椎体分隔不全、椎板分隔不全、小关节融合、脊柱裂、蝶形椎、楔形椎等,同时椎管的容积相对较小。这些人群在出生时及儿童时期由于椎骨存在先天性异常,可能已经存在颈椎管狭窄,但是由于脊髓比较小而没有显示出来,随着青春期脊髓的快速发育、椎管的容积发育相对滞后,因而在成年期表现为椎管狭窄,因此称为先天性颈椎管狭窄。由于椎管内脊髓周围储备间隙的减小,当颈椎出现退行性改变以后,直接的机械性压迫,如轻微的椎间盘膨出或突出、微小的骨赘或节段性不稳定就很容易造成脊髓病的发生。椎管测量的方法与发育性颈椎管狭窄相同。

3.退变性颈椎管狭窄

退变性颈椎管狭窄是指随着椎间关节的退行性改变的发展,椎体后缘出现明显的骨赘,从而占据了椎管的空间,导致脊髓周围储备间隙减小甚至脊髓受到压迫。这种在成年期因为退变形成巨大骨赘而表现出的椎管狭窄,称为退变性颈椎管狭窄。退变性颈椎管狭窄的测量方法为,在颈椎侧位 X 线片上测量椎体后缘的骨赘至椎管后壁的最短径与椎体的中矢状径的比值,如果≤0.75,即可诊断为退变性颈椎管狭窄。

此外,随着颈椎椎间关节退行性改变的发展,出现节段性不稳定。表现为当颈椎处于中立位时,颈椎管可能并不狭窄或者仅仅表现为轻度狭窄,但是当颈椎后伸时,上位椎体向后移位,使颈椎骨性椎管的实际径线变小。这种随着颈椎运动功能的变化而发生变化的颈椎管矢状径称为功能径。颈椎管的功能径在脊髓型颈椎病的发病中具有重要意义。椎体后缘骨赘形成使功能Ⅰ径减小,而颈椎存在节段性不稳定、颈部后伸时则使功能Ⅱ径减小,使脊髓受到钳夹,最终出现脊髓病。

4.继发性颈椎管狭窄

继发性颈椎管狭窄是指随着椎管内韧带(后纵韧带、黄韧带)的肥厚、钙化、骨化过程的进展,逐步占据了椎管的空间,导致脊髓周围储备间隙减小甚至脊髓受到压迫。由于后纵韧带骨化、黄韧带钙化、黄韧带骨化不属于退行性病变,因此这一类椎管狭窄,称为继发性颈椎管狭窄。

(二)椎间关节退变与颈椎管狭窄

随着椎间关节的退行性改变,逐渐出现椎间盘膨出或者突出、后纵韧带肥厚、黄韧带肥厚等病理变化,占据了骨性椎管的空间,导致实际椎管的有效容积变小。这些改变在椎间隙水平表现尤为突出,表现为 MRI 图像上脊髓呈串珠样受压。尤其是当颈椎后伸时,脊髓本身变粗,同时椎间盘后突增加、黄韧带形成皱褶突入椎管,使椎管实际空间更为狭小。

由于椎间盘突出、黄韧带肥厚等病理改变,造成脊髓受压而发生脊髓病。特别是当存在发育性颈椎管狭窄时,由于椎管内的储备空间本来就很小,因此只要出现轻度的椎间盘突出或者黄韧带肥厚,再加上节段性不稳定,患者很容易出现脊髓病的临床症状。

(三)颈椎后纵韧带骨化症与颈椎管狭窄

颈椎后纵韧带骨化症(OPLL)是造成颈椎管狭窄的另一个常见、重要原因。

OPLL 的发生与发展过程并不是很清楚,很可能是先出现韧带的肥厚,然后出现韧带组织的逐渐骨化。因此在组织病理学上又可以分为成熟型和未成熟型两种类型,然而在手术切除的标本上往往可以观察到成熟区域和未成熟区域共存的现象。当患者出现临床症状而来就诊时,在大多数病例中已经可以见到成熟的骨化组织形成,在后纵韧带各层均可见到,有时还可以见到硬脊膜的骨化,严重时骨化的韧带还可以与硬脊膜紧密地粘连在一起。随着 MRI 和 CT 检查的普遍应用,可以发现越来越多的未成熟的 OPLL,表现为 MRI 图像上脊髓前方可见大片低信号影、但是 CT 扫描却仅仅能够看到部分骨化组织影。

(四)颈椎管狭窄与颈脊髓损伤

颈椎管狭窄的重要意义除了可以导致慢性压迫性颈脊髓病以

外,它还可以造成急性颈脊髓损伤,尽管致伤外力可能还不足以导致颈椎出现骨折或者脱位,称为"无骨折脱位型颈脊髓损伤",其中发育性颈椎管狭窄是最为常见的病理基础。这种颈脊髓损伤有别于颈椎骨折脱位造成的脊髓损伤。当颈椎发生骨折脱位时,脊髓因为受到移位的骨折片、脱位的椎体的直接打击、挤压、碾搓,脊髓受到的损伤往往比较严重,甚至出现完全性脊髓损伤。而无骨折脱位型颈脊髓损伤的损伤机制却不同,由于患者颈椎管内储备间隙狭小,当出现退行性改变如椎间盘突出、骨赘生成、黄韧带肥厚时,脊髓周围几乎没有任何缓冲间隙,当受到外力使颈椎突然被动过屈、过伸时,脊髓因为受到挤压、折顶而发生损伤,损伤程度往往不是非常严重,一般为不完全性脊髓损伤。因此,对于出现急性颈脊髓损伤而没有骨折脱位的患者,应当注意有无发育性颈椎管狭窄等上述病理因素。早期手术、彻底减压是争取较好疗效的重要因素。

无骨折脱位型颈脊髓损伤是一种具有明显临床特点的损伤类型。在诊断、治疗和预后方面都不同于骨折脱位合并的脊髓损伤,也不同于脊髓型颈椎病。这种损伤的特点:①由于颈椎具有上述某种病理因素,轻微外力就可以导致急性脊髓损伤,但是没有骨折脱位。②绝大部分为脊髓不完全性损伤。③手术治疗明显优于保守治疗。保守治疗后脊髓功能获得暂时性部分恢复并停滞在较低水平,但是多数病例出现病情反复并逐渐加重。④手术时机对后期脊髓功能的恢复有重要影响。应当早期手术治疗,减压并重建稳定。手术疗效比骨折脱位造成的脊髓损伤效果好,但是比脊髓型颈椎病的效果差。⑤已经合并有颈椎病的患者,手术疗效与手术时机呈负性相关,与脊髓型的病程呈负性相关。

二、颈椎管狭窄的临床表现

颈椎管狭窄患者出现临床症状可以非常隐匿,也可以急性起病,有些患者则因为发生急性无骨折脱位型颈脊髓损伤而被送来医院。

颈椎管狭窄的症状可以归纳为 3 个方面,第一个是颈脊髓病的表现,再一个是颈神经根病的表现。第三个是慢性颈痛,表现为颈部钝痛或者僵硬感,有时疼痛可以扩展至枕部或肩部。疼痛的原因尚不清楚,有可能是对神经根的刺激,或者对分布在后纵韧带上的来自窦椎神经的末梢神经的刺激。颈部活动受限一般比较明显。

三、颈椎管狭窄诊断及鉴别诊断

颈椎管狭窄的诊断实际上是影像学的诊断,根据患者临床表现,可以明确颈神经根病、颈脊髓病的诊断。注意与相应的疾病进行鉴别诊断。对于具有颈脊髓损伤,尤其是有颈部挥鞭样损伤病史的患者,应当考虑无骨折脱位型颈脊髓损伤。

颈椎 X 线平片是首选检查。对于发育性颈椎管狭窄和先天性颈椎管狭窄,必须在颈椎侧位片上测量颈椎管的中矢状径与椎体的中矢状径,如果比值等于或者小于 0.75,就可以确立诊断。对于退变性颈椎管狭窄,必须在颈椎侧位片上测量后骨赘的最远点至颈椎管后壁的矢状径与椎体的中矢状径,如果比值等于或者小于 0.75,就可以确立诊断。颈椎过伸过屈侧位 X 线片对于诊断颈椎管节段性不稳定,判断是否存在动态颈椎管狭窄具有重要意义。

当在颈椎侧位平片上看到椎体后方不透 X 线阴影时,即可诊断颈椎 OPLL。同时在侧位平片上还可以测量骨化块对椎管的侵占率。但是对于早期或者未成熟型的 OPLL,则平片诊断有一定的假阴性率。CT 检查是诊断 OPLL 的金标准。矢状面断层或矢状面重建 CT 能增加阳性率。

MRI 图像可以直接显示颈脊髓受到压迫的程度和范围,也可以显示脊髓是受到骨性压迫还是软性压迫。MRI 和 CT 检查对于颈椎管的影像学诊断具有很好的互补作用,二者缺一不可。

必须注意的是,颈椎 OPLL 是影像学诊断,必须结合临床表现才能做出完整的临床诊断。当有临床表现并且影像学检查证实有颈椎 OPLL 存在时,才能诊断颈椎后纵韧带骨化症。完整的诊断应该包括两个方面:一是 OPLL,应注明范围及类型;二是神经损害的类型,颈脊髓病和(或)颈神经根病。必须注意的是,颈椎 OPLL 可以与颈椎病共存，因此必须结合影像学与临床表现，判断造成神经功能损害的原因。如果 OPLL 和退变性因素（椎间盘突出、椎体后缘骨赘、黄韧带肥厚、钩椎关节增生、并节突增生）都是神经损害的原因，则应作出全面诊断。如果退变性因素不参与神经损害的发病，则只需要诊断颈椎后纵韧带骨化症。

四、颈椎管狭窄治疗与康复

由于椎管内脊髓周围储备间隙狭小，因此不能够推拿治疗，如果同时合并颈脊髓病则不宜牵引治疗。如果出现明显的颈脊髓病表现，影像学检查显示明确的脊髓压迫，治疗原则是尽早手术。

颈椎管狭窄的治疗原则与颈椎病基本一致。对于表现为颈神经根病的患者，大部分患者经非手术治疗效果优良，仅一小部分患者症状严重，或者经过非手术治疗仍然症状明显而需要手术治疗。

（一）非手术治疗

包括休息、牵引、围领制动、推拿按摩、针灸、穴位封闭、物理疗法和中西药物治疗。

（二）颈椎管狭窄的微创治疗

微创治疗的原理是采用物理或者化学的方法，减少髓核体积，降低椎间盘内压力，从而减轻突出的椎间盘对神经根和脊髓的压迫和刺激，达到减轻症状的目的。对于发育性、退变性颈椎管狭窄的患者，如果脊髓、神经根的致压因素为椎间盘软性突出，同时不存在明显的节段性不稳定，没有骨性压迫，脊髓后方的黄韧带不肥厚（即没有钳夹式改变），可以考虑微创治疗。

（三）颈椎管狭窄的手术治疗

对于仅仅表现为颈神经根病的患者，治疗原则和方法与颈椎病相同。

对于表现为颈脊髓病的患者，手术时机和手术适应证与颈椎病相同。

由于颈椎后纵韧带骨化症造成的继发性颈椎管狭窄伴颈脊髓病的特殊性，因此在手术术式选择上有一定的特殊性。

1.颈椎后纵韧带骨化症的手术治疗

(1)手术目的：减轻或者去除脊髓的压迫因素,消除椎间不稳定。

(2)手术适应证：一旦明确诊断颈脊髓病,即有手术指征。由于年轻患者的 OPLL 更容易进展,脊髓长期受压后容易发生不可逆性损害从而影响远期疗效,加之年轻人发生颈部创伤的风险较大,而手术效果又较老年人为好,因此对于 OPLL 伴发严重椎管狭窄者,即使脊髓病不重,也有手术指征。

(3)术式的选择。

后路减压手术：通过椎板切除或椎板成形手术,扩大椎管的有效矢状径,使颈脊髓后移,达到减压的目的。其优点是容易操作,可以做到广范围减压。缺点是 OPLL 并没有被切除,因此对于侵占率较大的患者,减压效果可能受到影响。减压的范围一般应当超出狭窄部位至少一个节段,上端可以达到 C_1、下端可以达到 T_2。由于椎板切除术使颈椎后方结构全部切除(椎板、棘突、黄韧带、棘间、棘上韧带),术后容易出现颈椎后突畸形,瘢痕容易侵及硬膜,因此该术式已被各种类型的椎板成形术所代替。有些学者采用椎板切除术后经椎弓根螺钉或者经侧块螺钉技术重建颈椎的稳定,虽然具有可行性,但是与内固定技术相关的并发症也相应增多。椎板成形术的原理保留了颈椎后方全部结构,通过颈椎后方肌肉的重建及术后项背肌的训练来保障颈椎正常的顺列,具有更多的优点。

前路减压手术：前方减压的优点是直接减压,通过前方融合稳定了受累节段颈椎。缺点是手术时间长、出血多,切除 OPLL 需熟练的手术技术,长节段的植骨面临不融合和植骨块脱出的风险,手术范围局限在 $C_3 \sim T_1$。前路手术减压必须先切除 OPLL 块对应的椎体,然后切除骨化块或者部分切除骨化块并使其漂浮。OPLL 直接切除时由于椎管内静脉丛出血较多,神经损伤的风险较大,容易损伤硬膜而发生脑脊液漏,特别是当合并有硬膜骨化时。漂浮法则是通过部分切除 OPLL 块,然后将其旷置,使其在脑脊液的压力下,骨化块向前移位,使椎管扩大达到减压目的。手术适应于一个或者两个节段的 OPLL。

前后路联合手术：对于局部椎管侵占率较高的 OPLL，尤其是合并发育性、多节段退变性颈椎管狭窄者，可以考虑前后路联合手术。手术可分期进行，也可一期完成，取决于患者对手术的耐受性和前路手术必要性的大小。一般首先行后路广泛减压，扩大椎管的有效矢状径，增加脊髓的有效空间，然后再行前路的局部减压，减少手术神经损伤及脑脊液漏的风险。如果分期进行，间隔3～6周。期间应密切观察神经功能的变化，如果日本矫形协会评分（JOAs）功能有明显改善，可以考虑继续观察。

2.颈椎管狭窄的康复治疗

由于颈椎管狭窄的手术方式与颈椎病基本相同，因此手术后的康复治疗也与颈椎病基本相同。

第六节　胸腰椎损伤

一、概述

胸腰椎骨折与脱位占胸腰椎损伤的首位，伤情严重，治疗比较复杂，严重者常造成残废。胸椎遭受损伤的机会相对较少，胸廓的支撑、固定作用，将胸椎联合成一个整体，较小的暴力，由于胸廓的吸收作用而衰减，不至于引起明显损伤，因此临床所见的胸椎骨折，多由严重的直接暴力所致。巨大的暴力，往往同时造成胸廓损伤，治疗比较复杂，应首先处理直接威胁患者生命的合并伤，病情稳定后，再着手胸椎骨折的治疗；胸椎椎管较小，其内容纳脊髓，骨折块突入椎管或发生骨折脱位，脊髓缓冲空间有限，容易损伤，加之胸段脊髓血供不丰富，伤后神经功能的恢复可能性极小。腰椎椎管较胸椎椎管大得多，加之其容纳的主要为马尾神经，因而腰以下的腰椎骨折，发生完全性截瘫者少见，多保留下肢部分神经功能，早期减压复位,有望取得明显的手术效果。胸腰椎损伤最常发生在胸椎和腰椎交界处,因此临床上把 $T_{11} \sim L_2$ 称为脊椎的胸腰段。胸腰段具有较大的活动度,又是胸椎后凸和腰椎前凸的转折点,在脊柱屈曲时以胸腰段为弯曲的顶点,因此最易由传导暴力造成脊椎骨折。胸段骨折合并截瘫通常是脊髓圆锥与马尾神经混合伤,伤后主要神经症状表现为以双下肢瘫痪、括约肌功能障碍为主。

二、胸椎骨折

(一)发生机制

造成胸椎骨折的主要暴力包括间接暴力和直接暴力,常见于坠落伤、车祸和重物打击伤后。根据暴力的类型、方式和体位,损伤各不相同,常见的暴力类型有以下数种。

1.屈曲暴力

屈曲暴力致伤,脊柱的前部承受压应力,脊柱后部承受张应力。主要造成椎体的前缘压缩骨折,当暴力很大时椎体前缘压缩超过其高度的 1/2,常伴有椎体后上缘骨折块突入椎管。椎体后缘高度往往无明显改变。

2.压缩暴力

在轴向压缩载荷的作用下椎体产生爆裂骨折,横断面上整个椎体的各径线均增大。骨折块向椎体左右和前后碎裂,椎体后部碎骨块突出进入椎管,造成脊髓神经不同程度的损伤。

3.屈曲分离暴力

常见于车祸中,又名安全带损伤。高速行驶的汽车发生车祸时,由于安全带的作用,下肢和躯干下部保持不动,上半身高速前移,造成以安全带附近脊椎为支点,脊柱后部结构承受过大的张力而撕裂,受累的结构以后柱和中柱为主。

4.屈曲扭转暴力

屈曲和扭转两种暴力同时作用于脊柱,损伤严重,椎体旋转、前中柱骨折,单侧或双侧小关节突交锁。

5.水平暴力

水平剪力往往较大,造成上下位椎体前后脱位,对脊髓和马尾神经的损伤严重,预后差。

6.伸展分离暴力

在胸腰椎比较少见,此种主要造成脊柱前部张力性破坏,黄韧带皱褶突入椎管,压迫脊髓。

（二）分类

根据 Dennis 的脊柱三柱理论,脊柱的稳定性依赖于中柱的形态,而不是后方的韧带复合结构。三柱理论的基本概念是:前纵韧带、椎体及椎间盘的前半为前柱;后纵韧带,椎体和椎间盘的后半构成中柱,而后柱则包括椎弓、黄韧带、关节突、关节囊和棘间、棘上韧带。椎体单纯性楔形压缩骨折,不破坏中柱,仅前柱受累为稳定性骨折。爆裂性骨折,前、中柱均受累,则为不稳定骨折,屈曲牵张性的损伤引起的安全带骨折,中柱和后柱均破坏,亦为不稳定损伤,而骨折脱位,由于前、中、后三柱均破坏,自然属于不稳定损伤。

1.根据暴力类型分类

（1）爆裂骨折:以纵向垂直压缩暴力为主,根据暴力垂直程度分下列几个类型:非完全纵向垂直暴力;椎体上下方终板破裂;椎体上方终板破裂;椎体下方终板破裂;合并旋转移位;椎体一侧严重压缩粉碎骨折。

非完全纵向垂直暴力:A 型,一般上、下终板均破裂。B 型,略前屈终板损伤,多见。C 型,略前屈终板损伤,少见。D 型,伴旋转损伤。E 型,略带侧弯伴一侧压缩。

爆裂骨折特点:两椎弓根间距增宽;椎板纵裂;CT 示突入椎管的骨块往往比较大,多数病例之椎体后上骨块突入椎管,椎管受压较重。严重爆裂骨折,脊柱三柱损伤,椎管狭窄严重,截瘫发生率高。

（2）压缩骨折:根据压缩暴力的作用方向,可分屈曲压缩性骨折和侧向压缩骨折,前者椎体前柱压缩,中柱无变化或轻度压缩,椎弓根间距正常,棘突无分离,属稳定性骨折,可用非手术方法治疗;后者造成椎体一侧压缩骨折,多伴有明显脊柱侧弯,临床比较少见。

(3)分离骨折:常见的主要有 Chance 骨折,椎体楔形变,椎后韧带复合结构破坏,棘突间距离增宽,关节突骨折或半脱位,而椎弓根间距正常。不论损伤是经骨-骨、骨-软组织,还是软组织,此种损伤均为三柱破坏,属不稳定骨折,需手术内固定。受压往往较轻,不伴脱位的病例,截瘫发生率较低;过伸分离骨折比较少见,由过伸暴力作用引起,严重者因后方黄韧带皱褶突入椎管压迫脊髓造成不全性截瘫。

(4)水平移位型骨折:引起本类骨折的暴力有水平暴力与旋转暴力。暴力主要集中于椎间盘,故多数为经椎间盘损伤,椎体之间的联结破坏,极易发生脱位,截瘫发生率高。根据暴力的特点,本类骨折又可分为两种类型:

剪力型:由水平暴力引起。水平移位型骨折脱位发生率高,多经椎间隙发生,椎体无压缩骨折,有时可伴有椎体前上缘小分离骨折,棘突间距不增宽,后凸畸形较轻,如伴有旋转脱位,往往有旋转移位、横突、肋骨和关节突骨折,脱位纠正后,损伤椎间隙变窄,截瘫恢复差。

旋转型:椎间隙变窄,可合并肋骨、横突骨折,并伴有脊椎骨折和关节突骨折,有时在脱位部位下一椎体的上缘发生薄片骨折,此骨折片随上一椎体移位;多数骨折伴有一侧关节突交锁。

2.根据脊柱骨折稳定程度分类

(1)稳定性脊柱骨折:骨折比较单纯,多不伴有中柱和后部韧带复合结构的损伤,骨折发生后,无论是现场急救搬运或是伤员自身活动,脊柱均无移位倾向,见于单纯屈曲压缩骨折。椎体的前部压缩,而中柱高度不变,后柱完整,此种骨折多不伴有脊髓或马尾神经的损伤。

(2)不稳定性骨折:脊柱遭受严重暴力后,发生骨折或骨折脱位,并伴有韧带复合结构的严重损伤。由于参与脊柱稳定的结构大多破坏,因而在伤员的搬运或脊柱活动时,骨折损伤部位不稳定,若同时伴有后纵韧带和纤维环后半损伤,则更加不稳。根据 Dennis 三柱理论,单纯前柱损伤为稳定骨折,如单纯椎体压缩骨折;中柱在脊柱稳定方面发挥重要作用,前柱合并中柱损伤,如椎体爆裂骨折,为不稳定性骨折;前中后三柱同时受累的 Chance 骨折、伴后柱损伤的爆裂骨折、骨折脱位,均为极度不稳定性骨折。

(三)病理变化

1.成角畸形

胸腰椎骨折大部分病例为屈曲损伤,椎体的前部压缩骨折,脊柱的中后柱高度不变,前柱缩短,形成脊柱后凸畸形,前柱压缩的程度越严重,后凸畸形越明显。当椎体前部压缩超过 1/2,后柱的韧带复合结构受到牵张力。较轻者深筋膜、棘上、棘间韧带纤维牵拉变长,韧带变薄,肉眼观察,韧带的连续性尚存在前柱继续压缩,后柱复合结构承受的牵张力超过生理负荷,纤维发生部分断裂,严重者韧带撕裂,裂隙内充满积血,黄韧带和小关节囊撕裂,小关节可发生骨折或关节突交锁;骨折和软组织损伤的出血,渗透到肌组织内形成血肿,血肿机化后产生瘢痕,萎缩和粘连,影响肌纤维的功能,妨碍脊柱的正常活动功能并引起腰背疼痛。在椎体的前部,前纵韧带皱褶,在前纵韧带和椎体之间形成血肿,血肿压迫和刺激自主神经,使胃肠蠕动减弱,致患者伤后腹胀和便秘。

2.椎体后缘骨折块对脊髓神经的压迫

垂直压缩暴力造成椎体爆裂骨折,骨折的椎体厚度变小而周径增加,骨折的碎块向四周裂开并发生移位。X 线片显示椎体左右径与前后径显著增宽,向前移位的骨块,由于前纵韧带的拉拢,除产生血肿刺激神经引起患者胃肠功能紊乱外,无大的危害性,而在椎体的后缘,暴力瞬间,后纵韧带处于牵张状态,破裂的椎体后上部骨块向椎管内移位仅受后纵韧带的张力阻拦,易突破后纵韧带移入椎管内,碎骨块所携带的功能,足以将脊髓摧毁,造成脊髓圆锥和马尾神经的损害。

3.椎间盘对脊髓的压迫

屈曲压缩和爆裂骨折占椎骨折的绝大部分,而此种损伤都伴有椎体的屈曲压缩性改变,前柱的高度丧失均大于中柱,椎间隙呈前窄后宽形态,间隙内压力增高,髓核向张力较低的后方突出,当屈曲压缩的力量大于后纵韧带和纤维环的抗张强度,后纵韧带和纤维环相继破裂,椎间盘进入椎管内,使属于脊髓的有限空间被椎间盘所占据,加重脊髓的损伤。

4.来自脊髓后方压迫

Chance 骨折或爆裂骨折,脊柱的破坏相当严重,黄韧带断端随同骨折的椎板,由后向前压迫脊髓的后部,未发生断裂的黄韧带,张于两椎板之间,有如绷紧的弓弦,挤压硬膜囊。在过伸性损伤中,黄韧带形成皱缩,凸向椎管,同样构成脊髓后部压迫。

5.骨折脱位椎管容积丧失

水平移位性损伤产生的骨折脱,对脊髓的损伤最为严重。在此种损伤中,暴力一般都比较大,脊柱的三柱均遭到严重破坏,脊柱稳定功能完全丧失。上位椎体向一个方向移位1 mm,相应下位椎体向相反的方向移动 1 mm。脊髓的上、下部分别受到来自相反方向的压迫,脊髓内部的压力急剧增加,血供迅速破坏,伤后脊髓功能恢复的可能性极小。

6.脊柱成角、脱位导致脊柱损伤

慢性不稳定脊柱骨折脱位或成角,破坏了脊柱正常的负重力线,长期非生理情况下的负荷,导致成角畸形缓慢加重,引起慢性不稳定,对于那些骨折早期无神经压迫症状的患者,后期由于脊柱不稳定产生的异常活动造成迟发性脊髓损伤,此外脊柱成角本身可造成椎管狭窄,脊髓的血供发生障碍。

(四)临床表现

有明确的外伤史,重者常合并脑外伤或其他内脏损伤,神志清醒者主诉伤区疼痛,肢体麻木,活动无力或损伤平面以下感觉消失。检查见伤区皮下淤血、脊柱后凸畸形。严重骨折脱位者,脱位局部有明显的空虚感,局部触痛,常可触及棘突有漂浮感觉。由于损伤的部位及损伤程度不一,故神经功能可以是双下肢活动正常,亦可表现双下肢完全性瘫痪。神经功能检查,临床常用 Frankel 分级法。括约肌功能障碍,如表现为排便无力、尿潴留、便秘或大小便完全失禁。男性患者阴茎不能有意识勃起,被动刺激会阴或阴茎表现为不自主勃起,如脊髓颈胸段损伤而圆锥功能仍存在者;如为脊髓圆锥部的骨折脱位,脊髓低级性中枢遭到摧毁,勃起功能完全丧失。

(五)诊断要点

根据外伤史及外伤后的症状、体征可初步确定为胸腰椎骨折或脱位,并可依感觉、运动功能丧失而初步确定损伤节段,便于进一步选择影像学检查部位。X线平片是胸腰椎骨折的最基本的影像学检查手段,应常规应用。通常拍正侧位片,根据病情需要可加照斜位或其他位置。单纯压缩骨折正位片可见椎体高度变扁,左右横径增宽,侧位片可见椎体楔形变,脊柱后凸畸形,椎体后上缘骨折块向后上移位,处于椎间水平。爆裂骨折侧位片显示椎体后上缘有大块骨块后移,致伤椎椎体后上部弧形突向椎管内小关节正常解剖关系破坏。骨折脱位者侧位片显示两椎体相对位置发生明显变化,以上位脊椎向前方或前方偏一侧移位摄常见。CT扫描比普通X线检查能提供更多的有关病变组织的信息,因而优越性极大,有条件者应该常规应用。CT片可以显示骨折的类型和损伤的范围,用于单纯椎体压缩骨折,可以显示椎体后缘有无撕脱骨块,骨块是否对硬膜囊形成压迫,有助于决定治疗方法。爆裂骨折CT扫描可以观察爆裂的椎体占据椎管的程度,有助于决定采用何种手术方法减压,并为术中准确解除压迫提供依据。MRI能够较清楚地显示椎管内部软组织的病损情况,在观察脊髓损伤的程度(水肿、压迫、血肿、萎缩)和范围方面较CT优越,对脊柱后柱结构的损伤亦有良好显示,有助于判断脊柱稳定性。

(六)治疗原则

根据脊柱的稳定程度可以采用非手术治疗或手术治疗。非手术治疗主要用于稳定性脊柱骨折,目的在于通过缓慢的逐步复位恢复伤椎的解剖关系,通过脊柱肌肉的功能训练,为脊柱提供外源性稳定,从而避免患者晚期常见的损伤后背痛。手术治疗脊柱损伤的目的在于:解除脊髓神经压迫,纠正畸形并恢复脊柱的稳定性。手术早期稳定性由内固定材料提供,坚强的内固定可以保证患者早下地活动,防止长期卧床导致的各种并发症,加速创伤愈合,恢复机体的生理功能。脊柱稳定性的远期重建,依赖正规的植骨融合。

(七)治疗选择

1.非手术治疗

(1)适应证:用于稳定性脊柱骨折,如椎体前部压缩<50%,且不伴神经症状的屈曲压缩骨折,脊柱附件单纯骨折。

(2)方法:伤后仰卧硬板床,腰背后伸,在伤椎的后侧背部垫软垫。根据椎体压缩和脊柱后凸成角的程度及患者耐受程度,逐步增加枕头的厚度,于12周内恢复椎体前部高度。X线片证实后凸畸形已纠正,继续卧床3周,然后床上行腰背肌锻炼。床上腰背肌锻炼为目前临床上较常用的功能疗法,腰背肌锻炼的目的是恢复肌力,为后期脊柱稳定性重建提供动力基础、预防后期腰背痛与骨质疏松症的出现,过早下地负重的做法不宜提倡,因为有畸形复发可能,尤其是老年骨质疏松的患者,临床上出现慢性不稳定者,大多源于此。

(3)优点:治疗方法简单,无须长时间住院,治疗费用较低。

(4)缺点:卧床时间长,老年患者易出现肺部并发症和压疮,部分病例遗留晚期腰背痛和骨质疏松症,适应证较局限等。

2.手术治疗的目标和适应证

(1)手术治疗的目标:为损伤脊髓恢复功能创造条件(减压和避免再损伤);尽快恢复脊柱的稳定性,使患者能尽早起床活动,减少卧床并发症;植骨融合后提供长期稳定性,预防顽固性腰背痛的发生。

(2)适应证:适用于多数不稳定性骨折与伴脊髓有明显压迫的骨折、陈旧性骨折椎管狭窄、后凸或侧凸畸形者,近年来,随着微创脊柱外科技术的发展,适应证已进一步扩大,包括单纯压缩骨折、骨质疏松症所致压缩骨折等。

3.手术方法

(1)对有神经症状者应行脊髓神经减压术:脊柱骨折脊髓压迫的因素主要来自硬膜的前方,包括脊柱脱位,伤椎椎体后上缘压迫脊髓前方;压缩骨折,椎体后上角突入椎管压迫脊髓;爆裂骨折,骨折块向后移位压迫脊髓;单纯椎间盘突出压迫脊髓;脊柱呈锐弧后凸或侧凸畸形＞20°,椎管受到压迫性和张力性两种损伤,故应采用硬膜前方减压,经一侧椎弓根的侧前方减压或经两侧椎弓根的环形减压或侧前方入路下直接减压。

(2)内固定:以短节段为主。Lcuque 棒或 Harrington 器械固定,由于节段过长,有一定的缺点,目前应用较少。减压完成后,应使患者维持于脊柱过伸位,在此基础上行内固定,可望使椎体达到良好的复位要求。目前应用的内固定器械包括后路与前路两大类,后路多采用短节段椎弓根螺钉系列,前路多采用短节段椎体螺钉钢板系列或椎体螺钉棒系列。

(3)植骨融合:脊柱融合的要点如下。

内固定只能提供早期稳定,后期的永久性稳定需依赖于植骨融合,因而植骨是处理胸腰椎骨折的一个常规手段,必须保证正规、确实的植骨操作。植骨数量要足够,由于植骨是在非生理情况下的骨性融合,因而骨量少,骨痂生成少,有限的骨痂难以承受生理活动所施加的载荷。植骨的质量要保证,异体骨应避免单独应用于脊柱融合,有不少失败的报道,有的后果相当严重,但在前路大量植骨时,自体骨量不够,可混合少量异体骨或骨传导活性载体。大块髂骨植骨质量可靠,并可起到支撑和承载作用,而火柴棒样植骨增加了生骨面积,能较早发生骨性融合,两者可联合应用。究竟是采用前路椎体间融合还是采用后路椎板、横突间融合应根据具体情况决定,决定因素取决于骨折类型、脊髓损伤程度、骨折时间、脊髓受压的主要来源及患者的一般状况等。通常后路张力侧能同时做到固定与减压,但在脊柱稳定性方面远不如前路椎体间植骨。

三、单纯椎体压缩骨折

单纯椎体压缩骨折为稳定性骨折,临床比较常见,一般不伴有神经损伤,个别患者有一过性肢体麻木乏力,多能在短时间自行恢复,非手术方法治疗能取得良好的效果。

(一)发生机制

多为遭受较轻微的屈曲暴力作用,老年者骨质疏松多由摔倒臀部着地引起,临床病理改变主要体现为脊柱前柱压缩呈楔形改变,不伴有中柱的损伤,后柱棘间韧带部分损伤,少有韧带断裂及关节突骨折与交锁者;因中柱结构完整,椎管形态无改变,脊髓除少数因冲击作用直接损伤外,一般无明显骨性压迫损伤。如椎体压缩不超过50%,脊柱稳定性无破坏。

(二)临床表现

伤后腰背部疼痛,脊柱活动受限。伤区触痛和叩痛(+),少数患者可见轻度脊柱后凸畸形,早期双下肢主动抬腿肌力减弱,这是由于髂腰肌、腰大肌痉挛,伤区疼痛等间接原因所致,不应与神经损伤相混淆。

(三)诊断要点

(1)明确外伤史及伤后腰背部疼痛、伤区触痛及叩击痛。

(2)X线检查:正位片显示伤椎椎体变扁,侧位片示椎体方形外观消失,代之以伤椎前低后高呈楔形变。测量伤椎前缘的高度,一般不低于后缘高度的50%,个别患者在伤椎后上缘可见小的撕脱骨块,骨块稍向上后移位,脊柱中柱、后柱完整性多无破坏。

(3)CT扫描:可见椎体前上部骨折,椎体后部多数正常,椎管各径线无变化。

(4)MRI示骨折区附近硬膜前方有局限性高密度改变,为伤区水肿、充血所致,脊髓本身无异常;后凸严重时可显示椎后软组织区水肿甚至韧带断裂。

(5)青少年患者,就与Scheuermann病相鉴别,后者又称青年性驼背、脊椎骨骺炎或脊椎骨软骨炎,其特点为胸椎长节段、均匀的后凸,相邻多个椎体楔形变。老年患者,尤其是老年妇女,应与骨质疏松胸腰椎楔形变相鉴别,后者无外伤史,骨质疏松明显,亦为多个椎体改变;MRI检查椎体或椎后软组织的信号改变可鉴别。

(四)治疗选择

1.非手术治疗

(1)适应证:单纯椎体压缩骨折。

(2)方法:伤后立即卧硬板床,腰下垫枕,使伤区脊柱前凸以达复位之目的。腰背部垫枕厚度应逐步增加,应以患者能够耐受为度,不可操之过急,尤其是高龄患者,复位过于急促,可导致严重的消化道症状。垫枕开始时,厚度5~8 cm,适应数天后,再增加高度,1周后达15~20 cm。

（3）优点：方法简单,有一定效果。

（4）缺点：不可能达到解剖复位,卧床时间相对较长。

2.手术治疗

少数骨折后腰背部疼痛严重,长时间不能缓解或老年患者不能耐受伤后疼痛和长期卧床者,可采用手术治疗行椎体成形或后凸成形术。

（1）优点：缓解疼痛快,卧床时间短。

（2）缺点：手术有风险,费用开支大。

（五）康复指导

患者伤后1~2周疼痛症状基本消失,此时即应积极行腰背肌功能锻炼。具体做法是：开始时采用俯卧位抬高上半躯体和双下肢（燕子背飞）的方法;腰部力量有所恢复后采用双肩（力量较强者头顶）顶住垫在床头板的枕头上,双手扶床,膝关节屈曲,双足着床,挺腹,将躯干中部上举,以获脊柱过伸,使压缩的椎体前部在前纵韧带、椎间盘组织的牵拉下复位,每天3次,每次5~10下,开始次数和高度要求不过于勉强,循序渐进,并定期摄片,观察骨折复位情况。一般1周后,多能获得满意的复位结果。练习间歇期间应坚持腰背部垫枕,维持脊柱过伸位。3个月后,可下地练习行走。过早下地活动的做法极易造成患者畸形加重并导致远期顽固性腰背疼痛。

（六）预后

单纯胸腰椎椎体压缩骨折无脊髓、神经损伤,且属稳定性骨折,预后较好;但少数患者,特别是老年性骨质疏松症患者,可能遗留后凸畸形及晚期顽固性腰背痛。

（七）研究进展

多年来,胸腰椎椎体单纯压缩骨折的治疗一直主张非手术治疗、卧床为主,但随着人们生活水平的提高,生活质量的要求亦随之提高;近年来,压缩骨折后顽固性腰背痛的报道较多,过去较容易忽略的问题摆上了脊柱外科医师的工作日程,传统手术治疗因其较大创伤难以取得理想的疗效/代价比,微创脊柱外科技术的发展使单纯压缩骨折后期腰背痛的解决成为可能,经皮椎体成形强化、经皮椎体后凸成形等技术较好地解决了晚期后凸畸形和顽固性腰背痛的问题,使早期能够下床活动、防止肺部并发症的出现成为现实。

四、椎体爆裂骨折

椎体爆裂骨折是一类较严重的胸腰椎骨折,因骨折块占据椎管容积,腰以上节段损伤时,通常易出现完全性或不完全性截瘫,腰以下则多数无神经症状,部分出现不同程度的马尾和神经根损伤。

(一)发生机制

多为垂直压缩暴力致伤,病理改变表现为除前柱骨折外,中柱亦遭受破坏,椎体碎裂,向前后、左右移位,向后方椎管内移位的骨块造成脊髓或神经的损害。

(二)临床表现

损伤部位疼痛剧烈,就诊超过 24 小时者伤区明显肿胀。体查见棘突周围皮下大面积淤血、肿胀,棘突后凸畸形,伤区触痛剧烈。损伤平面以下感觉、运动和括约肌功能不同程度发生障碍。

(三)诊断要点

有严重外伤史及伤后腰背部疼痛、肿胀伴有损伤平面以下感觉、运动和括约肌功能障碍者应考虑胸腰椎爆裂骨折的可能。

1.正位 X 线片

正位 X 线片显示伤椎椎体高度降低,椎体横径增宽,椎板骨折,弓根间距增宽,椎体正常的解剖征象破坏。侧位片见椎体高度降低,以前方压缩尤为明显,伤椎上方之椎体向前下滑脱,椎间隙变窄,伤椎椎体后方向椎管突入,尤以后上方最剧,并常见有骨折块进入椎管内。可能有棘突骨折或关节突骨折,少数患者关节突骨折累及椎弓根。

2.CT 片

CT 片可清晰显示椎体爆裂,骨折块向四周散开,椎体的后缘骨折块向后移位,进入椎管。骨块向后移位严重的一侧,患者神经损伤症状亦重于对侧,如骨块完全占据椎管空间,脊髓神经多为完全性损伤;CT 扫描时应考虑手术治疗的需要,扫描范围应包括上位和下位椎体、椎弓根,以确定是否适合后路短节段内固定物的置入。

3.MRI 图像

MRI 图像显示脊髓正常结构破坏,损伤区上下明显水肿,对判断预后有指导性意义。

(四)治疗选择

根据胸腰椎爆裂骨折的病理机制:脊柱的前、中柱均受累,稳定性破坏;中柱的骨折碎块对脊髓造成直接损伤而导致完全性或不完全性截瘫。治疗目的应是重建脊柱稳定性,去除脊髓压迫,防止进一步及迟发性损伤,为脊髓损伤的康复和患者早期功能锻炼创造条件。治疗方法首选手术治疗,不能因完全性截瘫无恢复可能而放弃手术。

手术方法可以根据患者的情况、医院的条件和术者的经验,分别采用后路经椎弓根减压、椎弓根螺钉系统短节段固定和前路减压内固定。不论取何种方法均应同时植骨行脊柱融合,以获远期稳定。

1.后路经椎弓根减压、椎弓根螺钉系统内固定

常规后正中显露,显露伤椎横突,于上关节突、椎板、横突连接处行横突截骨。咬除椎弓后侧骨皮质,以椎弓根探子探清椎弓根走向,辨清外侧皮质后咬除,仅保留椎弓根内侧及下方皮质,术中尽量保留上关节突,经扩大椎弓根入口进入椎体,以各种角度刮匙行环形刮除椎体碎骨块及上下间隙椎间盘,自椎体后侧采用特殊的冲击器将椎管内碎骨块挤入椎体,减压完成,行椎弓根螺钉固定,并取松质骨泥行椎间隙植骨,融合的范围应包括上、下正常椎的椎板、小关节和横突。

(1)缺点:受减压通道的限制,减压操作较复杂,尤其是上下两

个椎间盘的减压更难完成;植骨面的准备也不如前路充分,因此椎体间植骨的效果不如前路直接减压。

(2)优点:手术创伤小,时间短,尤适用于多处严重创伤的病例,能同样达到前方直接减压的目的。

2.前路减压植骨、内固定术

(1)适应证:胸腰椎骨折或骨折脱位不全瘫痪,影像学检查(CT、MRI、造影)证实硬膜前方有压迫存在,就骨折类型来说,最适用于爆裂骨折。陈旧性胸腰椎骨折,后路减压术后,仍残留明显的神经功能障碍且有压迫存在者。胸腰段骨折全瘫者可酌情采用。

(2)禁忌证:①连续 2 个椎体骨折。②心肺情况差或伴有严重合并不能耐受手术打击者。③陈旧性骨折脱位成角畸形严重者;胸椎骨折完全性截瘫且 Mm 证实脊髓横贯伤损伤者。④手术区大血管有严重损伤者。

(3)手术要点。①全麻:患者侧卧位,手术区对准手术台腰桥,两侧垫枕,通常从左侧进入。②手术步骤:经胸腹膜后途径切除第 10 或 11 肋,自膈肌止点 1 cm 处,弧形切开膈肌和内侧的弓状韧带,到达伤椎椎体,结扎上下椎体之节段血管,推开腰大肌,可见白色隆起的椎间盘,压之有柔韧感,与之相对应的椎体则稍向下凹陷,触之坚硬。仔细辨认病椎、椎弓根和椎间隙,勿损伤走行于椎间隙的神经根和根动静脉。在椎体后缘椎弓根和椎间隙前部,纵行切开骨膜,骨膜下电刀切剥,将椎体骨膜及其前部的椎前组织一并向前方推开。在椎体切骨之前宜先切除病椎上、下位的椎间盘,用锐刀顺纤维环的上下缘切开手术侧显露的椎间盘,以尖头咬骨钳切除手术侧纤维环及髓核组织,显露病椎的上下壁。以小骨刀切除大部分病椎,超薄枪钳将椎弓根及病椎后侧皮质、碎骨块一一咬除,减压完成后,用锐利骨刀切除病椎上、下及其相对应椎间盘的终板软骨,以利植骨融合。放下腰桥,必要时人工牵引以保证无侧凸畸形,用撑开器撑开椎体的前部以纠正后凸畸形,撑开器着力点位于椎体前半,不可使撑开器发生弹跳,避免误伤周围重要解剖结构。后凸畸形纠正满意后,在撑开情况下确定植骨块的长度及钢板(棒)长度,以不影响上下位椎间关节的活动为准，取自体三面皮质骨髂骨块植骨，松开撑开器，拧入椎体钉，安放动力加压钢板或棒，如 Kanaeda 器械。冲洗伤口后常规鼓肺检查有无胸膜破裂，再次检查植骨块位置，并在植骨块前方和侧方补充植入松质骨碎块、壁胸膜，牵回腰大肌。放置负压引流，伤口缝合如切开膈肌，应将膈肌原位缝合。术毕严格观察患者呼吸和口唇颜色，并连续监测血氧饱和度。必要时，患者未出手术室前即行胸腔闭式引流术，以防不测。术后卧床时间根据脊柱损伤程度而定，一般 2～3 个月，并定期拍 X 线片，观察植骨融合情况。

（4）优点：直视下前路椎管减压，操作相对容易；前路内固定更符合植骨的生物力学要求，融合率较高。

（5）缺点：手术创伤较大，伴多处严重创伤者，特别是严重胸腔脏器损伤患者难以耐受手术。

（五）康复指导

胸腰椎椎体爆裂骨折多伴有完全性或不完全性截瘫，康复治疗不应局限于手术恢复后，早期的主动功能锻炼及水疗、高压氧治疗、药物治疗及针灸均占据重要地位。鼓励咳嗽排痰，勤翻身防褥疮。

（六）预后

无论前路手术还是后路手术，减压、植骨融合的效果都是可以肯定的，脊柱的稳定性不难重建；预后与原发脊髓损伤的程度及继发病理改变的程度密切相关。通常不完全性脊髓损伤的恢复较好，完全性脊髓损伤较难恢复，圆锥部位的损伤引起的大小便失禁较难恢复。

（七）研究进展

胸腰椎爆裂骨折的诊断不难，治疗方法较统一，大多数学者一致认为首选手术治疗，但在术式的选择上争议较多。后路椎弓根螺钉系统的出现解决了脊柱三柱稳定性重建的问题，术后短期稳定性由坚强内固定提供，虽然通过后路椎弓根途径行椎体减压已不再是问题，但后路内固定的植骨融合效果不确切。吕国华等认为前路内固定更能满足椎间融合的生物力学要求，传统的侧前方减压植骨内固定创伤较大,采用胸腔镜或腹腔镜下辅助或不辅助小切口技术行侧前方减压、植骨、内固定取得良好疗效,且创伤较小。谭军等认为使用后路椎弓根螺钉系统仅仅能撑开爆裂骨折椎体的周围皮质骨,椎体中央塌陷的松质骨不可能复位,残留的骨缺损将由纤维组织替代,在生物力学性能上无法满足要求,他们主张在后路椎弓根螺钉撑开复位的基础上,后路病椎经椎弓根减压,运用自固化磷酸三钙骨水泥行伤椎加强。迟永龙等则采用后路微创技术行经皮椎弓根螺钉系统内固定,利用后路撑开技术使椎体高度在韧带张力作用下恢复,病椎以磷酸钙骨水泥加强;或采用经椎弓根椎体环形减压、椎体加强以重建脊柱稳定性。

总之,胸腰椎爆裂骨折的治疗进展相当快,从脊柱三柱理论的创立、椎弓根螺钉系统的发明到微创技术的具体应用,国内外学者做出了不懈的努力,使得手术过程逐渐向微创、快速化发展,术后疗效更理想。

五、胸腰椎骨折脱位

(一)发生机制

胸腰椎骨折脱位见于严重平移暴力致伤,多合并脊髓完全性损伤,脊柱严重不稳,术后脊髓功能恢复较差。

(二)临床表现

损伤部位疼痛剧烈,就诊超过 24 小时者伤区明显肿胀。体查见棘突周围皮下大面积淤血、肿胀,棘突排列有阶梯感,伤区触痛剧烈。损伤平面以下感觉、运动和括约肌功能不同程度发生障碍,部分患者合并椎前或腹膜后血肿,刺激胸膜或腹膜,引起呼吸困难或腹胀腹痛等症状。

(三)诊断要点

根据患者的临床症状、体征及影像学检查可确诊。X 线检查正侧位片可发现脱位椎体向左右或前后移位,正常脊柱序列严重破坏,伴有小关节、椎板或棘突骨折,有时可见椎体向前严重脱位而后部附件留在原位,伤椎的椎弓部可见很宽的裂隙。脱位超过Ⅱ度者,损伤平面的韧带复合结构均遭完全性破坏。MRI 可见脊髓连续性中断,部分脊髓或马尾神经嵌于椎板间隙间加权显示的高信号狭窄区为脊髓损伤水肿、出血所致。

(四)治疗选择

1.非手术治疗

脊柱稳定性完全破坏,非手术治疗很难重建稳定,不利于康复及损伤并发症的预防。伤后卧硬板床,腰下垫软枕复位或在伤后 4～8 小时行手法复位以利术中在正常的解剖序列下操作,前后移位虽可通过手术器械复位,左右移位术中复位较难,应在术前解决。

2.手术治疗

手术应尽早施行,如拖延时间过长,损伤区血肿机化、粘连形成,复位有一定困难,如反复应用暴力,有误伤血管的可能性。通常采用椎弓根螺钉系统复位内固定术:手术采用全麻,先取大块髂骨条,留作植骨。常规显露并行椎板减压,显露椎板过程中需防损伤暴露于椎板后方的散乱马尾神经,如发现硬膜有破裂应当缝合,不能缝合者,用蒂的骶棘肌瓣覆盖,术中清除椎管内的血肿和骨折块及卷入的韧带组织,切开硬膜,探查脊髓。准确置入椎弓根螺钉,不可完全依靠 RF 或 AF 器械固定,必须依靠体位、重力和手术组医师手法协助才能完全复位。复位时,将手术床头端升高30°～40°,助手根据脱位的方向,用狮牙钳夹持脱位平面上、下椎节棘突,施加外力,协助术者纠正脱位、恢复脊柱的正常排列。将切取的大块髂骨条修整,分别植于两侧椎板关节和横突间。

(1)优点:能及时加强脊柱的稳定性,解除对脊髓的压迫,有利于神经的恢复。

(2)缺点:手术有风险,技术要求较高,费用开支较大。

(五)康复指导

术后早期活动,2 小时翻身 1 次,防止并发症,1 周后半坐位,鼓励咳嗽排痰,同时加强四肢功能锻炼,尽早使用轮椅。

(六)预后

胸腰椎骨折脱位多伴有严重脊髓损伤,MRI 显示脊髓完全横断的病例,即使经过早期手术减压、固定,神经症状基本无恢复,手术内固定后,患者生活质量得到保证,早期可借助轮椅或功能康复器参加一般活动;长期卧床患者,因多种并发症的影响预后不佳。脊髓圆锥部位的损伤,最难恢复的是括约肌功能,马尾神经损伤多引起下肢的不完全性感觉、运动障碍。

(七)研究进展

胸腰椎骨折脱位是一种较严重的损伤,治疗的难度高,单纯后路短节段椎弓根螺钉系统复位内固定往往难以达到重建脊柱稳定性的目的,传统的方法是借助手法或体位复位使用椎弓根螺钉短节段固定,早期重建脊柱稳定性不成问题,但后期矫正度丢失、迟发性脊髓损伤的不良后果屡有报道。丘勇等使用后路钉钩系统联合复位内固定,取得较好的早期和远期疗效,解决了短节段固定脊柱骨折脱位力学强度不足的问题。与胸腰椎单纯骨折不同的是本类型损伤脊柱三柱均严重损伤,无论内固定的强度多高,远期疲劳无法避免,因此,植骨融合显得尤为重要,远期骨性融合是骨折节段稳定的根本保障。融合的方法包括后外侧横突、关节突、椎板间融合,融合的材料以自体颗粒状或火柴棒式松质骨最好,也可采用大块 H 形单面皮质骨材料。

第七节　腰椎间盘突出症

一、腰椎间盘突出症病因、病理

腰椎间盘突出症(LDH)是脊柱外科的常见病、多发病,是引起腰腿痛的重要病因。该病是因腰椎间盘的纤维环破裂、髓核组织突出,刺激或压迫硬膜囊和神经根,引起腰腿痛和神经功能障碍的一组临床症状;有马尾神经损害者,出现鞍区感觉异常和大小便功能障碍;严重者可致截瘫。1934 年,Mixter 和 Brr 首次在《新英格兰杂志》报道腰椎间盘突出症的临床现、体征、手术所见、病理表现,为该病的研究、诊治奠定了基础。

(一)腰椎间盘结构与生理

1.正常腰椎间盘的结构

邻近两个腰椎椎体和中间的连接结构组成一个腰椎运动单位。腰椎间盘是腰椎主要的连接结构。腰椎间盘共 5 个,连接 5 个腰椎和第 1 骶椎。从 L_1 到 L_4 椎间盘逐渐增厚,L_5 较薄。腰椎间盘由三部分组成:中央为髓核,周围是纤维环,其上下为软骨终板(图 5-2、图 5-3、图 5-4)。

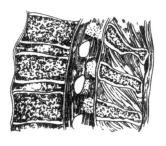

图 5-2　腰椎矢状面结构

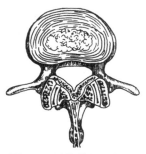

图 5-3　腰椎横断面结构

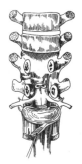

图 5-4　腰椎椎体、椎间盘、硬膜囊、前纵韧带的关系(前视图)

髓核是脊索的残余,位于椎间盘中央偏后,占椎间盘横断面积 $50\% \sim 60\%$,由疏松的纤维软骨和胶原构成网状结构,呈胶冻状。儿童的髓核和纤维环分界清楚。随年龄增加,髓核水分减少,胶原增粗,髓核和纤维环界限不清。髓核无固定形状,纤维环及上下软骨板将其约束成球形,使椎间盘保持膨胀状态。髓核形状可变,但不被压缩。

纤维环分外、中、内 3 层,纤维环的前方和两侧较厚,约为后侧厚度的 2 倍。各纤维层交叉成网格状,与上下椎体紧密相连,呈同心圆环状结构。各层纤维平行斜向于两椎体间,相邻两层相互以 30°～60°交角重叠。外层纤维近于垂直,近于中心趋向水平。内层纤维附着于软骨终板上,外、中层纤维通过坚强的 Sharpy 纤维固定于椎体骺环和骨缘。

软骨终板由软骨细胞和软骨基质构成,位于相邻椎体上、下两面和椎体骺环内。平均厚度为 1 mm,中心区薄,软骨终板内无血管及神经组织,半透明状,损伤后可有血管化,难以再生。软骨终板作为半渗透膜,以微孔作为水分及营养通路。

2.腰椎间盘的细胞、基质

(1)腰椎间盘细胞:椎间盘细胞占椎间盘体积不到 1%,能够合成和降解基质,不仅能合成细胞外基质而且能合成蛋白水解酶破坏基质,从而维持着细胞外基质的动态平衡。在成人椎间盘的纤维环中至少存在 3 种类型的细胞,由内向外分别是髓核细胞、纤维环内环细胞、纤维环外环细胞,前二者成圆形,与软骨细胞类似,纤维环外环细胞呈长梭形的成纤维细胞样。每种细胞生成和修复相应的基质,髓核和纤维内环上的圆形类软骨细胞能比纤维外环的狭长成纤维细胞产生更多的蛋白多糖(PGs),PGs 沿椎间盘辐射方向呈线性排列。

(2)胶原蛋白:胶原蛋白是椎间盘中最常见的一种结构蛋白,占外部纤维环干重约 70%,髓核的 6%～25%。椎间盘中约 80%的胶原蛋白属于Ⅰ型(主要存在于纤维环)或Ⅱ型(大多存在于髓核)。也有其他类型的胶原蛋白,但是量较少,包括Ⅲ、Ⅴ、Ⅵ、Ⅸ、Ⅹ、Ⅻ和ⅩⅣ型胶原蛋白。目前已证实Ⅰ型胶原蛋白和Ⅱ型胶原蛋白、Ⅰ型胶原蛋白和Ⅲ型胶原蛋白都存在着分子间的交叉连接。

(3)蛋白多糖(PGs):PGs 带有大量的阴离子电荷,可以通过渗透作用,形成很高的膨胀压,进而吸收水分形成凝胶(水分占据了髓核的 75%~80%,占纤维环的 65%~75%)。椎间盘中央 PGs 的浓度很高,通过基质中胶原蛋白纤维吸收水分而形成了很高的张力。这种结构非常耐压,即使在运动状态下,也能将压力均匀地分配到整个椎间盘的表面。

(4)弹性蛋白:弹性蛋白占椎间盘干重的 1%~2%。弹性蛋白可以和椎间盘中的其他结构成分形成交叉连接,能把不同的胶原蛋白纤维结合在一起或者连接胶原蛋白和 PGs。诸如糖蛋白纤维结合素,细胞黏合素之类的其他成分已经从椎间盘中分离出来,但它们的功能尚未明了。

(5)酶、生长因子和细胞激酶:与其他系统一样,椎间盘也必须有一套机制来维持其内环境的稳定——不断地生成和清除细胞外基质成分,过程缓慢。成年家兔椎间盘中 PGs 的平均更新时间大约是 300 天。因此,椎间盘成分中,生长因子、细胞激酶和蛋白水解酶之类影响细胞代谢的分子,很容易在正常椎间盘中被发现。实际上,在人类椎间盘中已发现了多种生长因子,包括成纤维生长因子和转化生长因子-β 及白介素-1 和白介素-6,肿瘤坏死因子-α 等。此外,还发现了各种蛋白水解酶,包括组织蛋白酶家族,基质金属蛋白酶(MMPs)和聚二糖酶等。

3.腰椎间盘的生物力学

腰椎间盘不仅是椎体的连接结构,还参与构成运动功能节段单位(FSU)和三关节复合体,FSU 包括上下椎体和椎间盘,三关节复合体包含前柱的椎间盘和后柱的两个小关节突。椎间盘的力学结构包括纤维环、髓核和软骨终板。纤维环能抗张力负荷,保持椎间盘强度及脊柱的稳定性,提供脊柱运动节段的一定活动度并限制过度活动,保持髓核形态及水分。髓核是缓冲装置,能吸收震荡,具可塑性,在椎体间具有弹力垫及滚珠的作用,并起轴承作用,保持各方向应力平衡。软骨终板作为椎间盘与椎体间液体和营养交换的通道,也具有缓冲、吸收震荡作用。因此,腰椎间盘既有弹性,又有稳定作用,而腰椎的屈伸运动轴位于椎间盘中、后 1/3 交界处。

椎间盘既是脊柱活动的关节,又有传导脊柱负重的作用。由于体重和椎旁肌肉的作用,椎间盘在体内持续处于负重状态。椎间盘负重的强度随着姿势和动作等变化而改变。椎间盘处于负重状态会增加髓核的流体应力。研究发现即使脊柱处于安静仰卧松弛状态下,腰背椎间盘的压力也会达到 $100\sim200$ kPa;在不负重下蹲时腰背椎间盘的压力会达到 $600\sim700$ kPa,在剧烈运动时会增加更多。最近的研究发现在正常的椎间盘中,除了纤维环最外层外,流体应力广泛存在于椎间盘中。脊柱的负荷,确切地说是椎间盘的压力改变遵循一个周期性的模式,夜晚休息时最低,白天活动时可增加 $5\sim6$ 倍。

(二)腰椎间盘突出症的病因、病理

1.腰椎间盘突出症的流行病学

腰椎间盘突出症占门诊腰痛患者的 $10\%\sim15\%$,占骨科住院患者的 25% 左右。该病多见于青壮年,其中 80% 以上患者年龄为 $20\sim40$ 岁,也有部分为 16 岁以下青少年,70 岁以上高龄者也可出现,但高龄者多伴有椎管狭窄或神经根管狭窄;男女性别间的发病率差异较大,男女比例约为 $4:1$,推测其与男性患者劳动强度较大有关。

2.腰椎间盘突出症的病因

腰椎间盘突出症的病因复杂,其根本原因是椎间盘退行性变。腰部的急、慢性损伤,特别是积累性劳损和弯腰负重是腰椎间盘突出症的重要原因,其他还包括自身免疫疾病、遗传等。

3.腰椎间盘突出症的病理变化

在机械负荷作用下,椎间盘出现损伤后,由于直接化学刺激或髓核的自身免疫反应导致的炎症,进而在退变椎间盘边缘出现新血管形成。低营养、低代谢、高负荷等不平衡现象容易导致椎间盘早期发生退变。腰椎间盘突出的主要组织学改变包括椎间盘组织退行性变、纤维环断裂、髓核组织在压力梯度作用下经纤维环破裂处突出,突出椎间盘的密封性也遭到破坏。突出的髓核是由胶原黏多糖、蛋白、碳水化合物组成的复合体,脱出早期,尚保持原有的弹性与坚韧性,但随着含水量不断降低,失去原有的弹性与韧性,并在椎管内形成扁平致压物。脱出的髓核早期仍有还纳或部分还纳的可能性,但如果脱离其中心部或与周围组织(包括后纵韧带裂隙处)有

粘连时,无法还纳。且随着时间的延长,其粘连范围日益扩大,以致脱出物固定于椎管内为持续性的致压物。

(1)髓核的改变。

髓核细胞的改变:髓核内细胞的改变是成年椎间盘髓核营养障碍的主要机制。退变、慢性损伤、畸形导致渗透作用降低,影响椎间盘内细胞外废物的排除途径,使废物在基质中积聚,同时髓核细胞退变导致含水量下降,出现细胞营养障碍和代谢障碍,包括蛋白多糖的合成受到巨大影响,髓核基质成分发生异常改变。研究发现在退变的椎间盘内细胞凋亡率较高。长久过高的应力负荷也影响细胞的存活和基质的合成。伴随着衰老,髓核细胞数目减少,活力下降,其产生基质的质和量也发生改变。

髓核内细胞外基质的改变:髓核是无血管组织,其营养物质的吸收和代谢产物的排除主要靠软骨终板渗透作用,随年龄增大、慢性损伤、软骨终板变性钙化,髓核的营养状态发生改变,影响了髓核细胞的代谢和基质的生物合成。退变椎间盘水合能力下降,水分由出生时的90%逐渐下降到成人的70%。蛋白多糖含量减少,并失去其膨胀状态。

退变椎间盘软骨素缺乏充分的硫酸化,退变程度越重,该变化越明显,在退变部位硫酸软骨素被还原为非硫酸化的软骨素。12岁以前髓核由纤维软骨和大量的胶原构成。随着年龄增加,胶原含量下降,为纤维软骨所替代,髓核和纤维环之间的界限不清晰。失去正常柔软有弹性的特点,易损伤。Ⅰ型胶原增多,Ⅰ/Ⅱ型比率亦增加,可出现Ⅲ型胶原。分解胶原的酶和胶原可溶性增加,PGs总量降低,髓核中PGs降低程度多于纤维环,椎间盘含水量降低与PGs减少有关。基质改变与椎间盘细胞功能有关,退变髓核细胞数量减少,活力下降。细胞不规整,类似骨关节炎中软骨深层退变细胞,坏死细胞的比例从胎儿的2%逐渐增加到50%以上。许多学者发现在退变组织内细胞凋亡率增高。细胞外基质合成量减少,合成基质类型发生变化。

Bayliss等发现新合成的蛋白多糖不稳定,不易形成聚合体。随年龄增大,其中水分及蛋白多糖含量减少,并失去其膨胀状态。细胞功能下降导致髓核基质成分改变,黏弹性下降,蠕变率加快。弹性蛋白纤维含量少,分布不均匀,表面不光滑,胶原纤维增加,髓核缩小,在退变过程中,髓核逐渐与纤维环内层融合。胶原纤维的数目及大小逐渐增加,髓核失去原有形态,转化为纤维软骨。髓核退变使其负重及吸收震荡的能力均减弱,椎间活动由滚动变为滑动,椎间高度亦难保持,导致椎间不稳和应力集中。

(2)纤维环的退行性变。胶原的交叉连接对胶原的机械稳定性相当重要,退变椎间盘的吡啶啶降低,而戊糖苷啶升高,导致胶原的形状改变,力学强度下降,不能将压缩力转化为纤维环的切线应力,转而使纤维环受力不均,出现磨损、裂隙,最终导致纤维撕裂或断裂。在长期负重和活动中,持续、反复的应力作用下,纤维环逐渐增宽,纤维环各层之间的胶原纤维发生断裂。

约 20 岁后,纤维环开始发生透明性变、弹性减弱,内层纤维在压力下可逐渐发生环状断裂,剪切力导致放射状破裂。纤维环前侧厚、后侧薄,后侧的中部有后纵韧带加强。退变椎间盘高度下降、扁平、膨出,椎间盘后侧发生损伤机会更多,形成损伤修复的炎性病灶,该炎性病灶后,后外侧的纤维环和后纵韧带易再次损伤破裂,造成椎间盘脱出。纤维环各层之间胶原纤维在压应力和剪切应力作用下,可发生环状或放射状断裂,后外侧因缺乏后纵韧带加强更易发生。借助于 Sharpey 纤维附着于椎体边缘的纤维环外层因不断受到牵拉应力,可在椎体前缘形成水平方向的牵引性骨赘,同时前、后纵韧带可在椎体缘附着处,骨膜剥离后通过膜内成骨形成鸟嘴形骨赘。盘椎接合部,即椎体缘、软骨板和纤维环交界处的骨赘多通过软骨内成骨形成。椎间盘的解剖异常,如非典型 Scheuermann 病中椎体边缘的软骨结节使该部椎间盘移位,形成骨赘或骨嵴。一般椎体下缘骨赘多于上缘,有时相应上下缘骨赘融合形成骨桥。

纤维环破裂是椎间盘退变的重要病理改变之一,它的发生与退变过程相关联。MRI 是明确椎间盘纤维环破裂的相对可靠的检查。腰椎间盘 MRI 局限性高信号区(HIZ)是 MRI T_2 加权像中椎间盘后缘的 1 个高信号区,其周围由低信号包绕。HIZ 作为纤维环破裂的影像学征象之一,与椎间盘退变存在某种关联。Aprill 和 Bogduk 首先注意到 HIZ 与椎间盘造影中一致性疼痛之间的关系。他们认为 HIZ 是一个有价值的疼痛性破裂椎间盘的标志。与传统的椎间盘造影相比,具有无创的优点和较高敏感性。腰椎间盘局限性高信号区(HIZ)通常是指后缘 HIZ,一般认为它代表了椎间盘纤维环的破裂。从理论上讲,HIZ 与椎间盘退变、椎间盘源性腰痛的发生存在某种间接联系。研究证实间盘后缘 HIZ 与椎间盘源性腰痛存在较强的相关性。

(3)终板的退行性变。软骨终板随年龄增长变薄,发生囊性变及软骨细胞坏死、基质钙化和不完整。软骨终板失去正常有光泽和弹性的特点,变薄,可出现一处或多处裂隙,来源于松质骨内的小血管可经软骨终板裂隙进入髓核。软骨终板无神经支配,不能再生修复。软骨终板深面的松质骨微骨折和髓核的压迫,髓核和软骨终板可向椎体内突入,其周围椎体出现终板炎,也称 Modic 改变。

1988 年,Modic 通过 MRI 发现脊柱终板退变,对其加与描述并给予其定义,引起人们注意,并对终板解剖、分型、病因,病理机制及生物力学,与下腰痛的关系及治疗展开了一系列的基础与临床研究(表 5-3)。

表 5-3 Modic **分型和病理改变的关系**

Modic 分型	MRI 影像	病理改变
Ⅰ 型	T_1 加权像终板及终板下骨表现为低信号,而 T_2 加权像上则为高信号	组织学表现为终板水肿,并与终板裂隙和软骨下骨骨髓血管化增加有关,同时合并有显微骨折现象
Ⅱ 型	T_1 加权像上信号明显升高,而在 T_2 加权像则与正常骨髓信号相等或轻度升高	组织学上表现为骨髓脂肪变性或骨髓缺血坏死
Ⅲ 型	T_1、T_2 加权像上均表现为低信号,并与 X 线片上致密骨硬化相对应	组织学表现为终板骨硬化

根据对终板的临床研究,得出以下结论。

终板退变的机制:终板退变与诸多因素有关,包括年龄、体重、生物力学负荷及椎间盘退变产生的炎性内环境等因素。软骨终板与骨性终板在脊柱的生物力学中有重要作用,而年龄、体重等都是影响终板退变的重要因素。Kuisma 等认为除了年龄外,体重因素在终板退变中起了重要作用。脊柱负荷在影响椎间盘的容积和形状时,同时也对终板产生较大作用,尤其轴向负荷可以导致软骨终板和骨性终板及终板下骨小梁的弯曲变形。在承受中度负荷后,年轻健康的软骨终板可以恢复其正常的形状,但当施加超过一定强度的负荷,尤其是重复负荷的时候,可能会导致不可逆性变形损伤,而软骨终板和骨性终板的完整性则决定了载荷时的终板损伤程度。超过生理载荷的脊柱轴向屈伸压应力是终板损伤的重要因素,有学者认为反复的力学负荷所导致的终板显微损伤是导致 Modic 退变的主要原因,椎体骨性和软骨终板承受与椎间盘一样的压力,邻近椎间盘的区域通常比椎间盘薄弱,易于发生显微骨折,如果近期发生,就可以是终板水肿,表现为 MRI 上的 T_1 低信号和 T_2 高信号。如果椎间盘因为脱水而丧失了其吸收震荡的功能,那么这种类似于活塞的机械运动将会加剧。

终板退变与腰痛的关系:据文献报道仅有约 20% 的腰痛可以通过病理解剖得以证实。为了证实终板退变与腰痛之间的关系,许多学者做了大量前瞻性研究,Albert 与 Manniche 的研究表明在持续性腰痛患者的随访中,患者的 Modic I 型改变从 9% 增加到 19%,表明 Modic I 型改变与非特异性腰痛有明确的联系。Kjaer 等通过对 412 例平均年龄 40 岁的病例进行 MRI 检查,发现与腰痛具有最为强烈相关关系的 MRI 异常是 Modic 退变和腰椎滑移。然而,Carragee 等研究表明中度或重度的终板改变与腰持续疼痛的患者关联性不大,同时 Jarvi 等通过对 148 例无腰痛的患者出现新的腰痛症状研究后表明终板改变不是腰痛的危险因素,说明腰痛与终板改变不存在完全的同一性。尽管存在争论,然而目前大多数的研究结果表明终板退变与腰痛有紧密联系,特别是 Modic I 型改变与腰痛最有可能相关。

终板改变与腰椎间盘突出症之间的关系:终板退变与腰椎间盘突出症的因果关系尚不明确,是终板退变引起腰椎间盘突出还是椎间盘突出导致的终板退变目前还存在较大争议。Kim 等认为终板退变是腰椎经皮内镜下微创椎间盘髓核摘除术术后复发的重要危险因素,Barth 等认为终板改变是影响腰椎间盘突出症术后疗效的因素之一。因此,终板改变与腰椎间盘突出症究竟谁是启动因素存在较大争议,但从目前研究可以看出两者是相互影响的,终板退变可能导致椎间盘突出并影响椎间盘突出症手术治疗效果,而椎间盘突出症反过来也会促进终板退变。

终板退变转归:长期以来,许多学者认为 Modic Ⅰ 型改变为不稳定的改变,是炎症水肿期的表现,Modic Ⅱ 改变为稳定的病变,为炎症水肿发展至脂肪增生而来,故 Ⅱ 型改变为血管形成,脂肪增生。Modic 等对其中 6 例 Modic Ⅰ 型退变、10 例 Modic Ⅱ 型退变进行前瞻性研究。发现虽然 Modic Ⅰ 型患者接受了药物(镇痛药和抗炎药)和外固定治疗,但随访结果表明,6 例 Modic Ⅰ 型退变病例中,5 例在 14 个月至 3 年中转变为 Modic Ⅱ 型,而 10 例 Modic Ⅱ 型病变在 2～3 年内仍然保持为稳定的 Modic Ⅱ 型。Mitra 等对 Modic 退变 Ⅰ 型进行了随访研究,发现在 48 例 Ⅰ 型退变中,经过 12～72 个月的随访后,18 例完全转化为 Ⅱ 型,7 例部分转化为 Ⅱ 型,19 例在 Ⅰ 型改变中进一步加重,4 例未改变,结合疼痛视觉模拟评分 VAS(VAS)和奥斯维斯问卷评分(OQS)评分结果,认为 Modic 退变 Ⅰ 型代表一个动态的过程,在多数的病例中或者变得更严重,或者转化为 Ⅱ 型。因此认为 Modic Ⅰ 型为不稳定的病变,Modic Ⅱ 型为一稳定的病变。但 Kuisma 等对 70 例终板退变患者进行为期 3 年随访的纵向研究,终板退变的发生率为 23%,7 例合并有 Modic Ⅰ 型与 Ⅱ 型改变,63 例为 Modic Ⅱ 型改变,病变部位主要在腰 4/5,腰 5/骶 1,病变与年龄明显相关,3 年随访 70 例中有 10 例(14%)出现了 Modic Ⅰ 型与 Ⅱ 型之间的转变,因此有学者认为 Modic Ⅱ 型改变也可能是一种不稳定病变,可向 Modic Ⅰ 型转换。Marshman 等也作出了相类似的报道。

因此,可以看出,Modic Ⅰ型与Ⅱ型改变可以在特定条件下发生转化,越来越多的学者趋向于认为 Modic Ⅰ型与Ⅱ型改变均为不稳定的改变,这一观点的转变,必将使终板退变的治疗也发生改变。

(4)椎间盘退变中具体生化成分的变化。

PGs 的改变:PGs 的丢失是退行性椎间盘病最主要的生化改变。与同龄相对"正常"的椎间盘相比,退变椎间盘中 PGs 的丢失量可能会超过糖胺聚糖(GAG)总量的 80%。PGs 含量的降低对椎间盘基质的负重特性产生重要影响。随着 PGs 的丢失,椎间盘渗透压下降,椎间盘在负重时很难维持水合作用。因此退变的椎间盘水分含量较低,退变的椎间盘高度下降并且在负重时液体丢失更快、更多。退变的椎间盘硬度降低并且在负重时比正常椎间盘变形更大。椎间盘的这些巨大变化会对其他脊柱结构产生重要影响。例如由于退变椎间盘负重时高度迅速降低,关节突将承担过度的压力负荷,很可能导致小关节骨关节炎的发生。椎间盘高度下降还有其他方面的影响,如降低椎旁韧带特别是黄韧带的紧张度,导致其重塑和增厚,这可能是椎管狭窄的机制之一。随着水合作用的丧失,退变的椎间盘在负重时不再具有正常的流体静力学特性,此时,负重可导致终板和纤维环上压力分布不均,损害基质结构和细胞活性。退变椎间盘上的压力分布不均与椎间盘造影时发生的椎间盘性复制疼痛有联系。退变椎间盘中 PGs 的丢失能增加大分子的通透性,如生长因子复合物和细胞因子可以进入椎间盘,这可能会加快椎间盘退变的发生发展过程。PGs 丢失的另一重要影响是增加了退变椎间盘中血管和神经的内向性生长;椎间盘内正常含量的 PGs 已经被证明可以阻碍神经长入。

胶原蛋白和其他结构成分的改变:在退行性椎间盘病中胶原蛋白也有所变化,但不像 PGs 改变得那样明显。胶原蛋白很少单纯发生量的改变,而是在类型和分布上发生变化及结构变得混乱。例如在退变椎间盘中会发现更多的Ⅱ、Ⅲ、Ⅵ和Ⅹ型胶原蛋白;正常情况下存在于细胞周围的Ⅲ型和Ⅵ型胶原蛋白却沉积在整个退变椎间盘的基质中。与关节软骨相比,同一个体中退变椎间盘的Ⅱ型胶原蛋白纤维更易变性,三螺旋结构也更易破裂,胶原交联和完整性也发生改变,且随着退变不断加剧。

(5)腰椎间盘退变和营养供应。营养供应缺乏被认为是椎间盘退变的一个重要原因。尽管营养供应缺乏和椎间盘退变的关系不能直接观测记录,数项研究仍显示椎骨血供降低或影响血液流动的疾病如镰状红细胞性贫血可能与椎间盘退变有联系。与此相似,在退变或脊柱侧凸的椎间盘中发现终板发生了限制溶质运输的变化。曾经有人推测抽烟之所以和腰背痛有联系是因为抽烟能损害营养物质的运输。尽管目前没有直接观测椎间盘退变和营养供应关系的工具,但新型MRI检查技术最终能提供更多的关于营养供应与退变或正常椎间盘之间关系的信息。

(6)腰椎间盘退变与细胞活性。细胞死亡发生在各个年龄阶段的人类椎间盘中。死亡细胞所占的百分比随年龄而增加,胎儿约2%,成人约50%,有些细胞虽然衰老但仍保持活性。椎间盘能清除坏死细胞,至少试图去清除它们。

椎间盘细胞死亡是坏死还是凋亡尚有争论。细胞凋亡已经有报道,然而,椎间盘细胞也常见坏死。凋亡通常可以采用TUNEL检测,但因为有假阳性,所以结果并不可靠。细胞的死亡可以通过观察细胞膜的完整与否进行检测。采用膜调节染色,如台盼蓝,碘化丙啶,或者双嵌入剂溴乙菲啶二聚体,可将死亡细胞的DNA染色,结合上DNA后荧光强度增加40倍。虽然这种检测不能区分细胞死亡的类型,但可能提供有价值的线索。不论机制如何,细胞死亡最终会导致细胞总数减少,无法维持椎间盘基质。

营养(代谢)和机械性环境均与椎间盘细胞死亡有关。在椎间盘细胞培养模型中,没有营养供应的细胞会死亡,细胞死亡增加的百分比会随细胞间距和密度增大而升高。葡萄糖缺乏和酸性pH肯定对细胞不利。机械应力,如过大的张力、压力和移植物的载荷,也可以造成体内和体外椎间盘与关节软骨细胞死亡。

(7)基质的合成与转运。椎间盘细胞终身都在合成PGs和胶原。已发现其合成的速率及合成不同基质分子的比例随年龄和退变程度而变化。椎间盘细胞也产生蛋白酶，以降解基质的组成成分。蛋白酶的类型和激活的程度也随年龄及病理而变化。在正常椎间盘中，基质合成与降解的速度保持平衡，但是在退变椎间盘中，降解超过合成，导致基质成分丢失，从而引起基质一系列的形态和功能改变。

4.腰椎关节突与椎间盘退行性变的关系

椎间盘退变和椎间关节退变相互影响。椎间盘和两侧后外方的小关节形成三关节复合体。在椎间盘退变基础上，小关节也发生退变，关节软骨在长期反复应力作用下部分软骨细胞坏死，软骨基质合成代偿能力丧失，软骨变薄、破坏。软骨下骨可发生微骨折、骨折修复和再塑形。关节滑膜也因此发生炎症、充血、水肿、细胞浸润。滑膜分泌功能降低而使滑液减少。关节软骨下骨增厚、硬化，边缘部分可形成骨赘，软骨下骨应力损伤后改建，再塑形可使关节面面积增加，出现关节突向椎管内内聚现象，严重时关节软骨消失，露出坚硬光滑的皮质骨。关节囊先是扩大变薄、松弛，导致腰椎不稳，与退变的椎间盘共同引起退行性滑脱。脊柱退行性改变常发生在应力集中的节段，因此腰骶段退行性变发生率最高。退变开始于椎间盘，含水量和蛋白多糖减少，椎间高度降低，椎间盘可产生裂隙和积气。椎间关节同时发生退变松动，导致椎间不稳和应力集中。松弛的韧带和关节囊受到牵拉及摩擦，退变加重，黄韧带及关节囊肥厚，椎体及关节突关节面边缘骨赘形成，关节软骨面粗糙。但椎间盘的退变不一定产生临床症状，只有椎间结构受到损伤，引起炎症反应才会出现临床症状。骨赘形成，纤维环、韧带及关节囊的肥厚，这些变化将使脊柱的稳定性获得代偿，但神经通道却因此而变得狭窄。同时稳定的椎间关节使应力集中于相邻椎间关节，加速后者的退变。

5.腰椎间盘突出的疼痛产生机制

人类正常椎间盘纤维环外1/3有神经纤维和游离神经末梢广泛分布，终板也有分布。椎间盘对单纯机械压迫反应不敏感，但当局部发生损伤修复的炎症反应时,继发椎间盘内压力增加、自身免疫等病理改变所引起的化学刺激是致痛的重要因素。机械和化学刺激同样引起受累神经根或马尾神经组织产生炎症反应,病变神经血供受阻,并发生充血、水肿等炎症反应。炎症反应可产生缓激肽、组胺、5-羟色胺(5-HT)、一氧化氮、前列腺素及白三烯、P物质等炎性介质,导致腰骶神经痛。

椎间盘髓核组织是体内最大的、无血管的封闭结构组织,与周围循环毫无接触,其营养主要来自软骨终板的弥散作用。所以人体髓核组织是"免疫豁免组织"。当椎间盘损伤和病损后,髓核突破纤维环或后纵韧带的包围,在修复过程中新生血管长入髓核组织,髓核与机体免疫机制发生密切接触,髓核基质里的糖蛋白和β蛋白成为抗原,机体在这种持续抗原刺激后,产生免疫反应,从而引起椎间盘变性和疼痛。综上,腰椎间盘突出症产生疼痛是机械压迫刺激、化学炎症刺激及自身免疫反应的共同作用导致的。

二、腰椎间盘突出症的临床表现

(一)症状

1.腰痛

最常见,主要是突出的椎间盘压迫后纵韧带硬膜囊,刺激窦椎神经所致,可出现在腿痛之前、中、后,临床上以持续性腰背部钝痛为多见,也可是急性剧痛、刺痛,感觉部位较深,重者卧床不起,翻身困难,甚至体位变换时剧痛。

2.下肢放射痛

主要是因为突出的椎间盘挤压或者刺激神经根所致,轻者表现为由腰部至大腿及小腿后侧的放射性刺痛或麻木感,直达足底部;重者表现为由腰至足部的电击样剧痛,并伴有麻木感。一般多为单侧坐骨神经痛,但中央型突出可引起双侧坐骨神经痛或双侧交替性坐骨神经痛。

3.下腹部或大腿前内侧痛

高位腰椎间盘突出使 $L_1 \sim L_3$ 神经根受累可出现相应神经分布

区腹股沟或大腿前内侧痛。低位 L_4/L_5 和 L_5/S_1 椎间盘突出分别可引起腹股沟区、骶尾部的牵涉痛。

4.间歇性跛行

患者行走一定距离后感腰部和腿部痛、麻木加重。取蹲位或坐位后症状缓解或消失,与腰椎间盘突出导致椎管狭窄,影响神经血供有关。

5.患肢麻木或发凉

主要是因为突出的椎间盘组织压迫或刺激本体感觉和触觉神经纤维则引起受累神经根分布区域的麻木,也可因突出的椎间盘组织刺激椎旁的交感神经纤维或窦椎神经的交感神经纤维,反射性引起下肢血管的收缩,患者自感患肢发凉,这种现象也叫作冷性坐骨神经痛。病程长者可出现小腿、足背或足底外侧麻木感。

6.肌肉麻痹

下肢部分肌肉无力或瘫痪、括约肌及性功能障碍。

(二)体征

1.强迫体位和异常步态

症状严重者可表现为强迫弯腰翘臀位及拘谨或跛行步态。

2.腰椎形态及活动度

症状严重的患者,常表现为腰椎曲度的改变及活动度的减少。

3.压痛与叩痛

压痛与叩痛的部位基本上与病变的节段相一致,部分患者可引起相应的坐骨神经放射性疼痛。

4.肌萎缩及肌力减弱

受损的神经根部位不同,其所支配的肌肉可出现肌力减弱及肌萎缩征。

5.皮肤感觉障碍

受损脊神经根的部位不同而出现该神经支配区感觉异常。根据美国国立脊髓损伤学会(NASCIS)和国际截瘫学会(IMSOP)1990年推荐国际脊髓损伤神经分类标准,其神经系统检查概括为28个关键感觉点和10个肌节的关键肌的确认。其合理性和准确性已得到世界范围的验证,是神经系统定位检查的重要工具(表 5-4)。

表 5-4　关键肌和感觉检查关键点

神经节段	感觉检查关键点	运动检查关键肌
L_1	腹股沟韧带中部与大腿前中部之间	
L_2	大腿前中部	屈髋肌(髂腰肌)
L_3	股骨内踝	伸膝肌(股四头肌)
L_4	内踝	踝背伸肌(胫前肌)
L_5	足背第三趾关节	长伸趾肌(拇长伸肌)
S_1	足跟外侧	踝趾屈肌(腓肠肌、比目鱼肌)
S_2	腘窝中点	
S_3	坐骨结节	
$S_{4\sim5}$	肛门周围	

6.反射改变

L_4 神经根受累时,常引起膝腱反射障碍;S_1 神经根受累时,常引起跟腱反射障碍。

7.直腿抬高试验(Lasegue 征)及加强试验(Bragard 征)

腰椎间盘突出症累及神经根并致神经根炎时,可表现为直腿抬高试验和加强试验阳性。有时因突出髓核较大,抬高健侧下肢也可因牵拉硬脊膜而累及患侧诱发患侧坐骨神经放射痛,该体征对诊断意义较大。

8.股神经牵拉试验

患者俯卧,检查侧膝关节保持屈曲,过伸髋关节,如出现股前侧放射痛则为阳性。该试验提示组成股神经的腰神经受累(如 L_2/L_3 间盘突出,压迫 L_3 神经根),机制为股神经紧张,牵扯椎管内炎症病变神经根。

(三)腰椎间盘突出症的辅助检查

1.X 线片检查

X 线片检查是最常用的检查方法,X 线摄片不能显示椎间盘突出,但能显示整个脊柱的概况,可以观察到腰椎退行性变、病变椎间隙椎体相邻缘骨质硬化、椎间隙变窄、腰椎失稳或滑脱、椎弓峡部裂等间接征象,也可显示骶椎腰化或腰椎骶化等改变,可作为临床手术定位的重要依据。特别是腰椎间盘突出症患者为避免神经根牵拉疼痛,会采用自动保护性腰椎侧弯姿势减轻神经张力。

2.CT 检查

可显示椎间盘退行性改变类型、突出方向、椎管狭窄及程度,主要表现为:突出的椎间盘超出椎体边缘;硬膜囊和神经根受压、变形、移位;黄韧带肥厚,椎体后缘骨赘、小关节突增生、中央椎管及侧隐窝狭窄。

3.MRI 检查

对于椎间盘突出症的诊断具有重要意义,较 CT 检查而言,可清楚显示椎体、脊髓、神经根、马尾神经与髓核间的相互关系,可在矢状位、冠状位、横断位等多方位显示椎间盘突出的病理改变,并有助于排除其他病变如肿瘤、结核等。

4.肌电图

此检查不作为常规,但对于马尾神经损害或 2 根以上神经根受累可选用,以便进行定位、定性诊断。

(四)腰椎间盘突出症的分型

腰椎间盘突出症分型方法很多,各有其根据和侧重点,但目前并没有统一和理想的分型,总的原则是分型应该简单易记便于临床应用,并且还应有利于诊治及预后的判断。

1.根据解剖部位分型

(1)腰椎间盘和神经通道的解剖。通过想象的纵向线可将椎管进行分区,这有利于椎间盘突出的解剖部位分型。依据解剖部位分型可分为以下几种。①旁侧型:又分为根肩型、根腋型、根前型;②中央型;③外侧(椎间孔)型:可压迫同侧 1 条或 2 条神经根;④极外侧(椎间孔外)型:少见。

其中中央区为马尾硬膜囊两侧边界之中的部分,侧隐窝为硬膜囊外侧到椎弓根中份之间的部分,椎间孔区为椎弓根中份到椎弓根外侧缘之间的部分,椎间孔外侧区或极外侧区是指超过椎弓根外侧缘的区域。

（2）椎间盘突出和受累神经的关系。

椎间盘的后外侧突出：由于 L_5 神经根管起始于 $L_{4\sim5}$ 椎间盘水平下半，与硬膜囊内的 S_1 神经相邻，$L_{4\sim5}$ 椎间盘突出一般同时累及 L_5 和 S_1 两个神经，其中 S_1 神经为马尾神经部分。S_1 神经根管起始于 $L_5\sim S_1$ 椎间盘上方，在椎间盘水平 S_1 神经根管距离硬膜囊相对较远，$L_5\sim S_1$ 椎间盘突出累及 S_1 一个神经根的机会更多。L_4 神经根管起自 $L_{3\sim4}$ 椎间盘下方，因此 $L_{3\sim4}$ 椎间盘突出一般仅累及 L_4 神经的硬膜囊内部分，即马尾部分。

腰椎间盘的中央突出：可累及一个和多个马尾神经，累及多个神经可引起马尾神经综合征，多见于破裂型突出。

马尾综合征：$S_{3\sim5}$ 神经受累，可使鞍区麻木，括约肌和排尿、排便肌功能障碍。该综合征主要由破裂型椎间盘突出引起，破裂的间盘侵入已经处于长期炎症状态的硬膜囊及蛛网膜下腔，常常发作突然，并多有外伤史。由于化学炎症刺激引起马尾神经炎症较重，再加上破裂的间盘突发性机械压迫，神经伤害往往比较严重，短时间内可以造成不可逆性神经损害。

高位腰椎间盘突出：高位腰椎间盘突出一般指 $T_{12}\sim L_1$、$L_1\sim L_2$、$L_2\sim L_3$ 的椎间盘突出，高位腰椎间盘突出多为非破裂型突出，常有黄韧带和后外侧壁椎间关节发育异常基础上的退行性改变；神经病变和相应的功能异常往往不恒定，因其病变累及椎管不均衡，L_1 椎体与脊髓圆锥对应，$T_{12}\sim L_1$ 椎间病变多累及部分马尾神经，神经病变多为炎症和缺血；很少累及 $L_3\sim S_5$ 神经引起括约肌功能障碍。理由是高位腰椎间盘突出多为非破裂型突出，椎管内化学炎症刺激较轻，并且中线部位椎管矢状径较大，位于该部 $L_3\sim S_5$ 神经很难因中央椎管狭窄导致功能障碍。

2.根据椎间盘突出的形态分型

国际腰椎研究会（ISSLS）和美国矫形外科学会（AAOS）将其分为 6 型：①退变型；②膨出型；③突出型；④后纵韧带下型；⑤后纵韧带后型；⑥游离型。前 3 型为未破裂型，后 3 型为破裂型。

3.根据椎间盘突出的病理改变分型

病理分型可分为：①膨出型；②突出型；③脱出型；④游离型；⑤Schmorl结节突出型。

4.根据临床症状持续的时间分型

根据临床症状的时间长短粗略地将其分为急性和慢性腰椎间盘突出症,前者症状为 3 个月以下,后者为 3 个月以上;研究表明这个时间点是有一定临床依据的,3 个月以内的腰椎间盘突出症采用保守治疗多可奏效。

三、腰椎间盘突出症的诊断及鉴别诊断

(一)诊断

诊断腰椎间盘突出症必须将临床症状、体征和影像学(肌电图)等资料结合在一起全面考虑、综合分析,确保三者的一致性,即侧别一致、水平一致、程度一致。患者的临床症状永远是诊断考虑的第一要素,必须时刻谨记:影像学上有椎间盘突出的并不一定引起临床症状,而影像学椎间盘突出体积的大小也和临床症状没有相关性,研究表明,椎间盘突出的临床症状严重程度主要和椎管内的炎症程度及间盘突出的部位密切相关。此外,还应对腰椎间盘突出症进行定位诊断,根据不同神经根在突出椎间盘组织压迫下所产生的特有症状、体征,基本可以做出定位诊断。本病多数发生在 $L_{4\sim5}$ 及 $L_5 \sim S_1$ 椎间隙,通常分别压迫 L_5、S_1 神经根,主要表现为坐骨神经受压的症状,若突出发生在 L_3、L_4 间隙,可压迫 L_4 神经根,产生股神经受压的症状。

(二)鉴别诊断

1.腰肌筋膜炎

腰肌筋膜炎属于椎骨之间连接结构的慢性损伤的总称,包括椎旁、背部、腹前后壁的肌肉及其在椎骨上的附着,椎间的韧带,如棘上韧带、棘间韧带、黄韧带、横突间韧带、椎间关节囊、腰骶韧带及其附着。可因扭伤后修复不力产生慢性炎症,使用过度,长久固定体位等均可以造成上述连接结构慢性损伤性炎症。这是腰痛最常见

的原因。腰痛表现多样,以其病理而异。可有下肢牵涉痛,但不同于累及神经根的放射痛,更无神经功能障碍引起的定位体征。

2.椎间盘源性腰痛

纤维环慢性损伤或结构改变及代谢功能紊乱等导致的腰骶部疼痛症状。退变本身不引起疼痛,慢性损伤修复引起的炎症反应才会是疼痛的原因。多以下腰痛,腰骶部及臀部疼痛为主,腿痛不典型,一般继发于腰痛并位于大腿的后中部。没有腰椎间盘突出的典型下肢放射痛,也没有椎间盘突出相应神经根受压的肌力、感觉改变;体格检查常无特殊,缺乏椎间盘突出症一般具有的直腿抬高试验阳性的体征;影像学上仅有椎间盘的膨出和退变,一般没有椎间盘的突出或脱出。如果需要确诊,目前大多采用椎间盘造影疼痛诱发试验予以确诊,但因是有创检查,应慎重实施。

3.腰椎滑脱症

通过 X 线片的检查,特别是腰椎过伸、过屈位动态 X 线片,多可以判断腰椎有无滑脱或不稳。

4.腰椎管狭窄症

临床症状以间歇性跛行为主,症状重而体征少;CT 或 MRI 检查多可以判断腰椎管狭窄及其程度。

5.肿瘤

椎骨和椎管内外肿瘤均可以累及腰骶神经。

(1)脊柱肿瘤:脊柱肿瘤约占全身肿瘤的 7%。其中原发良性肿瘤及肿瘤样病变占 1/3,恶性骨肿瘤占 2/3,大部分为转移癌。CT检查能从轴位观察椎骨各个层面的异常。MRI 检查能反映椎体的代谢状况,恶性肿瘤的高代谢,丰富血运,使病变在 T_1 像上呈低信号,T_2 像呈混杂信号或高信号。

(2)椎管肿瘤:椎管内肿瘤由于占位于密闭的椎管,可累及椎管内脊髓和神经引起根性痛,也可刺激压迫脊髓内长束纤维,引发下肢症状。马尾神经受累可与椎间盘突出引发者类似,但一般起病及进展较慢。椎管内肿瘤可发生于髓内、髓外硬膜内或髓外硬膜外。其中以髓外硬膜内肿瘤最常见,约占椎管内肿瘤 70%。神经鞘瘤最多,脊膜瘤次之。其他还有室管膜瘤、畸胎瘤等。椎管内肿瘤累及神经的部位、范围决定其神经定位症状和体征。起病多缓慢,腰痛症状常不明显。X线平片可有椎弓根间距加大、椎间孔增大、椎弓根变薄,这些反映肿瘤巨大、生长缓慢。椎管内造影常能发现肿瘤占位引起的梗阻。CT检查宜事先通过神经定位判断病变所在部位。MRI检查有助于发现肿瘤的形态、部位、判断在硬膜外、硬膜内或髓内及与神经组织的关系。

6.腰椎结核

腰椎结核也是累及腰骶神经的常见病变。病变相对轻微者容易漏诊,常误诊为椎间盘突出。应注意腰椎结核多有持续腰痛,腰椎各个方向活动均受限,X线上的典型表现为病椎楔形压缩、椎间隙变窄,如果有冷脓肿存在,椎旁会出现梭形阴影。CT检查显示病椎虫蚀样改变或有死骨形成,椎旁多有脓肿形成;MRI图像上表现为 T_1 相上相应椎间隙和椎体低信号,T_2 相为相应椎间隙和椎体低信号高信号或等信号,相应椎旁有脓肿形成。

7.神经卡压综合征

这是一类神经刺激症状的总称,包括臀上皮神经炎、骨盆出口综合征、梨状肌综合征、L_3 横突综合征等均可使周围软组织受到不同程度的牵拉刺激,导致肌肉等软组织痉挛,在临床上表现出一系列神经症状,如腰、臀、腿的麻木疼痛、会阴部放射痛、跛行、肌肉萎缩等症状。这类疾病种类繁多,临床鉴别诊断有一定困难。

(1)应从疼痛的部位、性质、程度、种类、形成原因等多方面加以鉴别。腰椎间盘突出症主要表现为根性痛,系椎管或根管处突出物压迫或刺激局部脊神经根所致,具有椎旁压痛、叩痛及特定的感觉神经皮节分布区和反射改变,表现为相应的呈根性分布的腿痛,大多数腿痛超过膝关节,多为单侧,腹压增高时疼痛加重。梨状肌综合征表现为干性痛,系盆腔出口处组织炎性改变、瘢痕狭窄或变异所致的坐骨神经痛,表现为臀髋部疼痛及同侧下肢放射痛,与腹压无关,沿坐骨神经有压痛,下肢内旋实验阳性,腰部无症状,疼痛往往在膝平面以上。L_3 横突综合征的腿痛一般不过膝关节。L_5 横突综合征腰过伸时疼痛且诱发同侧坐骨神经痛。而股骨头坏死、髋关节疾病的跛行一般持续存在,没有间歇性,疼痛分布区域与神经根性疼痛有明显的差异,不呈根性分布,无根性损害的体征,绝大多数患侧 4 字实验阳性。

(2)根据压痛点、直腿抬高试验等体征辨别。腰椎间盘突出症的压痛点主要在椎间隙和(或)棘突旁 1～2 cm 处,典型的还有同侧下肢放射痛。而臀上皮神经炎在髂嵴中点下 2.5 cm 处,有时可触及条索感。L_3 横突综合征压痛点在 L_3 横突。梨状肌综合征在臀中部可触及痉挛呈条索状的梨状肌,并向下肢放射,沿坐骨神经有压痛。L_5 横突综合压痛在 L_5 横突处、髂嵴内侧。典型的直腿抬高试验阳性应该是直腿抬高后引起小腿至足底、足背、足趾的放射痛、麻木感,如抬腿仅引起腰、骶部痛或腘窝部疼痛不适,都不应视为阳性。臀上皮神经炎直腿抬高时可引起臀部疼痛加重,但不能视为阳性。L_3 横突综合征、腰肌筋膜炎直腿抬高实验阴性。L_5 横突综合征直腿抬高实验弱阳性。

8.早期脉管炎

脉管炎是一种血管的炎症和闭塞性病变,以下肢血管为主,管腔狭窄,导致供血不足而产生一系列症状和体征。其症状体征有下肢疲劳、发凉、麻木、酸胀,行走后患肢小腿及足胀痛或痛性痉挛,休息后缓解,间歇性跛行,与腰椎间盘突出症相似。但应特别注意患肢皮温皮色、感觉异常范围及足背动脉、胫后动脉搏动情况,有否游走性浅静脉炎,这些常是静脉炎特有的体征。经保守治疗腰椎间盘突出症发凉症状可缓解,而脉管炎者症状不易缓解。神经源性间歇性跛行表现为挺胸直腰活动受限,行走一定距离可诱发疼痛,蹲下或向前弯腰数分钟,症状可缓解,继续行走距离越来越短,疼痛和麻木具有一定的神经根和节段性分布特点。血管源性间歇性跛行则表现为肢体缺血缺氧性改变,肢体末端苍白或麻木,疼痛剧烈,疼痛因行走而加剧,站立休息后可缓解,足背动脉搏动减弱或消失,疼痛不具备皮节分布的特点。对疑有血管疾病者可采用超声多普勒、肢体血流图、动脉造影、红外线热像图等检查以进一步明确诊断。

四、腰椎间盘突出症治疗及康复

关于腰椎间盘突出症患者的治疗,总的说来无外乎两种:非手术治疗(即保守治疗)和手术(微创或开放)治疗。

(一)非手术治疗

Guinto 对保守治疗的腰椎间盘突出症患者随访时,首次用 CT 片观察到椎间盘突出组织的重吸收现象。Bozzao 等证明突出椎间盘的体积在 63% 的患者中至少会缩小 30%,而临床症状恶化的只占 8%。MRI 显示约有 2/3 患者的突出椎间盘在 6 个月内部分或完全吸收。对于巨大的椎间盘突出,有时非手术治疗也可能有良好的疗效。Cribb 保守治疗了 15 名巨大腰椎间盘突出的患者,在平均 24 个月时 14 名患者 MRI 观察到腰椎间盘的吸收,而且所有患者均未进一步产生马尾神经综合征。Komori 也发现突出越大的椎间盘体积下降越多。造成重吸收的原因尚不清楚,Michel 根据以往的研究提出了一个设想,即突出到硬膜外的髓核引起免疫反应、新生血管,引起巨噬细胞聚集,产生的白介素 1 和 TNF-α 等因子导致蛋白酶的释放,造成突出椎间盘的降解。而这些也为椎间盘突出症采取非手术治疗提供了理论基础。

1.适应证

(1)初次发病,病程短的患者。

(2)病程虽长,但症状及体征较轻的患者。

(3)经特殊检查发现突出较小的患者。

(4)由于全身性疾病或局部皮肤疾病,不能施行手术者。

(5)不同意手术的患者。

2.非手术治疗方法

(1)卧床休息:卧床休息是指患者需全天躺在床上,让患者吃饭、洗漱及大小便均在床上。在卧位状态下可去除体重对椎间盘的压力。制动可以解除肌肉收缩力与椎间各韧带紧张力对椎间盘所造成的挤压,处于休息状态利于椎间盘的营养,使损伤纤维环得以修复,椎间盘高度得到一定程度的恢复;利于椎间盘周围静脉回流,去除水肿,加速炎症消退;避免走路或运动时腰骶神经在椎管内反复移动所造成的神经根刺激。因此可以说卧床休息是非手术疗法的基础。临床实践证明,大多数腰椎间盘突出症患者卧床休息可使疼痛症状明显缓解或逐步消失。

但是随着研究的不断深入,卧床与制动的不良作用逐渐被人们认识,长期卧床易并发下肢静脉血栓形成和肺栓塞,而且运动不足的本身就可产生或加重疼痛。因此,不推荐仅用卧床休息作为椎间盘突出的长期治疗,部分患者因为疼痛可以有限卧床几天,但并不是把这种卧床作为一种主要的治疗手段。

(2)牵引疗法:牵引的方法有多种,有手法牵引,重力牵引,机械牵引等。牵引时患者可取卧位(仰卧或俯卧),坐位或站位。牵引疗法的机制有:①减轻椎间盘压力,促使突出椎间盘不同程度的回纳。②促进炎症消退。牵引时可使患者脊柱得到制动,减少运动刺激,有利于充血水肿的消退和吸收。③解除肌肉痉挛。疼痛使腰背部肌肉痉挛,腰椎活动受限,间歇使用牵引可解除肌肉痉挛,使紧张的肌肉得到舒张和放松,促使腰椎正常活动的恢复。④恢复腰椎正常生理屈度,增大椎间隙及椎间孔,使神经根所受的刺激或压迫得以缓解。

(3)推拿及针灸疗法:推拿疗法即按摩,是中医学的组成部分。其作用机制为:舒筋活血,解除肌肉痉挛,防止肌肉萎缩。同时可促使关节内血肿的吸收及淋巴液循环,减少关节粘连及软骨变性等一系列病理变化的发生,在对骨关节功能方面有显著的影响。由于具有方法简单、舒适有效、并发症少等优点,已被作为治疗腰椎间盘突出症的综合疗法之一。推拿时手法宜轻柔用力均匀,避免粗暴。临床上时有报道,一些患者推拿后症状加重,不得不行手术治疗。有的推拿后出现神经损伤,如马尾综合征等,应用时需慎重。

针灸可以改善微循环、抑制局部血管通透性的升高,有利于致痛因子的稀释,并可以产生镇痛物质,提高痛阈,因而缓解疼痛。针灸信息可到达多个脑区,产生中枢性镇痛效应。研究表明:联合使用针灸和经皮电神经刺激(TNES)对于腰椎间盘突出有腰背痛患者的疼痛缓解有明显的效果。

(4)硬膜外类固醇注射疗法(ESI):有限的证据证明,硬膜外类固醇类注射对一些急性坐骨神经痛有短暂的减轻疼痛作用。在硬脊膜及神经根鞘膜的表面,后纵韧带及黄韧带的内面有丰富的神经纤维及其末梢分布。这些纤维都属于细纤维,主要来自脊神经的窦椎支。椎间盘纤维环及髓核突出后,在其周围产生炎症反应,吸引大量的巨噬细胞和释放大量的致炎物质。这些致炎物质作用于窦椎神经和神经根从而产生腰痛和腿痛。

硬膜外类固醇注射的机制有如下几个方面:①抑制炎症反应;②阻止疼痛刺激的传导;③中断疼痛恶性刺激的循环;④改善局部微循环。值得注意的是,尽管硬膜外类固醇注射可减轻症状,但并不能改变髓核对神经根的压迫,且该操作本身有导致椎管内严重感染的危险,应慎用。

(5)物理治疗(简称理疗):是利用人工或自然界物理因素作用于人体,使之产生有利的反应,达到预防和治疗疾病的目的。主要分为人工物理疗法和自然因素疗法。人工物理因素有电、光、声、磁、温度和机械力等。典型的人工理疗方法如下。①低频脉冲电疗可用于治疗神经功能丧失并可测定周围神经功能的状态,对于腰椎管狭窄症患者的神经功能改善有一定的辅助作用,并且可区分有无合并糖尿病性周围神经病变;②光疗中的红外线疗法适用于神经根炎、痉挛性麻痹、周围神经损伤等。对神经根病有较好的治疗效果;③超声疗法适用于坐骨神经痛,对侧隐窝狭窄症且伴有典型的坐骨神经痛的患者是一种有效的无创性治疗方法;④利用机械力的疗法有按摩、推拿、手法治疗、牵引和运动等,对于改善局部肌肉的紧张、促进血液循环、增加椎管容积等方面都有较好的应用价值。

(6)运动疗法:是物理治疗的一个分支,在慢性退行性脊柱疾病中起着非常重要的作用,故在此做单独叙述。脊柱的稳定性并不单单依靠骨与骨之间的连接,如椎间盘、前纵韧带、后纵韧带、黄韧带和后方的小关节等,脊柱周围的肌肉在维持其稳定性方面也起着极为重要的作用。运动疗法的目的在于增加脊柱周围肌肉的强度以减缓退变发生的速度,增强椎体间的稳定性以适应不同强度不同方向上的应力变化,从而有效地避免急性症状的发生。具体方法主要包括腰部的后伸训练,力求通过姿势锻炼来增加腰椎的稳定性,减少脊柱的纵向应力,可有效地减少腰椎间盘的退变和突出的概率,并且能够增加腰椎前、后韧带及侧方韧带的力量。

(7)药物治疗:药物的主要目的是控制疼痛、缓解肌痉挛、减轻炎症和水肿,阻断疼痛恶性循环。目前常用的止痛药是非甾体抗炎药和横纹肌松弛剂。

非甾体抗炎药(NSAIDs):美国食品药品监督管理局确认的非甾体抗炎药分成 3 类,即乙酰水杨酸盐类,包括阿司匹林等;非乙酰水杨酸盐类,包括水杨酸镁、二氟尼柳(二氟苯水杨酸)等;非水杨酸盐类,包括布洛芬等。但是,此类药物可能会损害胃肠道和肾血管,还会增加心肌梗死的风险。因此,临床医师在使用这类药物前应评估心血管系统和胃肠道风险,并且应在需要的最短时期内使用最小剂量的药物进行治疗。临床医师还要考虑到何种非甾体消炎药物是最安全的,并且考虑如何减少使用 NSAIDs 的高风险患者的不利影响,做到个体化治疗。

麻醉和镇痛药:如阿片类药物,吗啡、可待因等,镇痛效果作用较强,可缓解严重的腰背部疼痛,短期应用可减少药物的不良反应。与 NSAIDs 类药物相比,缺少抗炎作用,对患者的情绪和精神状态有一定的抑制作用,并且可对呼吸、循环系统产生一些不良反应。在开始治疗前应充分权衡阿片类药物的治疗效用与损害。在一段时间内如果没有效果,应重新评估与考虑其他治疗方法或作进一步评估。目前已知的证据尚不能确定阿片类药物优于其他药物。

肌松药:肌松药代表另一途径的用药方式,尽管目前该类药物的作用机制不明确,美国食品和药物管理局仍然批准其用于骨骼肌肉的调节与痉挛的治疗。肌松药可作为短期内缓解急性下腰痛的选择,但都有中枢神经系统的不良反应,肌松药不适宜作为长期应用。

激素类:对于具有严重的下肢放射性疼痛的患者,氢化可的松的效应能够有效地减轻神经根因受压而导致的水肿和炎症反应。长期应用类固醇类药物会引起骨质疏松,甚至还会引起肱骨头和股骨头的无菌性坏死,而且疗效与安慰剂相比并没有明显效果,尽量少用。

维生素类:对于神经卡压综合征的患者,使用高剂量的维生素类药物,如维生素 B_6 可取得较为满意的治疗效果。研究表明,甲基化维生素 B_{12}(甲钴胺)可促进神经元髓鞘形成,促进轴突运输功能和轴突再生,提高神经纤维兴奋性,恢复终板电位诱导,因此在改善神经功能方面有一定的效果。

(二)介入治疗

1.髓核化学溶解法

1964 年,Simth 首先报告用木瓜凝乳蛋白酶注入椎间盘内,以溶解病变的髓核组织来治疗腰椎间盘突出症。20 世纪 70 年代,此法风行一时,但到 20 世纪 80 年代却落入低谷。由于其操作复杂,疗效不如手术确实,并发症较多,甚至有的患者注入药物后死亡,目前已很少应用。国内有些医师应用胶原酶,且以椎间盘外注射为主。椎间盘外硬膜外间隙较大,胶原水解膨胀时疼痛较轻。但胶原酶对正常纤维环有无损伤作用尚无相应的严谨实验观察。其次,椎间盘外注射止痛的机制尚不明确,是否有抗炎作用有待研究。由于其疗效不确切,且存在潜在严重并发症的风险,目前已很少应用。

2.臭氧溶核术

该疗法采用细针穿刺到椎间盘内,注射少量臭氧气体使髓核组织脱水萎缩,达到使椎间盘减压的目的。主要原理是利用臭氧能瞬间完成的、强大的氧化功能,达到脱水、消炎和镇痛的作用,其临床疗效有待进一步验证。

3.经皮激光椎间盘减压术

通过激光对髓核组织的汽化切割、凝固,减少髓核组织,降低椎间盘内压力。其主要通过温热效应、血管扩张作用、提高免疫功能等共同作用达到消炎止痛、改善微环境、维持机体的正常状态。但此术式目前临床应用时间短,疗效评价标准尚不统一,各家报道例数少,有待进一步研究和探讨。该法适合于纤维环未破裂,且不合并侧隐窝狭窄等病变者。此术式也可能产生神经根损伤、血管损伤等并发症,同时激光辐射汽化是否能引起周围组织热损伤并发症,特别是椎体终板软骨的损伤,一直备受关注。

4.椎间盘内电热疗法(IDET)

设计者是美国康复医师 Saal 兄弟。对椎间盘退变引起疼痛的机制研究发现,后纵韧带及纤维环的外层由窦椎神经分支支配,外1/3 纤维环组织中有大量能传递疼痛信号的神经末梢,并可以释放与产生疼痛相关的神经肽;严重退变的椎间盘组织中神经末梢的密度远远超过正常椎间盘组织,椎间盘退变过程中纤维环撕裂刺激痛觉神经末梢,从而引起疼痛。椎间盘热疗技术的作用主要体现在两方面。第一,纤维环为富含胶原的组织,热疗可使胶原收缩再塑形(无瘢痕形成),从而减少血管组织及神经组织长入,同时也可使纤维环裂隙封闭,所以又称为"纤维环成形术",可增强椎间盘的牢固性,缓解病变椎间盘所受到的压力,有助于消除疼痛症状;第二,凝固纤维环上病变部位及肉芽组织,灭活病变部位的痛觉感受器以阻止痛觉传入。适应证的选择,目前大多采用 Saal 兄弟制订的标准:①腰痛 6 个月以上,经保守疗法治疗效果不佳;②合并下肢疼痛者无神经根受压体征;③椎间隙退变 2～3 级;④MRI 显示 1～2 个椎间盘退变,无明确的椎间盘突出或脱出;⑤椎间盘造影显示椎间盘退变,疼痛诱发试验阳性。Wetzel 等在 2000 年北美脊柱学会(NASS)大会上报道一组多中心 IDET 临床应用情况的联合统计,1 年随访的 65 例患者术后 3、6、9 个月的 VAS 和 SF-36 评分均较术前有明显改善,其中 VAS 从 6.4 分降至 3.3 分。相关报道中长期满意率多在 60%～70%。IDET 并发症较少,但也有导致骨坏死的个例报道。

5.髓核成形术又称椎间盘射频消融术

1999 年 12 月通过美国 FDA 批准应用于脊柱外科,2000 年 7 月首先在美国用于临床治疗椎间盘突出。此技术的原理是用射频能量(100 Hz)施加于组织,吸引大量 Na^+ 于气化棒周围,形成等离子颗粒区,该能量可同时保证 Na^+ 的运动方向,使其获得足够能量而导致组织细胞的分子链(肽键)断裂,形成元素分子和低分子气体(O_2、H_2、CO_2 等)。相比传统的电烧、激光等热切割(300～600 ℃)方式,冷融切过程是一种低温(40～70 ℃)切割,可移除大量病变组织而不引起周围正常组织的不可逆损伤(出血、坏死等)。髓核成形术是用等离子刀头在髓核中打出多个通道以消融一部分组织,完成椎间盘内髓核组织重塑,在退出刀头的同时对组织进行热凝(约 70 ℃),使髓核内的胶原纤维汽化、收缩和固化,椎间盘总体积缩小而降低椎间盘内压,以达到治疗目的。髓核成形术适用于椎间盘造影阳性、椎间盘高度＞75%,中央型椎间盘膨出的盘源性腰痛患者,当纤维环尚未破裂时减压效果最佳,如果纤维环和后纵韧带均已破裂,则手术基本无效。髓核成形术的禁忌证有椎间盘脱出、髓核游离、侧隐窝狭窄、椎间隙狭窄等。此技术不会破坏周边的重要脊柱结构、髓核、纤维环、终板、脊髓和神经根等,与其他微创技术相比,具有穿刺孔更小、基本无渗血、术后能即刻下地行走、无热损伤所致明显疼痛等优点。髓核成形术近期报道疗效可,但由于开展时间尚短,病例有限,有待进一步长期临床观察。

近年来随着微创脊柱外科技术的发展,其适应证逐渐扩大,疗效更加确切,已为广大的骨科医师、神经外科医师、疼痛科医师所接受。上述各种介入治疗已很少采用,或只作为微创外科治疗的辅助手段。

(三)手术治疗

腰椎间盘突出症的手术治疗已有约 100 多年的历史。1909 年,Oppenheim 和 Krause 成功完成了首例椎间盘脱出摘除术。1934 年,Mixter 和 Bar 首次报道采用全椎板经硬脊膜入路切除治疗 19 例椎间盘突出患者,正式开始了椎间盘突出症的手术治疗。1952 年,我国方先之首先发表了手术治疗椎间盘突出症的病例报告。

大多数腰椎间盘突出症患者通过非手术疗法可取得良好效果,需手术治疗的只是一小部分,占 10%～15%。对于这部分患者,及时恰当的手术治疗,能迅速解除其痛苦,恢复劳动能力,远期效果良好。

1.手术适应证

(1)绝对的适应证是渐进性的神经损害。国家卫计委临床路径要求的是诊断明确(症状、体征和影像学均有单侧或双侧神经根损伤或马尾神经损伤表现),正规保守治疗无效。对于急性发生或急速进展的神经损害,应尽快急诊手术。

(2)症状重,影响生活和工作,经非手术治疗3~6个月无效。

(3)有明显肌肉萎缩无力、感觉减退及马尾神经损害者(如鞍区感觉减退及大小便功能障碍等),有完全或部分瘫痪者。这类患者多属巨大突出,或纤维环破裂髓核脱入椎管,对马尾神经形成广泛压迫,应尽早手术。Michael 系统分析了 322 名马尾神经症状患者手术后的恢复情况,认为马尾神经受压患者应该在 48 小时内手术。

(4)伴有严重间歇性跛行者多同时有腰椎管狭窄症,如 X 线平片及 CT 影像显示椎管狭窄,且与临床症状吻合,均宜及早手术治疗。

(5)急性腰椎间盘突出症,根性疼痛剧烈无法缓解且持续性加重者。

2.手术禁忌证

(1)腰椎间盘突出症合并重要脏器疾病,或因其他原因不能承受手术者。

(2)腰椎间盘突出症初次发作,症状轻微,经非手术治疗可获缓解;对其工作和生活影响并不明显者。

(3)腰椎间盘突出症诊断并不明确,如影像学缺乏椎间盘突出的特征性表现或影像学有椎间盘突出的表现但缺乏典型的临床症状和体征者。

3.手术准备

(1)术前准备。①全面体检,明确诊断及患者全身状态:除物理检查与 X 线平片外,酌情选择其他的特殊检查。在目前情况下,一般均选择 CT 或 MRI 检查,以防误诊或漏诊。有时尚需应用脊髓造影检查。其他检查包括心、肝、肾、肺功能的各种化验和仪器检查,以早期发现重要脏器疾病,并应注意患者有无出血性倾向和各种药物的过敏史等。②向患者交代病情:由于术中与术后均需患者密切配合,因此应向其交代手术的大致程序,并提出相应要求与术前、术中、术后注意事项。但注意避免增加患者精神负担。③手术方案设计:应根据诊断及具体病情,由主治医师负责设计手术方案及具体操作程序。包括特种器械的准备,术前用药、麻醉选择、术中可能发生的意外及其处理对策、术后对护理的特殊要求及抢救药品的准备等均应充分考虑,并落实到具体执行者。④体位训练:如术中取俯卧位,术前应俯卧训练数天,并练习床上大小便。

(2)麻醉和体位。依手术者的经验与习惯,可以应用硬膜外麻醉、全麻、局部浸润麻醉等。手术多取俯卧位或侧位,如取俯卧位,应以气垫或软枕等垫于头部、胸部和髂部,避免腹部受压。对预计手术时间较长者要注意保护膝、踝部。

4.手术方式。

腰椎间盘突出症的常规手术可分为单纯髓核摘除术和椎间盘切除椎间融合术。

(1)后路腰椎间盘髓核摘除术分3类:全椎板切除髓核摘除术、半椎板切除髓核摘除术、椎板间开窗髓核摘除术,此为临床上最为常用的传统术式,根据切除椎板的多少,分为全椎板切除摘除术、半椎板切除髓核摘除术和椎板间开窗腰椎髓核摘除术。

(2)腰椎间盘切除椎间融合内固定术:腰椎间盘突出症行椎间盘切除术时是否需行椎间融合和内固定,在脊柱外科领域存在很大的争议。

对于单纯椎间盘突出,卫计委的临床路径指出,对实行开窗或半椎板切除髓核摘除术者,原则上不使用内植物;如需要做全椎板切除,可选用内植物。有学者认为髓核摘除术会导致椎间盘高度丧失、节段不稳、椎间孔狭窄和关节突的改变等,影响其远期疗效。侯树勋认为单纯髓核摘除术后,虽然存在椎间隙高度下降,但是并不一定造成椎间不稳和神经根受压,而且在平均12.7年的随访中发现椎板开窗组和半椎板组均有较高的优良率,患者满意度为98%,

30 例超过 10 年的影像学随访资料显示,髓核摘除椎间隙高度改变最显著,但极少发生椎体间不稳。椎间孔高度和椎间孔最大宽度这2 个与椎间孔容积有关的主要指标改变也不显著,髓核摘除术后相邻椎间隙变化并不明显。然而,当髓核突出伴有超过 6 个月或更长时间的腰痛,并经检查证实于椎间盘退变节段存在不稳时,应考虑行融合手术。在复发性腰椎间盘突出,二次手术时可考虑行融合手术,因为复发本身说明病变节段的不稳定,而且显露这个节段时需作更大的暴露而进一步加重不稳。

根据入路的不同,椎体间融合术可分为前路椎体间融合术、侧路椎体间融合术、后路椎体间融合术和后外侧经椎间孔椎间融合术。由于目前腰椎间盘突出而行前路或侧路椎体间融合术非常罕见,因此在本节就不叙述,仅介绍后路腰椎椎体间融合术和后外侧入路经椎间孔椎间融合术。

全椎板切除髓核摘除术:该方法适用于中央型椎间盘突出,特别是巨大的突出,或者是伴有严重中央椎管狭窄者。其优点是显露好,视野清楚,减压充分,可直接摘除髓核,对神经根减压充分,术后疗效肯定。但该手术方式的减压范围过大,会造成脊柱后柱结构的破坏,导致医源性腰椎节段不稳;还有部分患者在椎板缺损区形成大量纤维瘢痕组织或不规则新生骨,与硬脊膜或神经根粘连,致医源性椎管狭窄。该术式采用正中纵向切口,范围应包括临床诊断病变间隙的上下各一个腰椎棘突。显露时需要充分的剥离和显露病变间隙的上下椎板和关节突。然后切除病变间隙的上下棘突和棘上与棘间韧带,再用枪状咬骨钳咬除需要减压范围内的全部椎板,如果术者发现患者同时伴有侧隐窝狭窄的话,可以适当地潜行切除部分上下关节突,但一般不宜超过 1/3,以免破坏关节突的稳定性,导致患者术后腰椎节段性不稳。

需要特别强调的一个原则是,手术者在实施全椎板切除减压这一破坏性较大的开放手术时,也要遵循微创手术的原则,要根据每个患者的实际情况进行椎板的切除减压,在充分减压的前提下尽可能地保留部分椎板和棘突及韧带组织和小关节的关节囊,切勿机械地对所有患者都无一例外行全椎板切除。例如,对于一个 $L_{4\sim5}$ 椎间盘的中央型巨大突出,切除 L_4 椎板的下 2/3 和 L_5 椎板的上 1/3 就足以充分显露出突出的椎间盘进行髓核摘除了。这样就可以保留上、下部分椎板、棘突,避免破坏病变上、下间隙($L_{3\sim4}$ 和 $L_5\sim S_1$)的棘间、棘上和黄韧带结构,不影响其稳定性。有学者在对不伴有中央椎管严重狭窄的患者实施全椎板切除和髓核摘除术时,常常先尝试双侧扩大开窗术,首先切除两侧上椎板的下 2/3 和下椎板的上 1/3,再潜行切除上棘突的下 1/2 和下棘突的上 1/3,以及部分或全部的棘间韧带,这样就可以保留病变间隙的棘上韧带,而该韧带对维持腰部屈曲稳定非常重要。另外,还要注意,在为了减少出血而用电刀剥离时,极易破坏关节突的关节囊,没有关节囊的关节突关节的稳定性会减少 70%。

半椎板切除髓核摘除术:是为了减少因全椎板切除术所导致的术后失稳而改良的手术方式。多适用于表现为单侧神经症状的患者或者影像学证实为偏向一侧的椎间盘突出。半椎板切除减压术具有以下优点:①半侧显露,保留棘突、两侧关节突和对侧的韧带,较好的保持了腰椎的稳定性;②减压有效彻底,复发率低;③单侧剥离软组织,术后恢复快,疼痛轻。该术式多采用旁正中纵向切口,即棘突旁 2 cm 切口,显露单侧的病变间隙上、下椎板和关节突,其减压原则同全椎板切除术。对于偏向一侧的椎间盘突出,可采用椎旁肌肉间隙入路来显露单侧的椎板和关节突,该入路经肌肉间隙钝性分离进入,避免了肌肉和其附着部的损伤,具有显露快、出血少、术后疼痛轻的优点。采用该切口,患者在术后第 2 天即可下床活动。

椎板间开窗髓核摘除术:自 20 世纪 80 年代开始,椎板间开窗椎间盘摘除术逐渐获得了广泛开展,从而相当程度地减少了对腰椎后部组织的损伤。相比传统的全椎板切除和改良型的半椎板切除术而言,具有更小的侵袭性,更大程度地保留了脊柱的稳定性。相关研究证实了使用开窗减压术的患者,术后脊椎滑脱明显低于全椎板切除术和半椎板切除术者。后路椎板开窗减压髓核摘除术的优势还包括对椎管干扰小,椎管内瘢痕轻;术野暴露清晰,可同时解决侧隐窝狭窄;保留了较多的关节突和关节面,对脊柱稳定性的影响较小。对于适应证选择合适的病例,后路椎板开窗减压髓核摘除术能够取得满意的临床效果。

椎板间开窗髓核摘除术的切口和显露基本同半椎板切除髓核摘除术,可以选择椎旁肌肉间隙入路,切口和显露范围可以更小一些。如果技术和设备条件允许的话,可以在微创可扩张通道下实施,进一步减少创伤;也可在长叶片撑开器或两把单钩撑开器和头灯的辅助下完成手术。

后路椎间融合术(PLIF):最早出现自 20 世纪中叶,Cloward 通过将后路切除的椎板修成楔形骨块植于腰椎间,来恢复椎间高度,取得了良好的效果并得到快速推广,此后该方法即被称为 PLIF。PLIF 能够恢复椎间高度、腰椎生理前凸及腰椎生物力学特性,提供良好的椎间纵向支撑。PLIF 的融合率高,但术后患者的满意度与融合率常常并不一致。PLIF 需经椎管放置 Cage,需要切除椎板经椎管入路,所以 PLIF 会对神经根牵拉,易造成术后根性疼痛,切除椎板后硬膜外粘连及瘢痕易对神经造成压迫,严重者甚至需再次手术。其他较为常见的并发症还有硬脊膜囊或神经根袖撕裂、椎管内血肿、椎体间隙感染等。

经椎间孔椎间盘切除椎间融合术(TLIF):1981 年,Blume 等提出了单侧入路 PLIF 手术,以降低手术并发症。在此基础上,Harms 等提出并推广了 TLIF。此术式无须进入椎管,无须牵拉神经根即可摘除椎间组织及进行椎间融合,可减少手术时间、术中出血量和神经并发症。该术式的最佳切口和显露途径是椎旁经肌肉间隙入路,经该入路可以经肌肉间隙直接显露出关节突部位,非常方便开放椎间孔,且无须剥离和损伤肌肉,特别是保护了多裂肌群,该肌对腰椎的动力静态稳定起到关键性的作用。但 TLIF 对中央椎管减压比较困难,限制了其适用范围,不适应于中央椎管狭窄和巨大的中央型椎间盘突出。但是随着椎管潜行减压技术的发展,其适应证也在逐渐扩大,在熟练应用潜行减压技术的基础上,也可以应用于中央椎管狭窄和巨大的中央型椎间盘突出。

5.腰椎重建技术

腰椎融合术后相邻椎间盘退变加速、融合节段假关节形成等导致的术后顽固性腰腿痛已经引起人们的关注。旨在重建椎间盘生理功能的异体椎间盘移植、动力装置及人工椎间盘置换、人工髓核技术的尝试及将基因治疗策略用于延缓或逆转椎间盘退变的实验研究是人们关注的新课题。

异体椎间盘移植因其易于早期退变、移位等问题,目前尚难临床应用。

人工髓核假体(PDN)置换曾在国内开展,但由于假体移位和术后残留腰腿痛等并发症,现在已放弃使用。

人工全椎间盘置换(ADR)目前可以考虑的适应证主要是腰椎间盘源性下腰痛,腰椎间盘切除术后失败综合征,而一般腰椎间盘突出应被视为禁忌证,因为大多数腰椎间盘突出症经常规减压和(或)融合术后长期疗效良好。另外人工腰椎间盘在材料学及运动学上均与正常的腰椎间盘有一定的差距,且 ADR 术对医师的技术要求较高、手术创伤大、价格昂贵等,这些都限制着该技术的广泛应用。

6.术后处理

方法如下:①术后患者在搬动和翻身时最好轴向转动,保持腰部稳定,减轻损伤和疼痛。②术后 24 小时内严密观察双下肢及会阴部神经功能的恢复情况。如有神经受压症状并进行性加重,应立即手术探查。③术后常规 24～48 小时拔引流管,引流量大或有脑脊液漏时可延长至伤口基本愈合后再拔管(可 5～6 天)。④术后常有小便困难,必要时扶持患者下床小便,尽量不做导尿。如3 天内无大便腹胀者,可服用通便药物。⑤术后 24 小时,开始做下肢抬高练习,1 周后作腰背肌训练(五点支撑或小燕飞)。术后 10 天拆线,卧床至少 3 天。以后可离床适当活动,3 个月后恢复正常活动。

(四)椎间盘突出症患者的康复治疗

手术后的疼痛反射抑制会导致肌萎缩和体能下降,通过早期康复训练可恢复肌肉力量和耐力,使得腰部功能得到快速的恢复;早期康复还可以提高体能及心肺功能,有利于患者尽快重返社会和工作岗位。康复训练包括腰部功能训练和体能训练,腰部功能训练如伸展疗法、腹背肌训练、脊柱稳定姿态训练;体能训练主要采用有氧训练,如行走、慢跑和游泳等,达到增强体能及心肺功能的目的。

第六章

下肢损伤的康复

第一节　股骨头骨折

股骨头骨折是指股骨头或其软骨失去完整性或连续性,多见于成人髋关节后脱位。儿童股骨头骨折罕有发生,可能与儿童股骨头的坚韧性有关。

一、诊断

(一)病史

股骨头骨折多同时伴髋关节后脱位发生,Pipkin 认为髋关节屈曲约 60°时,大腿和髋关节处于非自然的内收或外展位,强大暴力沿股骨干轴心向上传导,迫使股骨头向坚硬的髋臼后上方移位,股骨头滑至髋臼后上缘时,股骨头被切割导致股骨头骨折并髋关节后脱位。髋关节前脱位时罕有发生股骨头骨折。

(二)症状和体征

伤后患髋疼痛,主动活动丧失,被动活动时引起剧痛。患髋疼痛,呈屈曲、内收、内旋及缩短畸形;大转子向后上方移位,或于臀部触及隆起的股骨头;股骨颈骨折时下肢短缩,且有浮动感。髋关节主动屈、伸功能丧失,被动活动时髋部疼痛加重。髋关节正侧位X 线片可证实诊断。

(三)辅助检查

X 线检查:显示髋关节脱位及骨折,股骨头脱离髋臼,或部分移位,或完全脱位。部分移位指髋臼内嵌塞股骨头骨折片,头-臼间距加大或股骨头上移。有时合并髋臼后缘、后壁、后壁后柱骨折,X线片均可显示,需行 CT 检查以明确诊断。

二、分型

Pipkin 将 Thampson 和 Epstein 的髋关节后脱位第 5 型伴有股骨头骨折者,再分为 4 型,为 Pipkin 股骨头骨折分型。

(一)Ⅰ型

髋关节后脱位伴股骨头在圆韧带窝远侧的不全骨折。

(二)Ⅱ型

髋关节后脱位伴股骨头在圆韧带窝近侧的骨折。

(三)Ⅲ型

第Ⅰ或Ⅱ型骨折伴股骨颈骨折。

(四)Ⅳ型

第Ⅰ、Ⅱ或Ⅲ型骨折,伴髋臼骨折。

这种分型既考虑到股骨头骨折的特点,又照顾到髋脱位、髋臼骨折的伴发损伤,对诊断、治疗和预后是有重要意义的。

临床中最多的是 Pipkin Ⅰ型,其他各型依序减少,以Ⅳ型最少。

三、治疗

本类损伤应及时、准确地施行髋关节脱位复位术,对 Pipkin Ⅰ、Ⅱ型股骨头骨折先试行髋关节复位,如股骨头复位后,股骨头骨折片也达到解剖复位,则宜行非手术治疗。如股骨头虽然复位,而股骨头骨折片复位不满意,一块或多块骨片嵌塞于头-臼之间,则是手术切开复位的指征。无论采用何种治疗,切不可忽视患者其他部位的损伤,如颅脑、腹腔内脏和胸腔内脏损伤及其出血、感染。应待这些损伤稳定后,再考虑患髋的手术治疗。抢救休克同时进行复位是明智的选择。

(一)非手术治疗

闭合复位牵引法。

1.适应证

Pipkin Ⅰ型、Ⅱ型。并应考虑如下条件:股骨头脱位整复后其中心应在髋臼内;与股骨头骨折片对合满意;股骨头骨片的形状;头-臼和骨片之间的复位稳定状况。

2.操作方法

同髋关节后脱位,如骨折片在髋臼内无旋转,股骨头复位后往往能和骨折片很好对合,再拍片后如已证实复位良好,则应采用胫骨结节部骨牵引,维持患肢外展 30°位置牵引 6 周,待骨折愈合后再负重行走。

(二)手术治疗

1.切开复位内固定或骨折片切除法

(1)适应证:年轻的患者,股骨头虽然复位,而股骨头骨折片复位不满意,一块或多块骨片嵌塞于头-臼之间。

(2)操作方法:手术多用前方或外侧切口,以利骨折片的固定及切除。采用可吸收钉、螺丝钉、钢丝等内固定材料将骨折片固定,钉尾要深入到软骨下,钢丝缝合后于大转子下固定或皮外固定,穿引容易,拆除简单。如骨折片甚小,不及股骨头周径 1/4 且不在负重区,可将骨折片切除。

2.关节成形、人工股骨头置换或人工全髋关节置换术

(1)适应证:Pipkin Ⅲ型、Ⅳ型,年老的患者,陈旧性病例,或髋关节本来就有病损,如骨性关节炎或其他软骨、软骨下骨疾病的患者,应依据骨折的类型和髋臼骨折范围和其移位等情况,选择关节成形术、人工股骨头置换或人工全髋关节置换。

(2)操作方法:同陈旧性髋关节脱位关节成形术及股骨颈骨折人工髋关节置换术。

(三)药物治疗

如手术治疗,术前半小时预防性应用抗生素,术后一般应用 3 天,如合并其他内科疾病给予对症药物治疗。

(四)康复治疗

功能锻炼(主动、被动)包括以下两方面:

（1）复位固定后即行股四头肌舒缩及膝、踝关节的功能活动。

（2）2周后扶双拐下床不负重活动，注意保持外展位。PipkinⅢ型、Ⅳ型骨折可适当延缓下床活动时间。8周后可扶双拐轻负重活动，半年后视病情扶单拐轻负重行走，1年后弃拐进行功能锻炼，并注意定期复查。

股骨头骨折治疗的主要问题是防止骨折不愈合、股骨头缺血性坏死及创伤性骨关节炎，所以中后期的药物治疗、功能锻炼及定期复查尤为重要。一旦出现股骨头缺血性坏死征象，即应延缓负重及活动时间。

第二节　股骨颈骨折

股骨颈骨折是指由股骨头下至股骨颈基底部之间的骨折。多发生于老年人，此症临床治疗存在的主要问题是骨折不愈合及股骨头缺血性坏死。

一、诊断

（一）病史

股骨颈骨折多见于老年人，亦可见于儿童及青壮年，女性略多于男性。老年人因骨质疏松、股骨颈脆弱，即使轻微外伤如平地滑倒，大转子部着地，或患肢突然扭转，都可引起骨折。青壮年骨折少见，若发生骨折必因遭受强大暴力如车祸、高处跌下等，常合并他处骨折，甚至内脏损伤。

（二）症状和体征

伤后患髋疼痛，多不能站立或行走，移位型股骨颈骨折症状明显，髋部疼痛，活动受限，患髋内收，轻度屈曲，下肢外旋、短缩。大转子上移并有叩击痛，股三角区压痛，患肢功能障碍，拒触、动；叩跟试验（＋），骨传导音减弱。

嵌插型骨折和疲劳骨折,临床症状不明显,患肢无畸形,有时患者尚可步行或骑车,易被认为软组织损伤而漏诊,如仔细检查可发现髋关节活动范围减少。对老年人伤后主诉髋部疼痛或膝部疼痛时,应详细检查并拍摄髋关节正侧位片,以排除骨折。

(三)特殊检查

内拉通(Nelaton)线、布来安(Bryant)三角、舒美卡(Schoemaker)线等均为阳性,Kaplan 交点偏向健侧脐下。

(四)辅助检查

X 线检查可明确骨折部位、类型和移位情况。应注意的是某些线状无移位的骨折在伤后立即拍摄的 X 线片可能不显示骨折,2~3 周再次进行 X 线检查,因骨折部发生骨质吸收,如确有骨折则骨折线可清楚显示。因而临床怀疑骨折者,可申请 CT 检查或卧床休息两周后再拍片复查,以明确诊断。

二、分型

按骨折错位程度分为以下几型(Garden 分型)。

(一)Ⅰ型

不完全骨折。

(二)Ⅱ型

完全骨折,但无错位。

(三)Ⅲ型

骨折部分错位,股骨头向内旋转移位,颈干角变小。

(四)Ⅳ型

骨折完全错位,骨折端分离,近折端可产生旋转,远折端多向后上移位。

三、治疗

应按骨折的时间、类型、患者的年龄和全身情况等决定治疗方案。

(一)非手术治疗

(1)手法复位,经皮空心加压螺钉内固定术。①适应证:Gardenn

Ⅱ、Ⅳ型骨折。②操作方法:新鲜移位型股骨颈骨折,可由两助手分别相向顺势拔伸牵引,然后内旋外展伤肢复位;或屈髋屈膝拔伸牵引,然后内旋外展伸直伤肢进行复位;或过度屈髋、屈膝、拔伸牵引内旋外展伸直伤肢复位;也可先行骨牵引快速复位,复位满意后按前述方法进行固定。

(2)皮肤牵引术。对合并有全身性疾病,不宜施行侵入方式治疗固定的股骨颈骨折,若无移位则可行皮肤牵引并"丁"字鞋保持下肢外展足部中立位牵引固定。

(3)较小儿童选用细克氏针固定骨折,较大儿童可用空心螺钉固定。

(二)手术治疗

1.空心加压螺钉经皮内固定

(1)适应证:Garden Ⅰ、Ⅱ型骨折。

(2)操作方法:新鲜无移位股骨颈骨折可在 G 形或 C 形臂 X 线机透视下直接行 2～3 枚空心螺钉内固定。先由助手牵引并扶持伤肢轻度外展内旋,常规皮肤消毒、铺巾、局麻,于股骨大转子下 1 cm 及 3 cm 处经皮作 2～3 个长约 1 cm 的切口,沿股骨颈方向钻入 2～3 枚导针经折端至股骨头内,正轴位透视见骨折无明显移位,导针位置良好,选择长短合适的 2～3 枚空心加压螺钉套入导针钻入股骨头至软骨面下 5 mm 处,退出导针,再次正轴位透视见骨折复位及空心加压螺钉位置良好,固定稳定,小切口缝 1 针,无菌包扎,将患肢置于外展中立位。1 周后可下床不负重进行功能锻炼。

2.空心加压螺钉内固定

(1)适应证:闭合复位失败或复位不良的各种移位型骨折。

(2)操作方法:取髋外侧切口,显露骨折端使骨折达到解剖复位或轻微过度复位,空心加压螺钉内固定技术同上述。

3.滑移式钉板内固定

(1)适应证:股骨颈基底部骨折闭合复位失败者或股骨上端外侧皮质粉碎者。

(2)操作方法:取髋外侧切口,加压髋螺钉应沿股骨颈中轴线或偏下置入,侧方钢板螺钉应在 3 枚以上,为防止股骨颈骨折旋转畸形,可附加 1 枚螺钉通过股骨颈固定至股骨头内。

4.内固定并植骨术

(1)适应证:陈旧性股骨颈骨折不愈合,或兼有股骨头缺血性坏死但无明显变形者或青壮年股骨颈骨折移位明显者。

(2)操作方法:可先行股骨髁上牵引,待骨折端牵开后,行手法复位空心加压螺钉经皮内固定(亦可手术时再行复位内固定),再视病情行带旋髂深动脉蒂、缝匠肌蒂的髂骨瓣或带股方肌蒂骨瓣等转位移植术。

5.截骨术

(1)适应证:陈旧性股骨颈骨折不愈合或畸形愈合,可采用截骨术以改善功能。

(2)操作方法:股骨转子间内移截骨术(麦氏)、孟氏截骨术、股骨转子下外展截骨术、贝氏手术等。但必须严格掌握适应证,权衡考虑。

6.人工髋关节置换术

(1)适应证:主要适用于 60 岁以上的陈旧性股骨颈骨折不愈合,内固定失败或恶性肿瘤、骨折移位显著不能得到满意复位和稳定内固定者,有精神疾病或精神损伤者及股骨头缺血性坏死等均可行人工髋关节置换术。

(2)操作方法:全身麻醉或硬膜外阻滞麻醉。手术入路可采用髋部前外侧入路(S-P 入路)、外侧入路、后外侧入路等,根据手术入路不同采用相应的体位。对老年患者应时刻把保护生命放在第一位,要细心观察,防治合并症及并发症。

(三)药物治疗

如手术治疗,术前半小时预防性应用抗生素,术后一般应用 3 天。合并其他内科疾病应给予对症药物治疗。

(四)康复治疗

功能锻炼(主动、被动)主要包括以下三方面。

(1)复位固定后即行股四头肌舒缩及膝踝关节的功能活动。

（2）1 周后扶双拐下床不负重活动，注意保持外展位。Garden
Ⅱ、Ⅳ型骨折可适当延缓下床活动时间。8 周后可扶双拐轻负重活
动，半年后视病情扶单拐轻负重行走，1 年后弃拐进行功能锻炼，并
注意定期复查。

（3）股骨颈骨折治疗的主要问题是骨折不愈合及股骨头缺血性
坏死，所以中、后期的药物治疗及定期复查尤为重要。要嘱咐患者
不侧卧、不盘腿、不内收伤肢。一旦出现股骨头缺血性坏死的征象，
即应延缓负重及活动时间。

第三节　股骨髁上骨折

发生在腓肠肌起点以上 2～4 cm 范围内的股骨骨折称为股骨
髁上骨折。直接或间接暴力均可造成。膝关节强直而骨质疏松者，
由于膝部杠杆作用增加，也易发生此骨折。

一、病因

本类骨折主要为强大的直接暴力所致，如汽车冲撞、压砸、重物
打击和火器伤等。其次为间接暴力所致，如自高处落地，扭转性外
力等，好发于 20～40 岁青壮年人。

直接暴力所致骨折多为粉碎性或短斜骨折，而横断骨折较少；
间接暴力所致骨折，则以斜行或螺旋形骨折为多见。

二、分型

股骨髁上骨折可分为屈曲型和伸直型，而屈曲型较多见。屈曲
型骨折的骨折线呈横形或短斜面形，骨折线从前下斜向后上，其远
折端因受腓肠肌牵拉及关节囊紧缩，向后移位。有刺伤腘动静脉的
可能。近折端向前下可刺伤髌上囊及前面的皮肤。伸直型骨折也
分为横断及斜行两种，其斜面骨折线与屈曲型者相反，从后下至前
上，远折端在前，近折端在后重叠移位。此种骨折患者，如腘窝有血

肿和足背动脉减弱或消失,应考虑有腘动脉损伤。其损伤一旦发生,则腘窝部短时间进行性肿胀,张力极大,伤处质硬,小腿下1/3以下肢体发凉呈缺血状态,感觉缺失,足背动脉搏动消失。发现此种情况,应提高警惕,宜及早手术探查。如骨折线为横断者,远折端常合并小块粉碎骨折,间接暴力则为长斜行或螺旋形骨折,儿童伤员较多见。

三、临床表现与诊断

(一)外伤史

伤者常有明确的外伤史,由直接打击或扭转性外力造成,而间接暴力多由高处跌地,足部或膝部着地所造成。

(二)肿痛

伤肢由于强大暴力,致使骨折周围软组织损伤亦很严重,故肢体肿胀明显、剧烈疼痛。

(三)畸形

伤肢短缩,远折端向后旋转,成角畸形。即使畸形不明显,局部肿胀,压痛及功能障碍也很明显。

(四)失血与休克

股骨髁上骨折合并股骨下1/3骨折的出血量可达1 000 mL以上,如为开放性则出血量更大。刚入院的伤员常有早期休克的表现,如精神紧张、面色苍白、口干、肢体发凉、血压轻度增高、脉搏稍快等。在转运过程中处理不当及疼痛,均可加重休克。

(五)腘动脉损伤

股骨髁上骨折及股骨干下1/3骨折,两者凡向后移位的骨折端均可能损伤腘动脉,腘窝部可迅速肿胀,张力加大。若为腘动脉挫伤,血栓形成,则不一定有进行性肿胀。腘动脉损伤症状可有小腿前侧麻木和疼痛,其下1/3以下肢体发凉,感觉障碍,足趾及踝关节不能运动,足背脉搏动消失。所有腘动脉损伤患者都有足背动脉搏动消失这一特点,因此在骨折复位后搏动仍不恢复者,即使患肢远端无发凉、苍白、发绀、感觉障碍等情况,亦应立即行腘血管探查术。若闭合复位后仍无足背动脉恢复者,是危险的信号。所以不应长时间保守观察,迟疑不决。如腘动脉血栓形成,产生症状有时较慢而不典型,开始足背动脉搏动减弱,最后消失,容易误诊,延误手术时机。

(六)合并伤

注意伤员的全身检查,特别是致命的重要脏器损伤者,在休克时腹部外伤症状常不明显,必须随时观察,反复检查及腹腔穿刺,以免遗漏,对车祸,矿井下事故,常为多发性损伤,应注意检查。

(七)X线摄片

对无休克的伤员,首先拍X线片,以了解骨折的类型,便于立即做紧急处理。如有休克,需待缓解后,再做摄片。

四、鉴别诊断

(一)股骨下端急性骨髓炎

发病急骤、高热、寒战、脉快,大腿下端肿痛,关节功能障碍,早期局部穿刺可能有深部脓肿,发病后7～10天拍片,可见有骨质破坏,诊断便可确定。

(二)股骨下端病理骨折

股骨下端为好发骨肿瘤的部位,如骨巨细胞瘤、骨肉瘤等。患者有股骨下端慢性进行性肿胀史,伴有疼痛迁延时间较长,进行性加重,轻微的外伤可造成骨折,X线片可明确诊断。

五、治疗

髁上骨折治疗方法颇多,据骨折类型选择治疗方案如下。

(一)石膏及小夹板固定

适用于成人无移位的股骨髁上骨折及合并股骨干下 1/3 骨折的患者。儿童青枝型骨折,可行石膏固定或用四块夹板固定,先在股骨下端放好衬垫,再用 4 根布带绑扎固定夹板,一般固定 6～8 周后去除,练习活动,功能恢复满意。

1.优点

无手术痛苦及其并发症的可能,治疗费用低廉可在门诊治疗。

2.缺点

如下:①仅适用于无移位骨折及裂纹或青枝骨折;②膝关节功能受限,需一定时间恢复;③可出现压疮,甚则出现腓总神经损伤。

(二)骨牵引加超膝关节小夹板固定

适用于移位的髁上骨折。屈曲型在手法整复后,行髁上斯氏针骨牵引,膝屈至 100°的位置上,置于托马架(Thomass)或布朗(Braun)架上,使腓肠肌松弛,达到复位,然后外加超膝关节小夹板固定。

伸直型可采用胫骨结节牵引,牵引姿势、位置同上。在牵引情况下,远折段向相反方向整复,即可复位。如牵引后仍不复位,可在硬膜外阻滞麻醉下行手法整复,勿使用暴力,注意腘血管的损伤,如骨折尖端刺在软组织内,可用撬拨法复位后,外加小夹板固定。屈膝牵引 4～6 周,牵引期内膝关节不断地进行功能练习,牵引解除后,仍用夹板或石膏托固定,直至骨折临床愈合。牵引复位时间约在 1～7 天内,宜用床边X线机观察。

1.优点

在于经济、安全、愈合率高,配合早期功能锻炼,减少了并发症。

2.缺点

伤员卧床时间较长,有时需反复床边透视、复位及调整夹板或压垫,虽不愈合者极少,但畸形愈合者常见。如有软组织嵌入骨折端,则不易愈合。横断骨折可见过度牵引而致骨折端分离,造成延迟愈合。开放性股骨髁上骨折合并腘动脉、腓总神经等损伤则不宜牵引,需行手术治疗,以免加重血管、神经的损伤。

(三)股骨髁上骨折撑开器固定

本法适用于股骨髁上骨折而无血管损伤者,并且远折段较短,不适宜内固定的伤员。在硬膜外阻滞麻醉下,采用斯氏针,分别在股骨髁及股骨近折段各横穿一斯氏针,两针平行,在针的两侧各安装一个撑开器,然后在透视下手法整复,并调整撑开器的长度,待复位后,采用前、后石膏托固定于屈膝位。如骨折处较稳定,可将撑开器转而为加压,使骨折处更为稳定牢固。固定 4～6 周后拔针,继续石膏固定,直至骨折临床愈合。若手法整复失败,可考虑切开复位,从股骨下端外侧纵切开,直至骨折端,避开腘血管,整复骨折后,仍在骨折的上、下段穿针,外用撑开器,缝合伤口。

1.优点

如下:①因髁上骨折的远折段甚短,无法内固定,本法使用撑开器代替牵引,患者可较自由的在床上起坐活动,避免了牵引之苦,是个简单易行的方法;②局部固定使膝关节能早期锻炼避免了关节僵直。

2.缺点

如下:①为单平面固定,不能有效防止旋转,需要辅以外固定的夹板或石膏;②可能发生针眼、关节腔感染。

(四)切开复位内固定

股骨髁上骨折的治疗主要有两个问题,一为骨折复位不良时,因其邻近膝关节,易发生膝内翻或外翻或过伸等畸形;二为膝上股四头肌与股骨间的滑动装置,易因骨折出血而粘连,使膝关节伸屈活动障碍,尤以选用前外侧切口放置内固定物、术后石膏固定者为严重,因此,切开复位内固定的要求应当是选用后外侧切口;内固定物坚强并放置于股外侧,术后可不用外固定,尽早练习膝关节活动。

1.槽形角状钢板内固定

适用于各型移位骨折。

(1)方法:患者平卧位,大腿下 1/3 后外侧切口,其远端拐向胫骨结节的外侧。切开髂胫束,在股外侧肌后缘,股外侧肌间隔前方进入。将股外侧肌拉向前,显露股骨髁上骨折及其股骨外髁部,如需要可切开膝外侧扩张部及关节囊,根据标准 X 线片确定在外髁上与股骨干成直线的槽形角状钢板打入点。先用 4 mm 钻头钻孔,再用 1.5 cm×0.2 cm 薄平凿深入扩大,注意使凿进洞方向与膝关节面平行,将备好的槽形角状钢板的钉部沿骨孔扣入。然后将骨折复位,用骨折固定器固定骨折及钢板的侧部(长臂)。在骨折线远侧的钢板上拧入 1 或 2 枚长螺丝钉,在骨折近端拧入 3~5 枚螺丝钉,反复冲洗切口,逐层缝合,包扎。

（2）优点：角状钢板固定股骨髁上骨折或髁间骨折，与直加压钢板固定的生物力学完全不同。直钢板固定者，骨折移位的应力首先加于螺丝钉上，骨折两端的任何折弯力扭曲力，都使钢板上的螺丝钉向外脱出，钢板折弯，内固定失败，此已为临床多例证实。角状钢板则不然，一骨折远端的负重力扭曲折弯力，首先加于角状钢板的髁钉，再通过角部，传达到侧部。钢板将应力分散传递至多枚螺丝钉上，由于应力分散，而钢板及每一螺丝钉所承受的应力较小。股骨髁上骨折的变形，受肌肉牵拉易发生外弓及后弓。负载力及折弯力均使钢板角部的角度变小，使侧部更贴紧骨皮质，不会将螺丝拔出，因而固定牢固，不需外固定，满足了临床膝活动的需要。

（3）缺点：①操作技术要求高，要求钢板钉部与膝关节面平行，同时长臂也要在股骨干轴线上，否则，内固定失败；②角部为应力集中点易出现断裂；③安装不当或金属疲劳易出现膝内翻畸形；④不宜过早负重。

2.股骨下端内及外侧双钢板固定

（1）适应证：本法适用于股骨髁上骨折其远折段较长者，具体说远折段至少要有固定两枚螺丝的长度，才能应用。如远折段过短采用上述的撑开器固定法。

（2）麻醉与体位：麻醉方法同上，患者侧卧45°位于手术台上伤肢下方置搁腿架，取股骨下端外侧切口时较为方便。若做股骨下端内侧切口，则需将大腿外旋，并调整手术台的倾斜度，暴露亦很清楚。如合并腘动脉损伤需做探查术，可将患者侧卧45°的位置改变为90°的侧卧位，如此腘窝便可充分暴露。

（3）手术方法：切口在股骨下端后外侧，同上方法做一纵行切口，长约14 cm，待进入骨折端后，再做内侧切口，是从股骨内收肌结节处向上沿股内侧肌的后缘延长，约12 cm即可。

从外侧切口开始，切开阔筋膜，经股外侧肌与股二头肌之间进入骨折端，注意避开股骨后侧的腘血管，并妥加保护，防止误伤。内侧切口在股内侧肌后缘分离进入骨折端，骨膜勿过多的剥离。整复骨折后取12 cm以上的6～8孔普通接骨钢板两块，弯成弧形，或取两块髁部解剖钢板,使与股骨下端的弧度相适应,将钢板置于股骨下端的内、外侧,两侧钢板的最下一孔,相当于股骨髁部,由外向内横钻一孔,取70~75 mm的骨栓先行安装固定,然后检查双侧钢板弧度是否与股骨密贴,并加以调整。双侧钢板的最上孔不在同一平面上,因为外侧钢板较直,内侧钢板较弯,所以由外向内钻孔时略斜,即内侧稍低,最好以40~45 mm的短骨栓固定为牢固。其余钉孔,在内、外侧交替以螺丝钉固定。在钢板下端第2孔,因该处股骨较宽,故左、右各以1枚螺丝钉固定,从而制止远折段的旋转移位。缝合两侧伤口不置引流。外加长腿前、后石膏托固定。手术后抬高患肢是必要的,将下肢以枕垫之或以布朗架垫之,有利于静脉回流。另一种情况术后不上石膏托,为对抗股部肌肉的拉力,可行小腿皮肤牵引2~3周后拆除,再以石膏管形固定。术后进行功能锻炼。

(4)优点:手术时钢板的上、下端采用骨栓固定较为牢固,不易松动滑脱,钻孔时方向一定要准确,两个骨栓上、下稍斜,但基本上是平行的。由于钢板在股骨下端的内、外两侧,不影响髌骨的滑动,固定合理,有利于骨折的愈合,最大限度减少伸膝装置的破坏,使关节功能恢复较好。

(5)缺点:①两侧切口创伤较大,钢板取出时亦较费事;②术后需外固定,可致膝关节功能障碍,需较长时间恢复。

六、康复指导

双钢板固定术后,从术后10~14天拆线后开始,先练习肌肉等长收缩,每小时活动5分钟,夜间停止。术后8~10周拆石膏,开始不负重练习膝关节活动,每天理疗、热水烫洗或热水浴,主动活动关节。待拍片及检查骨折已临床愈合时,再开始负重练习。骨折处尚未愈合前,做过多的关节活动是不相宜的,因关节活动障碍的伤员做膝关节活动时,会增加股骨下端骨折段的杠杆力,从而影响骨折愈合。当然在固定比较牢固的患者,功能练习并无妨碍。

槽形角钢板固定:术后不外固定,2周后可逐渐练习膝关节活动。4周扶双拐不负重下地活动。术后8周扶拐部分负重行走。

12～14周在无保护下负重。

七、预后

常遗留不同程度的膝关节功能障碍。骨折一般能按期愈合,但骨牵引治疗时骨折端若有软组织嵌入或严重粉碎骨折骨缺损并软组织损伤时,骨折可出现不愈合。骨折并腘血管损伤时,应检查修复,特别注意血管的损伤,血栓形成时,可出现肢体远端小动脉的栓塞而坏死、截肢。

第四节　股骨髁间骨折

股骨髁间骨折是指股骨内、外髁或双髁遭受外力后引起的骨折,占全身骨折脱位的 0.4%～0.5%,以青壮年男性居多,女性和老年人少见。因本病属关节内骨折,复位要求较高,且预后较股骨髁上骨折差。可合并腘血管和(或)神经损伤。

一、诊断

(一)病史

有明显外伤史。

(二)症状和体征

(1)伤后患肢疼痛明显,移动肢体时显著加重。

(2)不能站立与行走,膝关节局部功能障碍。

(3)患侧大腿中下段及膝部高度肿胀,可见皮肤瘀斑。

(4)股骨髁部压痛剧烈。

(5)骨折局部有骨异常活动及骨擦感。

(6)伤膝可有内、外翻畸形,并可能有横径或前后径增宽,骨折局部可出现不同程度的成角、短缩及旋转畸形。

(三)辅助检查

(1)X线检查:常规应给予前后位与侧位 X 线摄片,可明确诊断骨折类型。

(2)怀疑有复杂关节软骨或韧带损伤者可给予 CT 或 MRI 检查。

二、分型

AO 骨折分类法。股骨髁上骨折即为 AO 股骨远端骨折之 B 型(部分关节骨折)和 C 型(完全关节骨折),其亚分型如下。

(一)B 型(部分关节骨折)

(1)B_1:股骨外踝,矢状面。①简单,穿经髁间窝;②简单,穿经负重面;③多折块。

(2)B_2:股骨内髁,矢状面。①简单,穿经髁间窝;②简单,穿经负重面;③多折块。

(3)B_3:冠状面部分骨折。①前及外片状骨折;②单髁后方骨折(Hoffa);③双髁后方骨折。

(二)C 型(完全关节骨折)

(1)C_1:关节简单,干骺端简单。①T 或 Y 形,轻度移位。②T 或 Y 形,显著移位。③T 形骨骺骨折。

(2)C_2:关节简单,干骺端多折块。①完整楔形。②多折块楔形。③复杂。

(3)C_3:多折块关节骨折。①干骺端简单。②干骺端多折块。③干骺端及骨干多折块。

三、治疗

(一)非手术治疗

1.皮肤牵引

(1)适应证:患者全身情况不能耐受手术或整复,血糖控制不佳的糖尿病患者及小儿,简单骨折,皮肤必须完好。

(2)操作方法:将宽胶布条或乳胶海绵条粘贴在患肢皮肤上或利用四肢尼龙泡沫套,利用肌肉在骨骼上的附着点将牵引力传递到骨骼上,牵引重量不超过 5 kg。皮肤有损伤、炎症及对胶布过敏者禁用。牵引期间应定时检查牵引的胶布粘贴情况,定期复查 X 线片,及时调整牵引重量和体位。一般牵引时间为2~4周,骨折端有纤维性连接后,更换为石膏固定,以免卧床时间太久,不利于功能锻炼。

2.骨牵引

(1)适应证:不愿手术或皮肤条件不具备外固定支架及手术治疗的股骨髁部骨折患者,B_1、B_2、C_1、C_2型骨折。

(2)操作方法:局麻下行患侧胫骨结节骨牵引,将伤肢置于牵引架上,屈髋 $20°$~$30°$,屈膝 $15°$~$25°$牵引,牵开后视情形行手法整复,夹板外固定。或先采用推挤叩合手法使双髁复位,局麻下用钳夹经皮将双髁固定,将牵引绳连于钳夹上,使之变为股骨髁部牵引,将患肢置于牵引架上视情况行半屈膝位或屈膝位牵引,待牵开后行手法整复夹板外固定。骨折端有纤维性连接后,更换为石膏固定。

3.手法整复外固定

(1)适应证:闭合或未合并血管神经损伤的部分 B_1、B_2、C_1 型骨折。

(2)操作方法:根据受伤机制,采用推挤叩合手法使骨折复位,可用超膝关节夹板或石膏托固定患膝于功能位,一般固定 6~8 周。通常在胫骨平台后外侧缘及腓骨颈的部位容易造成腓总神经的压迫致伤,因此石膏固定的时候一定在此部位多垫一些石膏棉。固定期应注意夹板和石膏的松紧度,并定时行 X 线检查,发现移位应随时调整夹板,或重新石膏固定。

4.手法整复经皮钢针内固定法

(1)适应证:适用于 B_1、B_2 和部分 C_1 型骨折。

(2)操作方法:行坐骨神经、股神经阻滞麻醉,严格无菌,透视下先采用推挤叩合手法使骨折复位,然后经皮将 3 mm 骨圆针击入固定,一般需要 2~3 枚骨圆针。

5.骨外固定器固定法

(1)适应证:适用于 B_1、B_2 和 C_1、C_2 型骨折。

(2)操作方法:可选用单边外固定器、股骨髁间调节固定器、孟氏骨折复位固定器或半环槽复位固定器行整复固定。

6.经皮钳夹固定法

(1)适应证:适用于 B_1、B_2 型骨折。

(2)操作方法:行坐骨神经、股神经阻滞麻醉,严格无菌,透视下先采用推挤叩合手法使骨折复位,经皮钳夹固定,术后用长腿石膏固定 4～6 周。

(二)手术治疗

1.切开复位螺钉、螺栓内固定法

(1)适应证:B_1、B_2 和 B_3 型骨折。

(2)操作方法:常选用硬膜外阻滞麻醉,依骨折部位选用膝部前内、前外、后内、后外侧入路,清理骨折端,复位骨折,用螺钉、螺栓或松质骨螺钉内固定。注意用螺钉内固定时近端孔应钻成滑动孔使之成为拉力螺钉,用松质骨螺钉内固定时螺纹必须全部穿过骨折线,钉尾及钉尖不能露出关节面外。

2.切开复位动力髁螺钉内固定法

(1)适应证:部分 C_1、C_2 型骨折。

(2)操作方法:采用连续硬膜外麻醉,患侧大腿下段前外侧绕髌切口,显露并清理骨折端,首先复位髁部骨折,骨圆针临时固定,再复位髁上骨折,动力髁螺钉固定。主螺钉应距远端关节面 2 cm,方向与远端关节面及内、外踝前侧关节面切线相平行。

3.切开复位股骨髁部支撑钢板内固定法

(1)适应证:C_1、C_2、C_3 型股骨髁部骨折。

(2)操作方法:切开复位方法同上。选择合适长度的钢板,要求骨折近端应至少置入 4 枚螺钉。注意钢板的准确放置,远端放置不能偏前,以免高出于股骨外踝关节面,影响髌骨关节活动。

4.切开复位逆行交锁钉内固定法

(1)适应证:部分 C_1、C_2 型骨折。

(2)操作方法:采用硬膜外麻醉或全麻,选择合适长度及直径的逆行交锁钉,首先复位髁部骨折,骨圆针临时固定,再复位髁上骨折,置入髓内钉。要求置钉时进针点必须准确,骨折良好复位,必要时一期良好植骨,术后早期进行功能锻炼。

(三)康复治疗

1.功能锻炼

股骨髁部骨折在良好复位与坚强固定的条件下,强调早期有效的功能活动。常用的功能锻炼疗法如下。

(1)术后早期的主动及被动的关节活动度训练:股骨髁部骨折为关节内骨折,由于骨折部和股四头肌粘连加之关节内积血机化后的关节内粘连等,对膝关节的预后功能影响较大,故初始就应注意膝关节的功能锻炼,即筋骨并重原则。术后早期即应加强足踝部的屈伸活动及股四头肌的收缩,并及早实施被动活动髌骨关节,预防髌骨关节粘连,基本类似股骨髁上骨折,但更强调通过股骨滑车关节面在胫骨平台上的滚动以模造关节面。术后3周即可在卧床及保护下练习膝关节伸展运动,既可减轻膝关节粘连,又能预防股四头肌萎缩。6~8周骨折达到临床愈合后,可加大膝关节伸曲活动度,待骨折愈合牢固后,即可进行床缘屈膝法练习,继而下地在保护下训练起蹲运动等。

(2)持续被动运动(CPM):为预防股骨髁部骨折后关节制动导致的僵硬及蜕变,亦可遵从 Salter 提出的 CPM 的方法。

2.物理疗法

(1)电疗:目前常用的仪器有骨创伤治疗仪、KD-Ⅲ治疗仪等,效果显著。

(2)其他物理疗法:包括光疗、水疗、冷疗等,多结合有具体药物应用,需康复专业技术人员参与执行。

第五节　髌　骨　骨　折

髌骨略呈三角形,尖端向下,被包埋在股四头肌腱部,其后方是软骨面,与股骨两髁之间软骨面相关节,即髌股关节。髌骨后方之软骨面有条纵嵴,与股骨髁滑车的凹陷相适应,并将髌骨后软骨面分为内外两部分,内侧者较厚,外侧者扁宽。髌骨下端通过髌韧带连于胫骨结节。

髌骨是膝关节的一个组成部分,切除髌骨后,在伸膝活动中可使股四头肌肌力减少30％左右,因此,髌骨有保护膝关节、增强股四头肌肌力、伸直膝关节最后10°～15°的作用,除不能复位的粉碎性骨折外,应尽量保留髌骨。髌骨后面是完整的关节面,其内外侧分别与股骨内外髁前面形成髌股关节,在治疗中应尽量使关节面恢复平整,减少髌股关节炎的发生。横断骨折有移位者,均有股四头肌腱扩张部断裂,致使肌四头肌失去正常伸膝功能,治疗髌骨骨折时,应修复肌腱扩张部的连续性。

一、病因

骨折病因为直接暴力和肌肉强力收缩所致。直接暴力多因外力直接打击在髌骨上,如撞伤、踢伤等,骨折多为粉碎性,其髌前腱膜及髌骨两侧腱膜和关节囊多保持完好,骨折移位较小,亦可为横断骨折、边缘骨折或纵形劈裂骨折。肌肉强力收缩者,多由于股四头肌猛力收缩,所形成的牵拉性损伤,如突然滑倒时,膝关节半屈曲位,股四头肌骤然收缩,牵拉髌骨向上,髌韧带则固定髌骨下部,而股骨髁部向前顶压髌骨形成支点,3种力量同时作用造成髌骨骨折。肌肉强力收缩多造成髌骨横断骨折,上下骨块有不同程度的分离移位,髌前筋膜及两侧扩张部撕裂严重。

二、诊断要点

有明显外伤史,伤后膝前方疼痛、肿胀,膝关节活动障碍。检查时在髌骨处有明显压痛,粉碎骨折可触及骨擦感,横断骨折有移位时可触及一凹沟。膝关节正侧位X线片可明确诊断。

X线检查时需注意:侧位片虽然对判明横断骨折及骨折块分离最为有用,但不能了解有无纵形骨折及粉碎骨折的情况。而斜位片可以避免髌骨与股骨髁重叠,既可显示其全貌,更有利于诊断纵形骨折、粉碎骨折及边缘骨折。斜位摄片时,若为髌骨外侧损伤可采用外旋45°位,如怀疑内侧有损伤时,则可取内旋45°。如临床高度怀疑有髌骨骨折而斜位及侧位 X 线片均未显示时,可再照髌骨切位 X 线片(图 6-1)。

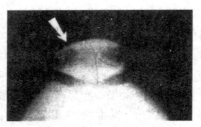

图 6-1 髌骨切线位 X 线片

三、治疗方法

髌骨骨折属关节内骨折,在治疗时必须达到解剖复位并修复周围软组织损伤,才能恢复伸膝装置的完整,防止创伤性关节炎的发生。

(一)整复固定方法

1.手法整复外固定

(1)整复方法:复位时先将膝关节内积血抽吸干净,注入 1% 普鲁卡因 5～10 mL,起局部麻醉作用,而后患膝伸直,术者立于患侧,用两手拇示指分别捏住上下方骨块,向中心对挤即可合拢复位。

(2)固定方法:①石膏固定法。用长腿石膏固定患膝于伸直位。若以管型石膏固定,在石膏塑形前摸出髌骨轮廓,并适当向髌骨中央挤压使骨折块断面充分接触,这样固定作用可靠,可早期进行股四头肌收缩锻炼,预防肌肉萎缩和粘连。外固定时间不宜过长,一般不要超过 6 周。髌骨纵形骨折一般移位较小,用长腿石膏夹固定 4 周即可。②抱膝圈固定法。可根据髌骨大小,用胶皮电线、纱布、棉花做成套圈,置于髌骨处,并将四条布带绕于托板后方收紧打结,托板的两端用绷带固定于大小腿上。固定 2 周后,开始股四头肌收缩锻炼,3 周后下床练习步行,4～6 周后去除外固定,做膝关节不负重活动。此方法简单易行,操作方便,但固定效果不够稳定,有再移位的可能,注意固定期间应定时检查纠正。同时注意布带有否压迫腓总神经,以免造成腓总神经损伤。③闭合穿针加压内固定。适用于髌骨横形骨折者。方法是皮肤常规消毒、铺巾后,在无菌操作下,用骨钻在上下骨折块分别穿入一根钢针,注意进针方向须与髌骨骨折线平行,两根针亦应平行,穿针后整复。骨折对位后,将两针端靠拢拉紧,使两骨折块接触,稳定后再拧紧固定器螺钉,如无固定器亦可代之以不锈钢丝。然后用酒精纱布保护针孔,防止感染,术后用长木板或石膏托将膝关节固定于伸直位(图6-2)。④抓髌器固定法。方法是患者取仰卧位,股神经麻醉,在无菌操作下抽净关节内积血,用双手拇、示指挤压髌骨使其对位。待复位准确后,先用抓髌器较窄的一侧钩刺入皮肤,钩住髌骨下极前缘和部分髌腱。如为粉碎性骨折,钩住其主要的骨块和最大的骨块,然后再用抓髌器较宽的一侧,钩住近端髌骨上极前缘亦即张力带处。如为上极粉碎性骨折,先钩住上极粉碎性骨块,再钩住远端骨块。注意抓髌器的双钩必须抓牢髌骨上下极的前侧缘。最后将加压螺旋稍加拧紧使髌骨相互紧密接触。固定后要反复伸屈膝关节以磨造关节面,达到最佳复位。骨折复位后应注意抓髌器螺旋盖压力的调整,因为其为加压固定的关键部位,松则不能有效地维持对位,紧则不能产生骨折自身磨造的效应(图6-3)。⑤髌骨抱聚器固定法。电视X线透视下无菌操作,先抽尽膝关节腔内积血,利用胫骨结节髌骨外缘的关系,在胫骨结节偏内上部位,将抱聚器的下钩刺穿皮肤,进入髌骨下极非关节面的下方,并向上提拉,确定是否抓持牢固。并用拇指后推折块,让助手两手拇指在膝关节两旁推挤皮肤及皮下组织向后以矫正翻转移位。将上针板刺入皮肤,扎在近折块的前侧缘上,术者一手稳住上下针板,令助手拧动上下手柄,直至针板与内环靠近,术者另一手的拇指按压即将接触的折端,并扣压内外侧缘,以防侧方错位,并加压固定。再利用髌骨沿股间窝下滑及膝关节伸屈角度不同和髌股关节接触面的变化,伸屈膝关节,纠正残留成角和侧方移位。应用髌骨抱聚器治疗髌骨骨折具有骨折复位稳定、加速愈合、关节功能恢复理想的优点(图6-4)。

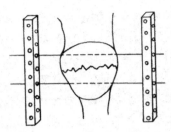

图 6-2　闭合穿针加压内固定

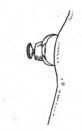

图 6-3　抓髌器固定法

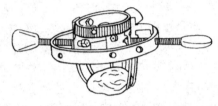

图 6-4　髌骨抱聚器固定法

2.切开复位内固定

适用于髌骨上下骨折块分离在 1.5 cm 以上、不易手法复位或其他固定方法失败者。方法是在硬膜外麻醉或股神经加坐骨神经阻滞麻醉下，取膝前横弧形切口，切开皮肤皮下组织后，即进入髌前及腱膜前区，此时可见到髌骨的折面及撕裂的支持带，同时有紫红色血液由裂隙涌出，吸净积血，止血，进行内固定。目前以双 10 号丝线、不锈钢丝、张力带钢丝固定为常用（图 6-5）。

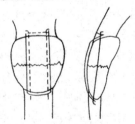

图 6-5　张力带钢丝内固定

（二）功能康复

复位固定肿胀消退后，即可下床活动，让膝关节有小量的伸屈活动,使髌骨关节面得以在股骨滑车的磨造中愈合,有利于关节面的平复。2～3周,有托板固定者应解除,有限度地增大膝关节的活动范围,6周后骨折愈合去固定后,可用指推活髌法解除髌骨粘连,以后逐步加强膝关节屈伸活动锻炼,使膝关节功能早日恢复。

第六节　胫腓骨骨干骨折

胫腓骨干是长管状骨中最常发生骨折的部位,占全身骨折的10％～13.7％。其中胫腓骨干双骨折最为多见,胫骨干单骨折次之,而腓骨干单骨折最少见。小腿易遭受直接暴力打击、碾压、压轧的机会较多,加之胫骨前、内侧仅有一层皮肤,缺乏肌肉覆盖,因而开放性骨折较多见。骨折表面软组织严重缺损、感染、骨筋膜室综合征、骨折延迟愈合或不愈合是本症的特点和治疗难点。

一、临床表现与诊断

胫腓骨干骨折发生后,小腿常有肿胀、青紫、皮肤可能有张力性水泡,骨折有明显移位者,局部可见畸形,局部有压痛,完全骨折者局部可能触及骨擦音和(或)骨擦感,患肢可有纵向叩击痛。胫腓骨干骨折根据创伤史和局部理学检查结果,诊断多不困难,但应注意有些儿童青枝骨折或成人的腓骨骨折,有时尚能负重行走。X线摄片检查有助于了解骨折的类型、移位程度和方向等,X线摄片必须包括胫腓骨的全长(包括膝、踝两个关节),以免漏诊。对于可疑骨折患者,应摄X线片检查,有时X线摄片检查也一时难以肯定,此时应先按无移位骨折制动处理,10～14天后再次X线摄片复查,以明确有无骨折。

对于胫腓骨干骨折患者必须检查患肢的血循环及感觉情况,包括足背动脉及胫后动脉有无搏动、毛细血管充盈情况、肌肉的收缩力、皮肤颜色及感觉情况、疼痛程度及类型等,这些内容需定期复查,有利于及时发现骨筋膜室综合征,必要时超声、MRI 及血管造影以明确骨筋膜室综合征的诊断。

二、康复治疗

胫腓骨骨折的康复治疗目的是促进骨折的愈合,恢复胫腓骨负重、行走的功能。原则是维持骨折端固定的前提下,早期进行功能训练,防止肌肉萎缩、肌腱挛缩、骨质疏松、关节僵硬。康复治疗必须在康复医师的指导下进行,避免由于康复动作不良造成整复不良、成角畸形以致膝、踝关节面不平行,肢体负重线不正,以及骨不连者增加的现象。康复治疗方式的选择应根据患者的具体情况而定,不应千篇一律。

(一)健康教育

骨折的健康教育,讲解骨折有关防治知识,熟悉骨折原因及预防措施;避免不利于骨折愈合的活动;饮食教育,多吃富含维生素和粗纤维的食物,多喝水,戒烟,因为吸烟影响骨折愈合。使患者保持良好的心理状态,培养战胜疾病的信心,树立正确的康复理念,积极主动参与康复治疗。

(二)局部抗炎、止痛、促进伤口愈合

1.紫外线

根据应用的目的及时期不同,选择不同的剂量。因其穿透深度较浅,仅用于治疗浅层炎症,适用于开放性损伤术后。主张在病灶中心用大剂量,病灶周围 10～15 cm 亦照射中等剂量。炎症浸润期,采用红斑量 2～3 MED;化脓期,为强红斑量 4～5 MED;肉芽生长期,为亚红斑量 1～2 MED;愈合期,为无红斑量或亚红斑量 0.5～1 MED。用于止痛,5～10 MED;促进伤口愈合时,小剂量既能促进上皮细胞分裂,又能避免细胞受损,故对清洁伤口,需要小剂量,照射间隔时间亦较长。在骨折局部或伤口照射,每天或隔天一次,3～5 次为 1 个疗程。

2.超短波

可用于深层组织的炎症治疗。超短波的温热效应使毛细血管

扩张,血流加快,组织供氧和营养增加,渗出减少,促进致炎、致痛物质的排出。采取患部对置法,骨折1周内无热量,一周以上微热量,10～15分钟/次,1次/天,15～30次为1个疗程。

3.经皮神经肌肉电刺激疗法

起镇痛的作用并能防止失用性肌萎缩。

4.干扰电疗法

对疼痛、骨延迟愈合、失用性肌萎缩均有较好的疗效。分固定法和抽吸法。二者治疗剂量、时间、差频相同。根据病情选择不同的差额,每次治疗选择1～3种差频,10～15分钟/次,总治疗时间为20～30分钟,电流强度以患者能耐受为准。

(三)促进骨折愈合、维持肌力和关节活动度

1.功能训练

功能锻炼应选取与骨折愈合有促进作用的活动,而一些不利于骨折愈合的活动则尽量避免。要注意臀肌、股四头肌和腓肠肌的肌力改善和保持踝关节活动度。

功能训练有被动活动,主动辅助活动,主动活动,抗阻活动等,其中以主动活动为主,其他方式的活动是主动活动的补充和准备。

在伤后早期疼痛稍减轻后就应尽可能开始练习臀肌、股四头肌和腓肠肌的等长收缩、膝关节和踝关节的被动活动及足部跖趾关节和趾间关节的活动,为日后的步行做好准备。

在伤后2周至骨折临床愈合,此期骨折端原始骨痂形成,断端日益稳定。训练除继续行患肢肌肉的等长收缩和未固定关节的伸屈活动外,可在内、外固定稳妥保护下,扶拐下床适当负重训练。

行石膏外固定者,术后第1、2周行股四头肌和小腿三头肌的等长收缩练习,足趾主动的跖屈和背伸。术后第4、6周时,除有长腿石膏固定者外,患者可作膝、踝关节全范围的主动活动;横形骨折负重可耐受的量;当骨痂可见时,斜形或螺旋形骨折可部分负重甚至全负重。

跟骨连续牵引者,除注意避免牵引过度会造成愈合延迟外,要适当配合进行双手支撑臀部抬起法进行肌肉等长收缩练习,即练习用双手支起臀部并将健肢蹬起,患者用力绷紧受伤腿部肌肉,空蹬足跟,然后放松,一蹬一松,反复练习,一般每天在石膏内做300次以上,直至石膏拆除。但要注意伤肢不要单独用力伸膝,以免受牵引力的影响使骨折向前成角。

切开复位内固定,患者可早期练习膝关节屈伸和踝关节内外摆动的活动。方法是用力使踝关节背屈(伸)、跖屈及伸、屈足趾,300次/天以上,同时做踝关节按摩,活动踝、足趾关节。可利用自身重量进行膝关节屈伸练习,当下肢肌力可支撑身体时,可做蹲、起运动。可扶椅子或床头。逐渐增大角度、训练时间,既可以增强下肢肌力,又加强膝关节的稳定性。可早期下地扶拐不负重行走,至完全负重行走。但要注意在膝关节伸直的情况下禁止旋转大腿。

持续性负重或生理压力,可促进骨组织生长,加速骨折愈合。尽早进行完全负重功能锻炼,对一般稳定性胫骨骨折患者,大多数是复位固定3周后持双拐下地(患足着地不负重,不可悬起),4周改用单拐(去掉健侧),5周弃拐,6周时解除外固定。外固定去除后,充分练习各关节的活动,并练习行走。注意石膏拆除后的髋关节、膝关节、踝关节的关节训练,不要过急、过重、小幅度,小次数开始,应循序渐进。对于胫骨中下1/3处粉碎性骨折的患者视骨折愈合情况而定。

2.超短波

用温热剂量,可改善骨和骨膜及其下方的血运,从而促进骨折愈合,但有金属内固定者,局部应禁用。

3.直流电刺激

直流电阴极引起的低氧、高碱和高 Ca^{2+} 浓度环境,增加了细胞膜通透性和物质交换,扩张局部血管,改善局部循环。

(四)步态训练

下肢骨折后患肢肌力不足、失衡,步行乏力,可能导致一些异常步态。在训练前,应对步态进行评定,除了解步态的一般情况,如步速、步宽、步频等外,还要仔细观察患者的支撑相和摆动相步态。不同的原因如关节僵硬、肌肉挛缩、肌肉群的平衡性的破坏,患肢臀肌、股四头肌和腓肠肌的软弱无力等造成的步态是不同的。

最常见的错误步态有以下几种：由于患肢支撑相缩短，使得两腿支撑时间不等，步速较快，称为急促步态，其原因是患肢肌力不足或缺乏信心；步行时患肢僵硬，髋关节没有充分伸展，或膝关节丧失了一伸一屈的节奏，从而产生倾斜步态或硬膝步态。

步态训练应从患肢不负重开始训练，逐步过渡到患肢部分负重，至全负重的情况下。训练时要保持躯干正直，髋膝踝关节伸展和屈曲运动协调；当身体的重心落在一腿时，该腿的髋，膝关节必须完全伸直；当重心转移到另一腿后，膝关节再屈曲；足尖指向正前方，重力由足跟转移至足趾上；步速规律，步幅均匀。

第七节　踝部骨折

踝部骨折多见于青壮年，男性多于女性，约占全身骨折的 4.2%，居关节内骨折之首，主要由间接暴力所致。根据解剖部位可分为单踝骨折、双踝骨折和三踝骨折。在所有踝部骨折中，单踝骨折（内、外踝孤立性骨折）占 2/3，双踝骨折占 1/4，三踝骨折占踝部骨折的 7% 左右，而开放性骨折约占 2%。

一、临床表现与诊断

患者踝部肿胀，皮下淤血，可有内翻或外翻畸形，局部有压痛，严重者可出现开放性骨折脱位，踝关节功能障碍。诊断根据外伤史和局部理学检查结果多不困难。X 线摄片可进一步了解骨折的类型、有无移位及移位的方向和程度。值得注意的是，对于踝部骨折，详细地了解受伤史，对于明确受伤机制极为重要。

二、康复治疗

（一）治疗方面的因素

为恢复承重关节的正常功能，解剖复位是必需的。Ramsey 和

Hamilton 证实 1 mm 距骨外侧移位可减少 42% 的踝穴的接触面积,这明显有助于创伤性胫距关节形成。

非移位性骨折及踝穴的完整可采用石膏制动。有移位的骨折多采用开放复位和内固定。

(二)开放复位和内固定(双踝或三踝骨折)术后的康复程序

(1)适用于患者配合,固定稳定。术后第 1 天,应用 Jones 型折叠后的袖套及后托夹板或马镫型夹板;踝关节于 90°位石膏后托固定以避免马蹄样畸形。鼓励患者早期活动足趾。

(2)术后 2~3 天开始患肢未被固定关节的主动运动,伸趾练习,保持最大限度的抬高。股四头肌练习。如 24~48 小时伤口正常,可在指导下进行踝关节的主动活动。

(3)第 1~2 周,保持中立位;增加踝屈伸和趾屈伸静力性肌收缩练习,持双拐的三点式步行,患足不着地,确保患肢非承重行走。可开始坐位保健操。在恢复踝关节活动度的练习中及步行练习中,特别注意避免局部疼痛及肿胀加重,以防止创伤性关节炎的发生。

(4)第 3 周,评估伤口;如伤口愈合尚可,内固定比较稳定,可移去石膏中的支撑物及开始轻度非承重的主动 ROM 训练。跖屈 15 遍/次,4 次/天;背屈 15 遍/次,4 次/天,直腿抬高和股四头肌肌力练习,以增强下肢肌力。轻微牵伸运动(特别是背屈运动),2~3 次/天。

(5)继续用拐杖着地负重行走,如内固定比较稳定,允许用拐杖在 4 周时双足部分承重,但要在不引起疼痛的前提下。去除固定后,踝部和足趾各方向主动运动,股四头肌和踝背伸肌肉的抗阻运动。

(6)术后第 6 周,可进行下列训练:①在步行套中,允许承重性行走 2~4 周。以后用 Aircast 型踝夹板代替步行套,直到全关节活动度和力量重新获得才弃用。②每天拆下支具 4~5 次,以方便治疗,开始等长肌力收缩练习:背屈、跖屈、外翻、内翻。③此时开始离心性肌力增强练习,以及通过橡皮束条的抵抗力增加而取得进步。④开始 ROM 的牵伸运动、跟腱的牵伸、跑步牵伸、倾斜板、腓骨肌腱的牵伸、跖屈牵伸。⑤如关节囊明显僵硬和骨折稳定,使用关节松动技术。⑥进行本体感觉活动,运动觉敏捷性训练。⑦把毛巾放置于足底,做足趾的爬行动作。⑧做闭链活动,在可耐受下进行。

踝部骨折初步愈合时,加大踝屈伸主动练习,踝内、外翻主动练习,以及增加踝屈伸和趾屈伸的抗阻练习,内外翻的抗阻练习。功能牵引,在温热治疗后或与温热疗法同时进行关节活动范围内牵引,效果更好。站在底面为球面形的平衡板上作平衡练习,积极恢复平衡反射,可有助于预防踝反复扭伤。

其他活动项目还有跳跃、肩部负重跳跃、上楼梯,结合静态自行车以增强 ROM 和需氧状态;若本体感觉和肌力增强已经恢复,可指导患者练习闭链运动和运动前训练。

(三)在开放复位和内固定三踝或双踝骨折术后

适用于不稳定性骨折类型,如闭合性 Weber C 型骨折或不配合的患者。

1.第 1 天

应用 Jones 型折叠后的袖套及后托夹板和 stirrup 夹板 1～2 天,48～72 小时维持最大限度的患肢抬高,用拐杖确保患肢非负重行走。

2.第 2 周

将足放在垫得比较好、非承重的短腿石膏托中,维持在石膏托中 6～7 周,非承重或承重,指导主动膝 ROM 练习和直腿抬高。

3.第 6 周

当临床骨折已愈合时,做上述的同样练习。

4.晚期康复

可采用关节松动术、本体感觉训练、步态训练等方法。

(四)物理因子治疗

(1)超短波治疗:可消炎、消除水肿。患部对置,采用无热量,时间 8～10 分钟,一天 1 次,5～7 天为1 个疗程。一般适应于急性水肿期(金属内固定属相对禁忌证,钛板除外)。

(2)磁疗:可促进骨痂生长,消肿、消炎、镇痛作用。每天 1～

2 次,每次 40 分钟,10～15 天 1 个疗程。

(3)蜡疗:采用盘蜡法,温热量,时间 20～30 分钟,每天 1～2 次, 10～15 天 1 个疗程。

(4)中药熏蒸治疗:采用活血化瘀中药。温热量,30 分钟,每天 1～2 次,10～15 天 1 个疗程。

(5)冷疗:可采用冷敷或冷空气治疗,常在运动治疗后使用,每次 10～15 分钟。有止痛、消肿,减少渗出等作用。

(6)音频治疗:患部对置,耐受量,每天 1～2 次,15～20 天 1 个疗程。可松解粘连,软化瘢痕。

(7)超声波治疗:采用接触法,1～1.25 W/cm^2,每次 5～15 分钟, 10～15 天 1 个疗程。

第七章

骨与关节感染性疾病的康复

第一节　类风湿关节炎

一、概述

(一)定义

类风湿关节炎(rheumatoid arthritis,RA)是一种以慢性进行性关节滑膜炎症为主的多系统受累的自身免疫性疾病。其特征是对称多关节滑膜炎,以双手、腕、肘、膝、踝和足的关节受累最为常见,关节软骨及骨质破坏,最终导致关节畸形及功能障碍,还可累及多器官、多系统,引起全身系统性病变。由于该病的特点是病程长、反复发作并逐渐加重,终身延续,约有8%的患者关节功能减退或丧失,对个人、家庭、社会都会造成很大的影响。

(二)病因和发病机制

1.病因

本病病因尚不清楚,可能与下列两种因素有关。

(1)感染因子:尚无被证实有导致本病的直接感染因子,但一些病毒、支原体、细菌都可能通过某些途径影响类风湿关节炎的发病和病情进展。

(2)遗传倾向:流行病学调查显示类风湿关节炎的家族及同卵双胞胎中类风湿关节炎的发病率约为15%,说明有一定的遗传倾向。

2.发病机制

抗原进入人体后,首先被巨噬细胞或巨噬细胞样细胞吞噬,经消化浓缩后与其细胞膜的Ⅱ类主要组织相容性复合物分子结合成复合物,若此复合物被其 T 细胞的受体所识别,则该 T 辅助淋巴细胞被活化,通过其所分泌的细胞因子、生长因子及各种介质,不仅使 B 细胞激活分化为浆细胞,分泌大量免疫球蛋白(其中有类风湿因子和其他抗体),同时也使关节出现炎症反应和破坏。免疫球蛋白和类风湿因子形成的免疫复合物,经补体激活后可以诱发炎症。由此可见类风湿关节炎是由免疫介导的,但其原始的抗原至今不明确。

(三)病理和病理生理

类风湿关节炎的基本病理改变是滑膜炎。急性期,滑膜表现为渗出性和细胞浸润性,滑膜下层有小血管扩张,内皮细胞肿胀、细胞间隙增大,间质有水肿和中性粒细胞浸润。当病变进入慢性期,滑膜变得肥厚,形成许多绒毛样突起,突向关节腔或侵入到软骨和软骨下的骨质。这种绒毛在显微镜下呈现滑膜细胞层由原来的 1~3 层增生到 5~10 层或更多,其中大部分为具有巨噬细胞样功能的 A 型细胞及纤维样的 B 型细胞。滑膜下层有大量淋巴细胞,呈弥漫状分布或聚集成结节状,如同淋巴滤泡。其中大部分为$CD4^+$ T 细胞,其次为 B 细胞和浆细胞。另外,还出现新生血管和大量被激活的成纤维样细胞及随后形成的纤维组织。

绒毛具有很强的破坏性,它又名血管翳,是造成关节破坏、关节畸形、功能障碍的病理基础。

血管炎可发生在类风湿关节炎患者关节外的任何组织。它累及中、小动脉和/或静脉,管壁有淋巴细胞浸润、纤维素沉着,内膜有增生,导致血管腔的狭窄或堵塞。类风湿结节是血管炎的一种表现,常见于关节伸侧受压部位的皮下组织,但也见于肺。结节中心为纤维素样坏死组织,周围有上皮样细胞浸润,排列成环状,外被以肉芽组织。肉芽组织间有大量的淋巴细胞和浆细胞。

(四)临床表现

本病在成人任何年龄都可发病,80%于 35~50 岁发病,然而 60 岁以上者的发病率明显高于 30 岁以下者。女性患者约是男性的

3倍。类风湿关节炎是主要的致残性疾病之一。其特点是病程长，发作和缓解反复出现，晚期有关节畸形和严重的运动功能障碍。功能障碍表现为近端指间关节、掌指关节及腕关节的对称性肿痛，活动受限；晨僵在活动后缓解或消失，晚期出现关节畸形，手功能明显障碍，生活自理能力不同程度或完全受限。

最常以缓慢而隐匿的方式起病，在出现明显关节症状前有数周的低热、乏力、全身不适、体重下降等症状，以后逐渐出现典型关节症状。少数则有较急剧的起病，在数天内出现多个关节症状。

1.关节表现

关节表现可分为滑膜炎症状和关节结构破坏的表现，前者经治疗后有一定的可逆性，但后者则很难逆转。虽然发病时累及身体中任何一个滑膜关节（可活动关节），但主要为近端指间关节、掌指关节及腕关节等，表现为手指和腕关节的疼痛、肿胀、僵硬，其他常见受累的关节是趾、踝、腕、肘、膝、髋、颞颌、胸肋、颈和肩，极少侵犯远端指、趾关节。晚期可见关节畸形，常见的畸形为腕关节半脱位、手指尺偏、手指鹅颈样畸形（掌指关节屈曲，远端指间关节过度屈曲，近端指间关节过度伸展，从侧面看手指的形状很像鹅的颈部）。

（1）晨僵：病变的关节在夜间或日间停止不动后出现较长时间（至少1小时）的僵硬，如胶黏着样的感觉，出现于95％以上的患者。晨僵持续时间和关节炎症的程度成正比，它常被当作观察本病活动的指标之一，只是主观性很强。其他病因的关节炎也可出现晨僵，但不如本病明显和持久。晨僵是类风湿关节炎患者功能障碍的典型特征之一，常在关节疼痛之前出现。表现为患者早晨起床后或经过一段时间不活动后出现的较长时间受累关节或周围组织的僵硬、活动受限，可伴有肢端或指（趾）发冷或麻木感。起床活动后或温暖后，症状可减轻或消失。晨僵一般持续半小时至数小时。晨僵的时间与关节炎症程度呈正比，病情缓解时持续时间缩短，程度减轻。因此，临床上常把晨僵作为疾病活动的指标之一。

（2）痛与压痛：关节痛往往是最早的症状，最常出现的关节为腕、掌指关节、近节指间关节，其次是足趾、膝、踝、肘、肩等关节。多呈对称性、持续性，但时轻时重。疼痛的关节往往伴有压痛。受累关节的皮肤出现色素沉着。某些特殊部位如颞颌关节及颈椎偶可受累。若有颞颌关节炎时,可表现为咀嚼时疼痛,严重时出现局部肿胀、压痛和张口困难,当颈椎病变时,表现为颈部疼痛,并可向锁骨和肩部放射,也可发生颈椎半脱位,严重时脊髓可受压迫,甚至危及生命。骶髂关节、耻骨联合可有侵蚀,但常无症状。胸椎、腰椎、骶椎常不受累。

关节痛在早晨、夜里和阴天、下雨、寒冷、受冻尤其是感冒时加重,如久坐后站立起步或行走则困难。在同时伴有关节晨僵和肿痛严重时,患者生活自理能力部分或全部丧失。

(3)关节肿胀:多因关节腔内积液或关节周围软组织炎症引起。病程较长者,可因护膜慢性炎症后的肥厚而引起肿胀。凡受累的关节均可肿胀,关节炎症加剧时,可出现明显肿胀和关节积液,凡受累的关节均可发生。常见于腕关节、近端指关节、掌指关节、膝关节,多为对称性。表现为关节周围均匀性肿大(梭形肿胀)。也可以侵犯颈椎,尤其是颈部屈曲时间过长更明显,头向肩部旋转活动时头痛加剧,肩或臂部感觉异常。

关节疼痛的轻重通常与关节肿胀的程度相平行,肿胀越明显,疼痛越重,甚至剧烈疼痛和终日关节疼痛,但以清晨关节疼痛最显著,以致患者不能活动。久之炎症关节周围的肌肉萎缩,肌肉软弱无力,甚至上楼、拿轻物品或开门都感到困难。

(4)关节畸形:多见于较晚期患者。因滑膜炎的绒毛破坏了软骨和软骨下的骨质结构,造成关节纤维性或骨性强直,又因关节周围的肌腱、韧带受损,使关节不能保持在正常位置,出现手指关节的半脱位,如尺侧偏斜、屈曲畸形、天鹅颈样畸形等。关节周围肌肉的萎缩、痉挛则使畸形加重。

(5)常见特殊体征"类风湿手"和"类风湿足"是导致类风湿关节炎患者功能障碍的主要原因。①类风湿手:表现为手僵硬、疼痛,不能握拳,近端指关节梭形肿胀,腕背肿胀,夜间麻痛,掌骨突出,尺骨茎突压痛,指伸肌腱撕裂,掌指关节远端压痛。晚期手的畸形随骨关节破坏部位不同,肌腱损伤程度、部位不同,患者用手持力动作不同,出现的畸形也不同,最多见者为掌指关节的半脱位或尺侧偏斜、手指天鹅颈畸形、琴键征(下桡尺关节向背侧拖尾,突出的尺骨茎突受压后可回缩,放松后可向上回复,伴剧痛,如同弹钢琴键)、纽扣花畸形(又称扣眼畸形,近端指关节屈曲,远端指关节过伸,手呈扣眼状)、鳍形手(初起仅见掌指关节与近端指关节梭形肿胀,以后逐渐向尺侧偏斜,形如鱼鳍),其他还有望远镜手、槌状指、扳机指等。严重者可向腕关节发展。②类风湿足:足的畸形多发生于跖趾关节炎及其内缩肌腱鞘炎后,特征为跖趾关节半脱位及趾关节外翻,以及向腓侧偏移和跖趾关节偏向跖侧,可引起严重的疼痛及步行困难。由于足掌痛,患者常以足跟行走,足呈过伸,导致足趾呈爪样,最后跖趾关节脱位。足变宽,出现外翻畸形、继发性足肌痉挛,也可导致强直性扁平足。

(6)特殊关节:①颈椎的可动小关节及周围腱鞘受累,出现颈痛、活动受限。有时甚至因颈椎脱位而出现脊髓受压。②肩、髋关节周围有较多肌腱等软组织包围,由此很难发现肿胀。最常见的症状是局部痛和活动受限。髋关节经常表现为臀部及下腰部疼痛。③颞颌关节受累出现于1/4的类风湿关节炎患者,早期表现为讲话或咀嚼时疼痛加重,严重者有张口受限。

(7)关节功能障碍:关节肿胀和结构破坏都可引起关节活动障碍。

2.关节外表现

基本病理改变为滑膜炎、类风湿血管炎和类风湿结节。主要为皮下结节,多见于关节隆突部位,单个或多个,数毫米至数厘米大小,持续数个月至数年,是病情活动的表现。部分患者病情活动时有胸膜炎、间质性肺炎、心包炎、浅表淋巴结肿大、肝脾大等。活动期血沉升高,常有贫血,血清类风湿因子、抗核抗体试验阳性。由此可知,所谓的类风湿关节炎并非只是关节发生了炎症病变,而是全身性的广泛性病变,是一种致残率较高的疾病。

总之,本病是一个主要累及小关节尤其是手关节的对称性多关节炎。病情多呈慢性且反复发作,个体间病情发展和转归差异甚大,如不给予恰当的治疗则逐渐加重,加重的程度和速度在个体之间差异也很大。

二、康复问题

(一)功能障碍

1.感觉功能障碍

感觉功能障碍表现为受累关节疼痛、肿胀。

2.运动功能障碍

运动功能障碍表现为受累关节僵硬、活动受限、肌力下降。

3.平衡功能障碍

手、髋、膝及踝受累的类风湿关节炎患者还常常表现有平衡协调功能障碍。

4.心理功能障碍

心理功能障碍主要表现为焦虑情绪。

(二)结构异常

结构异常主要表现为指间关节、掌指关节肿胀、变形,手 X 线示:关节间隙变窄、软骨下骨硬化和/或囊性变、关节边缘增生和骨赘形成、关节变形或关节积液或关节内游离体。

(三)活动受限

(1)基础性日常生活能力受限。

(2)工具性日常生活能力受限。

(四)参与受限

(1)职业受限:类风湿关节炎患者多为 20～50 岁人群,故对职业影响较大。

(2)社会交往受限。

(3)休闲娱乐受限。

(4)生存质量下降。

三、康复评定

(一)功能评定

1.感觉功能评定

疼痛是类风湿关节炎最常见的症状,一般采用视觉模拟评分法进行评定。僵硬是较常见的症状,应记录发作的固定时间、持续时间、僵硬部位。

2.运动功能评定

对受累关节的活动度、肌力进行评定。手的肌力评估常用握力计法。

3.平衡功能评定

类风湿关节炎患者的疼痛常常影响生物力线及负荷平衡,患者的本体感觉障碍常常影响其平衡功能,而平衡功能障碍又可能成为关节损伤,甚至导致患者跌倒的原因。所以,对这类患者进行平衡功能评定非常重要。

4.步态分析

类风湿关节炎患者的异常步态有髋关节活动受限步态腰段出现代偿运动,骨盆和躯干倾斜,腰椎和健侧髋关节出现过度活动;膝关节活动受限步态以膝关节屈曲挛缩>30°,慢走时呈短腿跛行。

5.心理功能评定

由于类风湿关节炎患者出现关节疼痛、肿胀、僵硬、变形及活动范围受限,这些异常改变及带来的功能障碍常会导致患者出现焦虑、抑郁情绪,严重者发展为抑郁症等心理疾病。

(二)结构评定

类风湿关节炎患者不仅要详细收集病史,还要用视诊和量诊检查评定其病变关节,受累关节会出现结构异常,所以要根据病情选择 X 线、CT、MRI、骨密度或者超声检查等不同方法检查病变关节的结构异常的具体情况,同时会有血沉增高、血清类风湿因子阳性。

(三)活动评定

主要评定患者的日常生活活动情况。

(四)参与评定

类风湿关节炎好发年龄在 20～50 岁,患者会出现受累关节结构异常、肿胀、疼痛等症状致功能障碍及活动受限从而影响其职业、社会交往及休闲娱乐,致其生活质量必然降低。

四、康复治疗

类风湿关节炎目前尚无特效疗法。治疗的目的在于控制炎症，消除关节水肿，减轻症状，延缓病情进展，保持关节功能和防止畸形。

(一)一般治疗

1.卧床休息

活动期的患者需卧床休息。注意保持良好体位，避免畸形发生。长期卧床会引起骨质疏松、高钙血症、高钙尿症、肌萎缩无力、心动减慢，故卧床期间也应进行相应的运动疗法。

2.局部休息

急性炎症期，关节用夹板制动。固定期间每天应去除夹板进行ROM训练。

3.关节功能位保持

在关节有一定活动度时，应力争将关节活动度保持在满足最低功能活动度。如关节制动时，应将其固定于功能位。

4.药物治疗

非甾体抗炎药、糖皮质激素、抗风湿药物等。

(二)运动疗法

类风湿关节炎患者的关节灵活性降低，肌肉萎缩，肌力减退，耐力降低和心肺功能低下，通过合理的运动疗法能改善功能而不会加重关节固有炎症。

运动疗法的目的：增加或保持关节活动，满足各项功能活动；增加或维持肌力以满足患者功能的需要，增加受累关节的稳定性，减少生物力学的应力，增加各种功能活动的耐力，改善步态的效率和安全性，增加骨密度，减轻疼痛和僵硬，防止出现畸形，改善ADL和健康，增加社会交往。

1.ROM训练

维持ROM训练是恢复关节活动最常用的方法。

(1)被动运动：由外力进行，无须肌肉主动收缩。用于炎症消退,疼痛不明显时。其目的是对不能活动的关节进行 ROM 训练,避免产生挛缩。具有伸张作用,压迫肌肉,增加静脉回流,用于减轻水肿、保持功能,为主动锻炼做准备。关节有积液时,被动运动能使关节内压力升高,甚至关节囊破裂。急性炎症期,关节可以被动地进行 ROM 训练,每天 1~2 次。肌肉有炎症、严重无力的卧床患者每天做被动 ROM 训练能避免关节挛缩。

(2)主动和主动助力运动:由肌肉主动收缩所产生的关节活动为主动活动,能产生更多良性效应,如更好地维持生理柔软性和收缩性,对骨组织产生必要的应力刺激,更好促进淋巴与血液循环,有利于关节功能的保持。用于关节炎慢性期轻度患者,每天至少 1 次完整的 ROM 训练。主动活动时需要部分外力协助完成,称为主动助力活动,用于关节活动肌力不足者。不能充分对抗重力来活动关节者,只能通过主动助力活动来完成 ROM 训练。

(3)牵张活动:因为紧张的肌腱、肌肉和关节囊的挛缩,使患者 ROM 受限,此时应做牵张训练。常先于其他训练进行。

2.增强肌力训练

严重类风湿关节炎患者比正常人肌力减少 33%~55%,原因有疾病本身、活动受限、留体性肌炎、疼痛或关节积液反射性抑制肌肉收缩等。增强肌力的基本原则和方法是使肌肉产生较大强度收缩,重复一定次数或维持一段时间,使肌肉产生适度疲劳。

3.一般耐力训练(有氧训练)

类风湿关节炎患者由于炎症、积液、肌无力,以致 ADL 受影响,有氧能力亦减少。通常采用 50% 最大运动能力,每次运动持续 15~60 分钟,每周训练 3 次以上。应根据个体情况适度安排训练。

运动治疗时应避免训练过量。训练后疼痛时间超过 2 小时,训练后出现过度疲劳;患者虚弱无力现象加重;原有关节活动度减少;关节肿胀增加均为训练过度。若出现训练过度,应及时对原有训练做调整。

(三)物理治疗

急性炎症期和慢性期,在患者能够耐受的情况下可运用。

1.热疗法

热作用具有镇静、止痛作用,还能增加胶原黏弹性,减少肌痉挛,增加关节周围组织和肌肉柔韧性。

(1)透热疗法:常用的有短波、超短波、微波,其透热深度依次增加。

(2)传导热疗法:常用的有局部热敷、蜡疗等。

2.控制疼痛的理疗方法

超刺激电疗法、干扰电疗法、TENS、等幅中频电疗法等。

(四)作业疗法

ADL 的目的在于训练患者在能力范围内参加日常家庭生活、工作和娱乐活动,得以发挥出最好的功能。类风湿关节炎患者 ADL 能力训练以行走、梳洗、化妆、如厕、穿脱衣、进食等动作为前提。通过训练由患者自己来完成,必要时借助自助具,对周围事物合理安排和布局来完成。

1.厨房的设施和布局

尽量减少患者在厨房内的活动。炊具、洗涤池、冰箱等集中于工作区。各种电器插座的高度应适宜。常用物件放置应方便使用,易于取拿。刀叉等适当延长或增粗把手便于掌握。门窗把手采用杠杆式。

2.日常生活的安排

电灯开关拉线、窗帘下端拉线系以大环便于手拉。电器开关采用按压式,桌凳高低能调整,椅扶手应便于抓握且与肘部同高。各种材料均需防火。

3.其他安排与设计

将高台阶改为低斜率坡道,改为镶边石。地毯铺设不可过厚,避免行走时增加阻力。房门应便于轮椅进出。浴室装扶手,备有防滑带,浴池亦须防滑。坐便位可调节高度,能自动冲洗,烘干。

4.自身照顾

备有经改造适用于患者的特殊器具,如长柄取物器、纽扣钩等。

5.步行器的选用

辅助步行的工具,用以支撑体重,保持平衡,保护关节。难以站立或无法步行者只能使用轮椅。

(五)矫形器的应用

类风湿关节炎患者除了合理的运用运动疗法外,还应采用矫形器,通过力的作用防止畸形。矫形器具有稳定的支持、助动、矫正、保护等功能。夹板功能与矫形器功能相似,目的在于减少炎症,使肢体处于最佳功能位,保持术后关节的稳定,对紧张肌腱和韧带进行牵伸并增加其功能。类风湿关节炎患者以手、足畸形为多见,常用矫形器有制动夹板、功能性腕夹板等。

(六)心理疗法

可根据条件选择一般心理疗法、行为疗法、集体心理疗法。

(七)手术治疗

部分患者的病变和残疾,经保守治疗仍无法解决,从而难以独立生活,需要手术治疗。手术的介入在于保持关节良好的组合,减少病变滑膜组织,控制疼痛,稳定关节,改善功能。常用的手术有软组织松解术、滑膜切除、截骨、软组织重建和关节成形术等。

(八)传统康复

类风湿关节炎属于中医"痹症"范畴,以祛风通络、散寒止痛、除湿蠲痹为治疗原则。同时辅以针灸、推拿等方法,以舒筋活血、调整气血、平衡阴阳,应根据临床症状加以选用。

第二节 骨 关 节 炎

一、概述

(一)定义

骨关节炎(osteoarthritis,OA)是一种常见的慢性关节疾病。其主要病变是关节软骨的退行性变和继发性骨质增生。多见于中老年人,女性多于男性。好发于负重较大的膝关节、髋关节、脊柱及手指关节等部位,该病亦称为骨关节病、退行性关节炎、增生性关节炎、老年关节炎和肥大性关节炎等。

(二)病因和发病机制

原发性骨关节炎的发病原因迄今为止尚不完全清楚。它的发生发展是一种长期、慢性、渐进的病理过程,涉及全身及局部许多因素,可能是综合原因所致,诸如有软骨营养、代谢异常;生物力学方面的应力平衡失调;生物化学的改变;酶对软骨基质的异常降解作用;累积性微小创伤;肥胖、关节负载增加等因素。

(三)病理和病理生理

最早期的病理变化发生在关节软骨,首先是关节软骨局部发生软化、糜烂,导致软骨下骨外露;随后继发的骨膜、关节囊及关节周围肌肉的改变使关节面上的生物应力平衡失调,有的部位承受应力过大,有的部位较小,形成恶性循环,病变不断加重。

1.关节软骨

正常关节软骨呈淡蓝白色、透明,表面光滑,有弹性,边缘规整。在关节炎的早期,软骨变为淡黄色,失去光泽,继而软骨表面粗糙,局部发生软化,失去弹性。在关节活动时发生磨损,软骨可碎裂、剥脱,软骨下骨质外露。

2.软骨下骨

软骨磨损最大的中央部位骨质密度增加,骨小梁增粗,呈象牙质改变。外围部位承受应力较小,软骨下骨质发生萎缩,出现囊性改变。由于骨小梁的破坏吸收,使囊腔扩大,周围发生成骨反应而形成硬化壁。在软骨的边缘或肌腱附着处,因血管增生,通过软骨内化骨,形成骨赘。

3.滑膜

滑膜的病理改变有如下 2 种类型。

(1)增殖型滑膜炎:大量的滑膜增殖、水肿,关节液增多,呈葡萄串珠样改变。

(2)纤维型滑膜炎：关节液量少，葡萄串珠样改变大部分消失，被纤维组织所形成的条索状物代替。滑膜的改变不是原发病变，剥脱的软骨片及骨质增生刺激滑膜引起炎症，促进滑膜渗出。

4.关节囊与周围肌肉

关节囊可发生纤维变性和增厚，限制关节的活动。周围肌肉因疼痛产生保护性痉挛，关节活动进一步受到限制，可发生畸形（屈曲畸形和脱位）。

（四）临床表现

1.关节疼痛

关节疼痛为首发症状，也是多数患者就诊的主要原因。通常只局限在受累关节内，下肢髋、膝关节骨关节炎可致大腿有痛感。疼痛可因关节负重或活动较多而加剧。

2.关节僵硬

部分患者于早晨起床时感觉受累关节轻度僵硬；长期处于静止状态的受累关节开始活动时也会出现僵硬感，启动困难。骨关节炎的关节僵硬在活动开始后 15～30 分钟内消失。

3.关节肿胀

当骨关节炎合并有急性滑膜炎发作会出现关节肿胀。

4.关节变形

关节变形见于病程较长、关节损害较严重的患者。由于长时间的关节活动受限、关节囊挛缩、关节周围肌肉痉挛而出现畸形。

5.肌肉萎缩

肌肉萎缩见于支撑关节的肌肉，由于长期关节活动受限出现失用性萎缩。

6.关节弹响

关节弹响见于病程较长的患者，由于关节面受损后变得粗糙，甚至关节面破裂、增生的骨赘破碎在关节腔内形成游离体，以及包绕关节维持关节稳定的韧带变得松弛，故在关节活动时出现弹响。

二、康复问题

本病临床主要功能障碍/康复问题表现为以下 4 个方面。

(一)功能障碍

1.感觉功能障碍

感觉功能障碍表现为罹患关节疼痛。

2.运动功能障碍

运动功能障碍表现为罹患关节发僵、活动受限、肌力下降。

3.平衡功能障碍

髋、膝、踝及手骨关节炎患者还常常表现有平衡协调功能障碍。

4.心理功能障碍

心理功能障碍主要表现为焦虑情绪。

(二)结构异常

结构异常主要表现为关节间隙变窄、软骨下骨硬化和/或囊性变、关节边缘增生和骨赘形成、关节变形或关节积液或关节内游离体。

(三)活动受限

(1)基础性日常生活能力受限。

(2)工具性日常生活能力受限。

(四)参与受限

(1)职业受限。

(2)社会交往受限。

(3)休闲娱乐受限:下肢、脊柱骨关节炎患者常常影响其涉及下肢的休闲娱乐如球类,上肢骨关节炎常常影响涉及上肢的休闲娱乐如搓麻将、太极拳。

(4)生存质量下降:骨关节炎患者因为疼痛、功能障碍及活动参与受限常常导致其生存质量下降。

三、康复评定

(一)功能评定

1.感觉功能评定

疼痛是骨关节炎患者就诊的主要临床症状,所以必须对疼痛进行评定,一般采用视觉模拟评分法。

2.运动功能评定

骨关节炎患者的疼痛和炎症通常影响罹患关节活动度及肌力，因此,应当对受累关节的活动度、肌力进行评定。

3.平衡功能评定

髋、膝、踝及脊椎骨关节炎患者的疼痛常常影响生物力线及负荷平衡,部分关节畸形患者由于异常步态同样影响其生物力线及负荷平衡,髋、膝、踝骨关节炎患者的本体感觉障碍常常影响其平衡功能,而平衡功能障碍又可能成为关节损伤、加重骨关节炎病理改变,甚至导致患者跌倒的原因。所以,对这类患者进行平衡功能评定非常重要。

4.步态分析

髋、膝、踝骨关节炎患者常常有步态异常,因此,有条件者还应该进行步态分析。

5.心理功能评定

由于骨关节炎患者反复发作关节疼痛、活动受限,常常导致患者出现焦虑、抑郁情绪,严重者发展为抑郁症等心理疾病。

（二）结构评定

骨关节炎患者不仅要采用视诊和量诊检查评定其病变关节外,而且由于其关节间隙常常变窄、关节边缘骨质增生、软骨下骨硬化、关节积液或者滑膜病变,所以要根据病情选择 X 线、CT、MRI、骨密度或者超声检查等不同方法检查病变关节的结构异常的具体情况。

（三）活动评定

主要评定患者的日常生活活动情况。针对下肢骨关节炎患者,国外研究（包括美国、巴西、日本等）及中华医学会骨科学分会均以活动评定为重点,推荐应用西部安大略省和麦克马斯特大学骨关节炎指数（WOMAC）进行评定。WOMAC 评分量表总共有 24 个项目,其中疼痛的部分有 5 个项目、僵硬的部分有 2 个项目、关节功能的部分有 17 个项目,从疼痛、僵硬和关节功能三大方面来评估髋膝关节的结构和功能。

国内对骨关节炎活动能力评定所使用的测试还有站立行走测

试、Lysholm 膝关节评分标准等。

(四)参与评定

骨关节炎结构异常、功能障碍及活动受限可影响其职业、社会交往及休闲娱乐,因而必然降低患者生活质量。因此有必要根据患者情况对患者进行社会参与能力评定,如职业评定、生存质量评定。主要评定近1~3个月的社会生活现状、工作、学习能力、社会交往及休闲娱乐。

四、康复治疗

骨关节炎时,随着年龄的增长,结缔组织退变老化,一般来说病理学改变不可逆转,但适当的治疗可达到阻断恶性循环,缓解或解除症状的效果。

活动期应局部制动,给予非甾体镇痛抗炎药,可抑制环氧化酶和前列腺素的合成,对抗炎症反应,缓解关节水肿和疼痛。可选用布洛芬每次 200~400 mg,1 天 3 次;或氨糖美辛每次200 mg,1 天 3 次;尼美舒利每次 100 mg,1 天 2 次,连续 4~6 周。

静止期则应增加活动范围,增强关节稳定性,延缓病变发展,进而提高 ADL 能力,改善生活质量。

(一)调整和改变生活方式

控制体重、减少活动量,这是支持和保护病变关节的重要措施,它的目的是减轻病变关节的负荷,减轻或避免病变关节进一步劳损。超重引起膝、踝关节负荷加大,关节受损危险增加。

(二)保护关节

避免有害的动作,在文体活动中注意预防肩、膝、踝等关节的损伤,以免日后增加这些关节患骨关节炎的危险。尤其注意大的损伤。预防职业性关节慢性劳损。

(三)运动疗法

运动疗法包括肌肉力量练习、提高耐力的训练、本体感觉和平衡训练。有报道称膝关节骨关节炎患者的肌肉力量、耐力和速度比无膝关节骨关节炎者小 50%,而运动疗法可维持或改善关节活动范围,增加肌力,改善患者本体感觉和平衡,可提高关节稳定性,从而间接地减轻关节负荷,改善患者运动能力。

1.休息和运动

休息可以减少炎症因子的释放,减轻关节炎症反应,缓解关节疼痛症状。因此,在关节疼痛严重的急性期,适当的休息是必要的。可采用3种休息方式,即使用夹板和支具使关节局部休息、完全卧床休息和分散在1天之中的短期休息。但是,关节较长时间固定在某一角度会导致关节僵硬、关节周围肌肉疲劳;长时间的关节制动还会导致肌肉失用性萎缩、关节囊和韧带挛缩。因此,还需要进行适度的关节活动。另外,因为制动导致的全身活动减少,也会出现各系统的功能下降和各种并发症的发生,适当的运动同样可以避免这些问题。

2.关节活动

适当的关节活动可以改善血液循环,促进局部炎症消除,维持正常关节活动范围,同时通过对关节软骨的适度挤压,促进软骨基质液和关节液的营养交换,改善关节软骨的营养和代谢。关节活动包括以下方法。

(1)关节被动活动:可以采用手法关节被动活动和使用器械的连续被动活动。活动时要嘱患者放松肌肉,以防止因肌肉痉挛性保护导致疼痛。

(2)关节功能牵引:主要目的是逐渐缓慢地牵伸关节内粘连和挛缩的关节囊及韧带组织。可使用支架或牵引器将关节固定在不引起疼痛的角度,在远端肢体施以牵引力。牵引时应注意保护,以防出现压疮,牵引力量控制在不引起明显疼痛的范围内,以免引起反射性肌痉挛,反而加重症状。

(3)关节助力运动和不负重的主动运动:在不引起明显疼痛的关节活动范围内进行主动活动,活动时应避免重力的应力负荷,如采用坐位或卧位行下肢活动等。如果患者力量较弱无法完成,可以予以助力。

3.肌力和肌耐力练习

肌力练习的目的是增强肌力,防止失用性肌萎缩,增强关节稳定性,从而控制症状、保护关节。进行肌力练习的同时还应加强肌耐力练习,以维持肌肉持久做功的能力。骨关节炎患者的肌力和肌耐力练习主要以静力性练习为主。在不引起关节疼痛的角度做肌肉的等长收缩,一般认为最大收缩持续 6 秒可以较好地增强肌力,而持续较长时间的较小幅度的收缩更有利于增强肌耐力。因为在不同角度下做功的肌肉可能是不同的,而同一肌群在不同角度下收缩力量也不一样,因此应在不引起关节疼痛的范围内从各个角度进行静力性肌力训练。动力性肌力训练和等速肌力练习因为伴有关节活动,会增加关节负荷,一般不适用于骨关节炎患者。另外肌力练习还要注意关节的稳定性。因为关节的稳定性是靠原动肌和拮抗肌共同维持,所以应该同时进行原动肌和拮抗肌的肌力练习,以防肌力的不平衡导致关节的不稳定。如在膝关节骨关节炎患者,不但要进行股四头肌肌力训练,同时还应该注重腘绳肌肌力训练,才可以更好地维持膝关节的稳定性。

(四)关节腔注射

1.关节腔内注射玻璃酸钠

患者膝关节腔滑液中的玻璃酸浓度低,分子量低,直接导致了患者膝关节易受到损伤,玻璃酸钠能够与患者的滑液发挥同样的润滑作用,所以在患者关节腔内注射玻璃酸钠能够缓解患者疼痛症状,减轻患者病情,提升患者机体功能的恢复效率。

对中老年膝关节骨性关节炎患者可采用关节腔内注射玻璃酸钠的方式进行治疗,其具体方案如下:取患者的仰卧位,让患者弯曲自身的膝关节,弯曲程度应在 90°左右,进而对患者的膝盖进行消毒,进行手卫生消毒处理,进而手戴无菌手套,取患者的髌骨外侧或者内侧作为穿刺位置,将针头刺入患者关节腔内进行药物注射,若是患者关节腔内存在积液,首先需要将积液抽取,进而再进行玻璃酸钠的注射,在注射完成之后,帮助患者进行膝关节的活动,时间以2 分钟为宜,且需要保证玻璃酸钠能够在患者关节表面内涂抹均匀,每周对患者进行一次注射,连续注射 5 次。

2.超声引导下膝周神经脉冲射频联合关节腔注射富血小板血浆

对于膝关节骨性关节炎患者,在关节腔注射自体富血小板血浆治疗的基础上联合超声引导下膝周神经脉冲射频治疗可提高止痛效果,改善患者生活质量。

方法:关节腔注射自体富血小板血浆后,于穿刺点处置入 1 根脉冲射频套管针,在超声引导下将电压调至 0.3 V 以下与 50 Hz 频率进行感觉刺激,然后再以 2 Hz 频率进行运动刺激,当电压调至 0.4 V 时膝关节周围肌肉开始收缩;设置电压为 32 V,温度调至 42 ℃,以 2 Hz 频率对膝关节进行 120 秒治疗。

(五)物理治疗

可选择 TENS、中频电疗、针灸疗法、热疗(蜡疗、热敷、中药熏洗、红外线、局部温水浴)消炎止痛。

(1)轻症骨关节炎患者,可先试用物理因子治疗配合其他非药物疗法消炎止痛,无效时再使用药物。

(2)视病情需要和治疗条件,必要时可 2～3 种物理因子综合治疗。

(3)物理因子治疗只是一种辅助性对症性的(止痛消肿)治疗,常需配合其他治疗手段使用。

(4)尽量使用简便、经济、安全的物理因子治疗,能在家中自行应用治疗者更好。热疗每次不超过30分钟。

(六)矫形器或助行器

1.手杖

手杖适用于髋或膝骨关节炎患者步行时下肢负重引起的疼痛或肌肉无力、负重困难者,可用手杖辅助减轻患肢负重,缓解症状。

2.护膝及踝足矫形器

护膝及踝足矫形器等可保护局部关节,急性期限制关节活动,缓解疼痛。

3.轮椅

轮椅适用于髋、膝关节负重时疼痛剧烈,不能行走的患者。

(七)心理治疗

针对存在的抑郁焦虑进行心理辅导、卫生教育,心理状况改善有助于预防和减轻疼痛。

(八)手术治疗

手术治疗主要用于髋、膝骨关节炎患者,目前多采用关节镜手术,其次可选择保膝手术,最后采用人工关节置换术。可根据适应证,采用截骨手术或采用关节镜手术行关节清理。

(九)传统疗法

推拿能够促进局部毛细血管扩张,使血管通透性增加,血液和淋巴循环速度加快,从而改善病损关节的血液循环,减轻炎症反应,改善症状。应用推、拿、揉、捏等手法和被动活动,可以防止骨、关节、肌肉、肌腱、韧带等组织发生萎缩,松解粘连,防止关节挛缩、僵硬,改善关节活动度。对于骨关节炎患者出现的关节脱位和畸形,推拿可使骨、关节、肌肉、肌腱、韧带等组织恢复到尽可能好的解剖位置和较好的功能。这些方法十分符合力学的作用机制。推拿和按摩还能通过神经反射效应引起全身血流动力学改变。

五、预防保健

(1)应尽量减少关节的负重和大幅度活动,以延缓病变的进程。

(2)肥胖的人,应减轻体重,减少关节的负荷。

(3)下肢关节有病变时,可用拐杖或手杖,以减轻关节负担。

(4)发作期应遵医嘱服用消炎镇痛药,尽量饭后服用。关节局部可用湿热敷。

(5)病变的关节应用护套保护。

(6)注意天气变化,避免潮湿受冷。

参考文献

［1］容可,李小六.骨科常见疾病康复评定与治疗手册［M］.郑州:北京名医世纪文化传媒有限公司,2021.

［2］张宝峰,孙晓娜,胡敬暖.骨科常见疾病治疗与康复手册［M］.北京:中国纺织出版社,2021.

［3］刘洪波.创伤骨科临床诊断与处理［M］.哈尔滨:黑龙江科学技术出版社,2019.

［4］梅求安.临床康复评定与治疗［M］.长春:吉林科学技术出版社,2019.

［5］曹贵君.骨科疾病诊治与康复［M］.长春:吉林大学出版社,2019.

［6］舒彬.骨科康复医师核心技能［M］.北京:人民卫生出版社,2019.

［7］陈艳.临床骨科诊疗与相关康复护理［M］.哈尔滨:黑龙江科学技术出版社,2020.

［8］戴春宏.现代骨科疾病诊治与术后康复［M］.北京:科学技术文献出版社,2020.

［9］刘越.实用康复治疗与操作技巧［M］.开封:河南大学出版社,2020.

［10］孙晓新.骨科疾病诊治与康复［M］.北京:科学技术文献出版社,2019.

［11］杨骏,陈燕玲.骨科常见疾病康复指导［M］.上海:同济大学出版社,2020.

［12］吴兴.创伤骨科疾病诊疗与康复［M］.长春:吉林大学出版

社,2019.

[13] 何成奇,李建军.骨科康复技术[M].北京:电子工业出版社,2019.

[14] 余航.康复医学基础与临床[M].北京:科学技术文献出版社,2019.

[15] 冷辉.现代骨科疾病治疗与康复[M].北京:科学技术文献出版社,2019.

[16] 王磊升.骨科疾病临床诊疗技术与康复[M].长春:吉林科学技术出版社,2020.

[17] 朱文龙.骨科疾病诊治与康复训练[M].北京:中国纺织出版社,2020.

[18] 任跃兵.实用骨科疾病诊治与康复治疗[M].北京:科学技术文献出版社,2019.

[19] 全莉娟.临床常见疾病康复治疗[M].郑州:河南大学出版社有限责任公司,2022.

[20] 刘建宇,李明.骨科疾病诊疗与康复[M].北京:科学出版社,2021.

[21] 张应鹏.现代骨科诊疗与运动康复[M].长春:吉林科学技术出版社,2020.

[22] 李冉,杜巨豹,曹光磊,等.骨科康复一体化模式对全膝关节置换术患者运动功能的效果[J].中国康复理论与实践,2022,28(2):144-149.

[23] 陈庞涛,许一凡,李新宇,等.髋臼骨折临床分型研究进展[J].中国骨与关节损伤杂志,2021,36(4):443-445.

[24] 曹富江.股骨转子间骨折分型的研究进展[J].中国医药指南,2021,19(12):19-21.

[25] 任占芬,郑学军,罗寰,等.羟氯喹联合甲氨蝶呤治疗类风湿关节炎临床观察[J].中国药业,2021,30(16):102-104.

[26] 黄拥军.骨科康复中运动疗法的应用及其临床价值[J].中国继续医学教育,2020,12(17):168-170.